MANUEL

DE DISSECTION DES RÉGIONS

ET DES NERFS

DU MÊME AUTEUR

—

Gangrène complète des enveloppes du membre supérieur
  et de la partie latérale du thorax suite de chute sur
  le coude ; hémorrhagies ; chloro-anémie ; guérison.
(Gazette méd. d'Orient, janvier 1863.)

Ouverture de l'artère cubitale ; hémorrhagies consécutives ;
  ligature cinq jours après l'accident ; guérison.
(Gaz. méd. d'Orient, août 1863.)

La variole à l'Hôpital Maritime de Brest, en 1869 ; observations thermiques ; 3 pl. Montpellier, 1869.

Coup d'œil sur l'histoire de l'Anatomie et spécialement sur
  la vie et les ouvrages des grands anatomistes des XVIe
  et XVIIe siècles.
(Arch. de Méd., nov. 1874.)

Des diverticules intestinaux, avec fig.
(Arch. de Méd., nov. 1875.)

Description de deux nouveaux cas de diverticules intestinaux.
(Arch. de Méd., nov. 1876.)

Un cas de lésion traumatique de l'urèthre ; opération ; guérison ; collaboration avec le Dr Cras.
(Bull. de la Soc. de chirurgie, 1877).

Contribution à l'étude de la conjonctivite granuleuse qui
  règne dans certains établissements de la marine.
(Paris, BAILLIÈRE, 1879.)

MANUEL

DE

DISSECTION DES RÉGIONS

ET DES NERFS

PRÉCÉDÉ D'UN GUIDE

DE

L'ANATOMISTE A L'AMPHITHÉATRE

PAR

le Dr Charles AUFFRET

PROFESSEUR D'ANATOMIE ET DE PHYSIOLOGIE A L'ÉCOLE DE MÉDECINE NAVALE DE BREST
ANCIEN CHEF DES TRAVAUX ANATOMIQUES
CHEVALIER DE LA LÉGION D'HONNEUR, ETC., ETC.

Avec 59 figures originales dans le texte, exécutées pour la plupart
d'après les préparations de l'auteur.

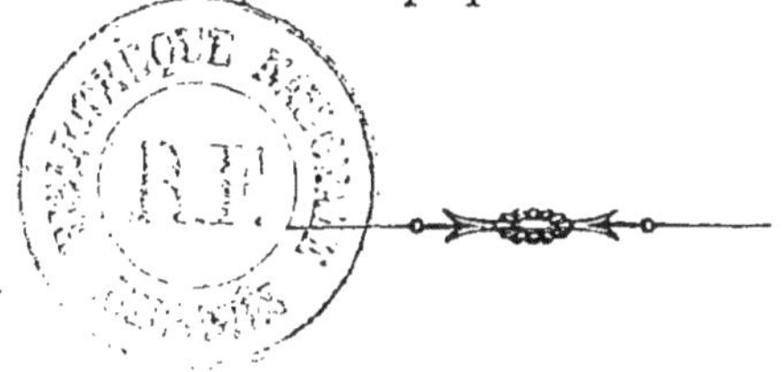

PARIS

O. DOIN, LIBRAIRE - ÉDITEUR

8, RUE DE L'ODÉON, 8

—

1881

A MON PREMIER ET VÉNÉRÉ MAITRE

M. Marcellin DUVAL

ANCIEN DIRECTEUR DU SERVICE DE SANTÉ DE LA MARINE
COMMANDEUR DE LA LÉGION D'HONNEUR, ETC.

HOMMAGE RESPECTUEUX

PRÉFACE

Utilitati.....
G. Sᴛ.-Hɪʟᴀɪʀᴇ, Monstruosités humaines.

Malgré le grand nombre de *Traités d'anatomie* qu'ont à leur disposition ceux qui veulent étudier cette science, en écrivant le *Manuel de dissection des régions*, nous avons pensé combler une lacune.

C'est par l'enseignement de l'anatomie descriptive que commencent les études médicales ; c'est par les dissections dans les amphithéâtres que commencent les études anatomiques.

Nous possédons pour nous guider dans ces travaux d'excellents ouvrages classiques, les uns plus détaillés, les autres plus concis, tous parfaitement adaptés au but que se sont proposé leurs auteurs.

Plusieurs de ces traités ne commencent la description de l'organe qu'après l'exposition succincte du mode de préparation.

Les études ultérieures sur les planches de nos grands atlas d'anatomie descriptive viennent aider dans les bibliothèques les travaux que l'on fait, pendant la saison d'hiver, dans les salles de dissection.

Mais après avoir fait une étude analytique de l'anatomie, il faut en faire la synthèse, étudier d'ensemble tout ce que l'on a vu en détail, et on n'est plus au temps, pas encore très éloigné de nous, où l'on regardait l'anatomie descriptive comme suffisante pour former le chirurgien, et où l'on dédaignait l'anatomie topographique.

La faveur avec laquelle ont été reçus les traités d'anatomie chirurgicale et topographique depuis Velpeau, Blandin, Malgaigne, les services qu'ont rendus et que rendent tous les jours les ouvrages de MM. Richet et Tillaux, qui sont dans toutes les mains, pour peu que l'on soit soucieux de s'instruire, sont la meilleure preuve de ce que j'avance.

Mais quand on veut exécuter une préparation pour l'étudier, pour la présenter dans un concours, pour la produire à un examen ou pour la démontrer à une leçon, on ne trouve nulle part des renseignements ou des règles écrites pour y arriver :

Les grands atlas qui pourraient servir de guide (Béraud, Paulet et Sarrazin) sont des ouvrages de bibliothèque, qu'on ne hasarde guère sur les tables d'un amphithéâtre, et du reste, si les planches en s ont irréprochables, la légende en est peu explicative ; ce sera donc avec ses ressources personnelles,

et aussi par tradition orale, que le préparateur
arrivera à reproduire les régions figurées ou décrites dans les traités classiques, mais il n'existe
point de manuel qui puisse lui servir de guide.

Aussi que de sujets altérés par la main inexpéri-
mentée des débutants, que de préparations com-
promises et par conséquent que d'impatience et de
dégoûts avant d'arriver à produire une pièce pré-
sentable qui puisse se faire agréer d'un examina-
teur, ou figurer dignement dans une collection !

Pour ma part, j'ai senti de bonne heure les inconvénients de cette lacune, car on est qu'incomplètement initié, quand on est obligé d'apprendre,
en se transmettant de bouche en bouche, des
procédés qui ne sont pas écrits.

Je ne saurais toutefois, sans déni de justice, ne
pas reconnaître ce que je dois à ceux qui m'ont
précédé et en particulier à mon excellent ami le
professeur Cras, auquel je me plais à rendre ici
l'hommage qui lui est dû.

Je reconnais donc volontiers qu'un semblable
manuel n'appartient pas en propre à son auteur ;
il est l'œuvre d'un grand nombre ; et, si celui qui a
tenu la plume a classé, ordonné les matériaux et
les a modifiés selon ses vues, en y introduisant
des modes de faire qui lui sont personnels, il doit
aussi savoir avouer que son principal mérite, s'il
en a un, est d'avoir fixé par écrit la tradition.

J'ai dû prendre connaissance des anciens ma-
nuels de l'anatomiste de Maygrier (1814), de Lauth

(1829). Ces traités fort bons pour l'époque à laquelle ils ont paru, et contenant des conseils qui sont de tous les temps, ne peuvent cependant être pris aujourd'hui pour guides ; aussi sont-ils complètement abandonnés.

Ce n'est point le plan suivi par ces auteurs que j'a icru devoir adopter. Lauth, le moins ancien des deux, qui a marché à peu près sur les traces de son prédécesseur, après des conseils généraux sur la manière de préparer les os, les muscles, les vaisseaux... indique les procédés de dissection de toutes les parties du corps humain en particulier et fait suivre chaque article d'une description succincte de l'organe, puis il termine par des préceptes pour confectionner les pièces de cabinet et pour les conserver; mais ces conseils ne s'adressent qu'aux organes, non aux régions.

J'ai fait, au contraire, de cette partie, non encore explorée ni traitée au point de vue pratique, le but principal de ce livre ; autrement dit, je n'ai pas cru nécessaire de traiter de la préparation de chaque muscle, de chaque vaisseau, en particulier, les principes généraux de dissection me semblant, le plus souvent, suffire pour cela.

Voici du reste le plan que j'ai adopté :

La *première partie* contient d'abord les règles générales de dissection et s'adresse plus particulièrement à l'étudiant qui, entrant dans un amphithéâtre d'anatomie avec le désir d'apprendre à se servir de son scalpel, demande à connaître les principes à l'aide desquels il pourra découvrir muscles, vaisseaux et nerfs.

J'y ai fait entrer ensuite les modes d'injection et de conservation des corps, les règles qui président à la préparation de toute région, les instruments nécessaires à cette préparation, au montage des pièces ; les moyens de les dessécher et de les conserver.

La *deuxième partie* s'adresse à chacune des régions chirurgicales en particulier : J'y ai exposé la manière de les attaquer, de mettre à nu, en les conservant dans toute leur intégrité, les rapports des organes qu'elles contiennent, et, quand je l'ai jugé nécessaire, de les présenter, de les monter.

Mais cela ne suffisait pas : les nerfs, les organes centraux du système nerveux offrent de telles difficultés quand il s'agit de les poursuivre, qu'un *Manuel de Dissection* qui n'eût pas donné les procédés pour les préparer, eût été essentiellement incomplet ; dans la *troisième partie*, nous donnons donc la manière de mettre à nu le système nerveux et particulièrement les centres, les nerfs crâniens, les plexus.

Enfin, dans une *quatrième partie* qui sera plutôt un *supplément*, nous avons indiqué la préparation de quelques points difficiles d'anatomie descriptive, qui ne pouvaient trouver place dans les deuxième et troisième sections et pour lesquels toutefois, les principes généraux exposés dans la première étaient notoirement insuffisants. Aussi nous y avons fait entrer la préparation des artères maxillaire interne, hypogastrique, du système des veines azygos, des articulations de la tête.... Cette quatrième partie pouvait être beaucoup plus étendue, mais non sans nous mettre dans la nécessité d'abandonner le titre de notre *Manuel*.

Quoique dans l'exposé de la préparation des régions, nous ayons adopté en principe les divisions généralement admises, ces divisions étant souvent factices, nous n'avons pas cru devoir nous en faire toujours l'esclave. Il faut reconnaître, du reste, le peu d'entente des anatomistes quand il s'agit d'attribuer des limites à une région. Certaines ne seraient que virtuelles, si l'on n'empiétait pour les constituer, sur les voisines. Le pli de l'aine, le pli du coude ne sont pas des régions imaginaires et cependant il est des anatomistes qui, prenant le terme à la lettre, ne leur ont attribué que l'épaisseur d'une ligne. Mais, comme nous le disons, dans la préparation de la première des deux, de l'aine, tout en reconnaissant ce qu'auront forcément de conventionnel les limites attribuées à une région qui n'est à la surface que le point de rencontre de deux autres, et qui ne doit sa personnalité qu'à de certaines dispositions que les téguments ne trahissent pas, il n'en est pas moins vrai qu'elle existe et que ce n'est pas un être de raison.

Par contre, si, pour constituer une région,

nous empruntons parfois aux parties voisines, il est juste, comme nous le dirons aussi, de ne pas nous rendre l'esclave d'une limite qui, après tout, est de convention, et de ne pas nous soumettre à des lignes mathématiques qui ne pourraient que nuire à l'étude, si elles étaient imposées.

Notre but n'a pas été d'indiquer le mode de préparation successif de toutes les couches d'une région, comme l'on fait MM. Paulet et Sarrazin, dans leur atlas ; non plus d'indiquer toutes les préparations dont une partie du corps est susceptible, comme nous le voyons pour certains organes dans nos grands atlas classiques, mais de donner la manière la plus favorable pour montrer une région d'ensemble, par une ou deux pièces au plus, pour la démontrer à l'amphithéâtre, ou pour la présenter dans un concours.

Quand deux pièces nous ont paru nécessaires à l'étude d'une même région, nous les avons indiquées, surtout s'il n'était possible de présenter les couches profondes qu'au détriment des superficielles.

Dans certains cas enfin, nous avons donné deux procédés pour arriver à un même résultat ; mais afin d'éviter d'embarrasser le préparateur, nous avons été généralement sobres de la multiplicité des moyens.

Pour certaines parties du corps, enfin, l'oreille, l'œil, par exemple, nous avons multiplié les préparations et les coupes autant qu'il nous a semblé être nécessaire pour l'intelligence de la région, ou de l'organe qu'elle renferme.

La prolixité étant, d'après Montaigne, le philosophe du bon sens, *le symptôme d'un esprit débordé*, nous avons appliqué tous nos efforts à être concis, sans cesser d'être clair, c'est-à-dire sans sacrifier autant que possible un renseignement utile, pour trouver les filets vasculaires et nerveux, les anastomoses les plus délicates, etc... Nous avons mis à contribution, en les citant toutes les fois que nous leur avons emprunté, les ouvrages de MM. Sappey, Hirschfeld, Paulet, Béraud, Richet, Tillaux, Fort, etc., nous avons largement puisé dans l'excellent *Traité de ligature* de notre premier et vénéré maître, M. Marcellin Duval, auquel nous sommes heureux de pouvoir dédier ce travail, comme expression de notre profonde gratitude.

Nous ne saurions avoir trop de reconnaissance pour les encouragements que nous ont donnés M. l'inspecteur général du service de santé de la marine, Rochard, et M. le directeur du service de santé de l'école de Brest, Jossic ; nous les en remercions ici sincèrement.

La structure du corps humain est immuable, mais les procédés pour arriver à la bien connaître varient et s'améliorent tous les jours ; nous nous tiendrons soigneusement au courant des procédés nouveaux, nous accueillerons d'autre part avec empressement toutes les critiques qui seront faites de ce livre et nous serons amplement récompensés s'il peut rendre quelques services à ceux qui se vouent à l'étude de l'Anatomie.

Brest, 20 janvier 1881.

C. AUFFRET.

Nota. — La majeure partie des planches de ce manuel a été dessinée d'après nature par M. l'aide-médecin de la marine , Dufour; les figures 26, 29, 30, 45, 46, 47, 48 ont été dessinées, d'après des préparations de l'auteur, par M. Dauphin; enfin les planches 20, 21, 22, 31, 32, 33, 34, 35, ont été empruntées à l'*Atlas général d'anatomie descriptive* de M. Marcellin Duval.

MANUEL DE DISSECTION DES RÉGIONS
ET DU SYSTÈME NERVEUX

PREMIÈRE PARTIE

CHAPITRE Iᵉʳ

PRINCIPES GÉNÉRAUX DE DISSECTION

« L'Étude de l'anatomie présente de nombreuses difficultés à celui qui s'y livre sans méthode, et plus encore peut-être à celui qui en adopte une mauvaise, » dit Marjolin, dans l'introduction de son *Manuel d'Anatomie*.

Nous ne saurions trop, avec ce chirurgien distingué, conseiller aux élèves qui veulent étudier cette science, le travail méthodique et consciencieux. Les dissections ont quelque chose de répugnant pour celui qui débute ; mais, s'il travaille sans guide, ses répugnances augmenteront, et elles seront d'autant plus justifiées que les résultats poursuivis seront moins fructueux. Il évitera ces défaillances et ces dégoûts s'il veut bien se pénétrer tout d'abord des principes qui lui permettront de faire des préparations correctes ; ses premières impressions feront bientôt place aux jouissances et à la satisfaction, récompenses légitimes d'un travail bien fait.

On ne peut faire de l'anatomie topographique qu'après une bonne anatomie descriptive, c'est-à-dire qu'il faut, le scalpel à la main, avoir étudié chaque organe et avoir ana-lysé le corps avant d'en faire la synthèse. Aussi l'étudiant qui commence est-il d'abord soumis à la dissection des muscles, des vaisseaux, des nerfs et ne fait-il une prépa-ration d'ensemble qu'après avoir vu chaque organe dans tous ses rapports, mais sans songer à diviser le corps en territoires au point de vue chirurgical.

C'est aussi pour cela que nous pensons devoir faire pré-céder l'étude de la préparation des régions de quelques principes généraux de dissection qui, quoique destinés à guider surtout ceux qui débutent à l'amphithéâtre dans la pratique des travaux anatomiques, seront encore vrais quand il s'agira de faire une préparation d'ensemble, de faire de l'anatomie chirurgicale ou topographique.

Marjolin qui, au commencement de ce siècle, établissait dans son manuel d'anatomie les règles à suivre pour faire une étude approfondie de cette science, rapportait aux trois préceptes suivants tout travail sérieux :

1º Faire choix d'un bon auteur élémentaire ;

2º Étudier avec méthode ;

3º Préparer soi-même les parties que l'on doit étudier.

Quoique l'adresse personnelle et peut-être un certain sentiment artistique, soient des qualités précieuses chez un préparateur, il n'est pas moins vrai qu'il s'égarera in-failliblement et qu'il compromettra le résultat définitif, s'il n'est point pénétré de ces vérités.

Dissection des Téguments

Je vais donner successivement les principes pour dis-séquer isolément la peau, les aponévroses, les muscles, les vaisseaux :

Quand on attaque un sujet, la première chose est de

relever la peau qui recouvre comme un voile les parties sous-jacentes.

Les téguments étant préalablement rasés et fixés de la main gauche, on pratiquera avec un scalpel demi-convexe, tenu comme une plume à écrire, des incisions superficielles, bien droites, perpendiculaires au tissu, jamais obliques, à moins d'indication toute spéciale, afin d'éviter les biseaux et de pénétrer dans l'épaisseur du derme; le derme est d'un blanc mat, la couche sous-jacente généralement riche en lobules adipeux, a un aspect jaunâtre ; la différence de couleur et de fermeté avertira de la profondeur à laquelle on se trouve.

Les incisions qui limitent les lambeaux cutanés se rencontrent généralement à angles droits, quelquefois à angles aigus ; on saisira l'extrémité du lambeau entre les mors d'une pince à dissection, et, le tranchant du scalpel étant dirigé de manière à éviter de percer la peau d'une part, le fascia sous-jacent de l'autre, on veillera aussi bien à ne pas laisser des lobules adipeux à la surface du derme, que des mailles du derme à la surface du fascia sous-cutané. Contrairement à ce que nous conseillions plus haut pour la section de la peau, le tranchant du scalpel sera pour cela dirigé obliquement, vers le préparateur, les téguments bien tendus de la main gauche, car la pince sera abandonnée aussitôt que possible ; s'il est resté des lobules adipeux adhérents à la face profonde du derme il sera facile de les faire disparaître en grattant cette face avec un scalpel peu tranchant. On procédera avec lenteur quand la peau est très mince (aux bourses, aux paupières...) sous peine de la perforer et même de ne l'avoir qu'en lambeaux. Si, comme cela a lieu dans certaines régions, au talon, au cuir chevelu, à une grande épaisseur de la peau est jointe une excessive adhérence aux couches profondes, union d'autant plus étroite quelle est maintenue souvent par des tractus fibreux très forts, la dissection se fera plus facilement avec des ciseaux mousses coupant bien de l'extrémité.

Chez les sujets très émaciés dont le fascia superficialis est à peine appréciable, surtout quand la mort est due à une affection chronique, il peut y avoir avantage à relever ce fascia avec la peau. On ne perdra pas de vue, surtout dans ce dernier cas, les rapports que celle-ci affecte avec les branches artérielles et veineuses superficielles, parfois fort importantes, ainsi qu'avec les filets nerveux qui se terminent dans son épaisseur. J'en dirai autant des bourses muqueuses sous-cutanées normales ou accidentelles, qu'il faudra connaître ou prévoir ; aussi, le préparateur -devra-t-il s'assimiler la région dans tous ses détails avant d'y mettre le scalpel.

Les lambeaux cutanés étant complètement relevés, on les piquera sur un liège par les angles.

La couche cellulo-graisseuse qui double la peau sera disséquée d'après les mêmes principes. Il n'est pas rare de lui voir, présenter, dans ses différentes parties, des caractères assez tranchés pour qu'il soit nécessaire d'en isoler au moins deux couches et quelquefois plus ; ce serait, pour en citer un exemple, une couche cellulo-graisseuse, une autre lamello-ganglionnaire (partie cruraledu pli de l'aine). — D'autres fois la couche profonde est parcourue par un réseau veineux qui se loge dans son épaisseur ; on relèvera alors le 1er feuillet que l'on rabattra, et l'on aura sous les yeux le réseau vasculaire avec la partie profonde de la couche cellulo-graisseuse qui lui sert de substratum.

Je viens de parler de la nature différente des couches et de la nécessité de les relever séparément. Cette opération ne présentera pas de sérieuses difficultés si le sujet a de l'embonpoint ; mais il n'en est pas de même s'il est émacié; la lenteur, la légèreté de la main, qualités qui s'acquièrent par la pratique, j'ajouterai volontiers le doigté, feront alors plus que toutes les règles que nous pourrions tracer.

Par contre, nous ne croyons pas qu'il faille abuser de cette multiplication des couches due le plus souvent à une habileté de scalpel que nous admirons, mais qu'une anatomie sévère ne saurait accepter. N'avons-nous pas vu au périnée, certains auteurs admettre jusqu'à sept couches! La nature elle-même ne les a pas prévues. Qui ne sait se borner ne saura pas disséquer, car c'est toujours au détriment des rapports réels que ces tours d'adresse sont exécutés.

Dissection des Aponévroses

Les élèves négligent souvent la dissection des aponévroses; ils les excisent; c'est une faute. Notons d'abord que la dissection des feuillets aponévrotiques peut s'apprendre en même temps que celle des muscles; je ne crains pas d'affirmer, pour l'avoir maintes fois observé, que l'étudiant qui relève bien les aponévroses et sait présenter correctement avec ses feuillets et ses gaînes une région musculaire, est à la veille d'être un bon préparateur.

Pour disséquer les aponévroses, on se conformera à deux principes aussi importants l'un que l'autre :

(*a*) Ne les enlever sous aucun prétexte, respecter les gaînes, les loges, les bracelets fibreux et ne point croire que l'on aura une bonne préparation parce que l'on aura dépouillé tout le champ de la région des manchons fibreux ou des toiles qui l'enveloppent ou la divisent ;

(*b*) Ne pas créer ou créer le moins possible de divisions factices.

Ces deux principes sont la base de la dissection des régions. Je m'explique :

Le système fibreux et aponévrotique du corps constitue un tout plus ou moins continu, véritable squelette divisant le corps en chambres, ou loges, dans lesquelles sont renfermés les muscles, vaisseaux, nerfs, viscères, etc.

Les muscles sont donc séparés les uns des autres par des cloisons, les vaisseaux sont contenus dans des gaînes : tout préparateur soucieux de maintenir les rapports dans leur intégrité, conservera ces loges, ces gaînes, les ouvrira en pratiquant des fenêtres dont il érignera les bords ; il montrera ainsi muscles, tendons, vaisseaux, à leur intérieur, et ne sacrifiera sous aucun prétexte la chambre au contenu.

Mais j'ai ajouté, il créera le moins possible de divisions factices : par cela même que les gaînes sont closes, et qu'il faut cependant les fendre pour en montrer le contenu, la fente ne s'étendra de part en part que lorsque cela sera absolument nécessaire, qu'il faudra par exemple sacrifier les couches superficielles aux couches profondes, et encore, dans ce cas, les bords des gaînes aponévrotiques ainsi incisées seront proprement rabattus ; quant aux cloisons elles ne seront fendues que sur une partie de leur étendue ; on ménagera les adhérences profondes ou voisines, on montrera leur continuité avec les parties limitrophes, et ceux qui prendront ce *Manuel* pour guide pourront constater que nous nous sommes fait un devoir de suivre partout cette loi et que nous l'avons appliquée à la dissection de toutes les importantes régions du cou, de l'aisselle, de l'aîne, du périnée, de la main, du pied, des loges internes de la cuisse, du bras..: nous citerions toutes les régions du corps.

La fibre aponévrotique sera disséquée autant que possible

suivant sa direction, et le nettoyage de la surface nacrée sera fait avec le doigt coiffé d'un morceau de toile forte, s'il y a lieu.

On ne confondra pas les manchons aponévrotiques des membres avec les gaînes propres des muscles, qui en sont des dépendances.

On ne confondra pas davantage l'aponévrose d'enveloppe du muscle avec l'aponévrose d'insertion de ce même muscle; la première s'énuclée facilement, voire avec le manche du scalpel introduit à plat entre la fibre musculaire et la face profonde de la loge fibreuse, (biceps brachial, muscles longs de la cuisse,... petit pectoral.... Quand on atteint la seconde, au contraire, on constate qu'une extrême adhérence la lie à la fibre musculaire, que relever l'une, c'est atteindre, altérer l'intégrité de l'autre.

On tendra donc la portion qui s'énuclée et on respectera la partie adhérente, ou bien ce qui peut être parfois nécessaire, on fera l'incision nette de la portion engaînante sur les limites de son bord adhérent.

Tout feuillet aponévrotique disséqué sera tendu et passé au pinceau glycériné, ce qui lui donnera de la transparence.

Dissection des Muscles

Nous avons déjà dit que parler de la dissection des aponévroses, c'est traiter implicitement celles des muscles. Cependant certains préceptes s'adressent spécialement à ceux-ci :

Une règle sans exception, applicable aux muscles longs et aux muscles plats, est qu'un muscle ne doit être disséqué que dans le sens de la longueur de la fibre, car toute pénétration du scalpel entre deux faisceaux musculaires

est un mal aisément réparable ; ce n'est qu'un écartement fibrillaire que le doigt passé à la surface du muscle
fera disparaître ; au contraire tout coup de scalpel, si petit
qu'il soit, donné en travers sur la fibre est un mal irré-
parable ; c'est une tâche indélébile imprimée au muscle ; et
si un préparateur habitué aux dissections peut parfois se
permettre d'enfreindre la règle sur laquelle nous insistons,
celui qui n'est pas absolument maître de son scalpel ne le
doit jamais, car il ne le fera pas impunément.

Sur les muscles longs, c'est plutôt une énucléation qu'il
faut opérer qu'une dissection de la couche aponévrotique ;
mais s'il s'agit d'un muscle plat, recouvert d'une de ces
toiles adhérentes, ou encore de cette enveloppe propre du
faisceau musculaire qui lui forme une véritable gaîne, les
téguments seront tenus à pleine main et la section se
fera au ras de l'ongle du pouce de la main gauche, sur
l'aponévrose fortement tendue ; le coup de scalpel sera
allongé, promené sur toute l'étendue du faisceau, que l'on
découdra ainsi dans toute sa longueur, qu'on me passe la
comparaison, à la manière de la couturière qui fend une
couture (dissection du trapèze, du grand dorsal, des fessiers...), et non à petits coups éraillant et morcellant la
fibre ; cette manière de procéder permettra de mettre ces
muscles à nu rapidement ; s'il faut aller bien, il n'est pas
interdit d'aller vite, quand on peut le faire avec innocuité.

Il est un autre point que nous signalerons : les muscles
doivent être disséqués complètement, si on les étudie au
point de vue de l'anatomie descriptive. Combien de fois
n'avons-nous pas vu lire une région musculaire dont les
insertions n'étaient pas mises à nu ou étaient incomplètement poursuivies ! L'œil doit voir, le doigt toucher les points
d'attache du muscle ; à cette condition seule, l'esprit,
doublement prévenu, retiendra. Il est des muscles pro-

fonds, que certains étudiants ne disséquent jamais ; et je ne parle pas des régions délicates (muscles du vôile du palais, de la région périnéale) ; je parle des muscles du tronc et des membres, du court supinateur à l'avant-bras, de l'obturateur externe aux membres inférieurs, du grand dentelé au tronc, etc..., et j'en pourrais citer d'autres. Pressé de terminer une pièce, on l'abandonne avant d'avoir préparé ces muscles, qui sont, il est vrai, ensevelis sous les débris des autres muscles qu'il faudra enlever complètement pour les bien voir. On n'abandonnera jamais une pièce sans faire la récapitulation de ce que l'on a vu et de ce que l'on avait à voir ; on s'assurera que tout a été préparé, lu, répété ; je donnerai le conseil, quand un muscle présente quelque difficulté dans son trajet, dans sa direction, de sacrifier tout le reste, quand la pièce est sur le point d'être mise au rebut, et de ne conserver strictement que ce muscle que l'on veut étudier ; et nous ajouterons que ceux que nous avons cités plus haut ne seront bien compris et ne seront retenus qu'à cette condition.

S'il faut tout voir et bien voir, il est cependant un principe qui, sans contredire le précédent, doit également être observé : il est vrai pour la préparation des régions, il est vrai aussi pour l'étude des muscles en particulier : une dissection ne doit pas être poussée trop loin ; c'est un talent de savoir s'arrêter à temps. Je ne saurais trop condamner cette funeste habitude trop répandue, de détacher si complètement les adhérences celluleuses des muscles, vaisseaux, nerfs, *qu'ils flottent comme de longues bandelettes sans soutien,* le tout au détriment des rapports, et, par conséquent, d'une saine anatomie. Allez donc reconstituer le triangle de Scarpa si le couturier, le droit interne, les trois adducteurs ne tiennent au squelette que par leurs deux extrémités, le creux poplité de même ; et cependant, c'est ce que, malgré nos conseils, nous constatons tous les jours : vaisseaux et nerfs sont traités de la même façon ; tout cela n'est pas de l'anatomie sérieuse : le but des dissections, comme nous l'avons répété mille fois aux tables de travail, est de permettre de voir ensuite par transparence et de dessiner au besoin, sur les téguments, les organes tels qu'ils sont placés et non dans la position que le caprice du premier ignorant venu leur infligera. On conservera donc , en disséquant , quelques adhérences profondes, on ne fendra pas de part en part les tunnels dans lesquels passent les tendons, les bracelets fibreux qui avoisinent les articulations.

Ce vice de dissection et le désir immodéré d'aller vite, sont les deux écueils contre lesquels viennent régulièrement se heurter les débutants. Il n'est permis d'aller vite qu'au préparateur expérimenté, et encore sa rapidité dans l'exécution ne deviendra-t-elle une qualité qu'à la condition, en allant vite, d'aller bien : *cito et jucundè!*

Quand une couche musculaire est bien connue, on fera une section nette des muscles superficiels, pour pouvoir en rétablir la continuité quand on étudiera les rapports de la région sous-jacente.

Je conseille de couper les muscles par le milieu ; d'autres disent d'en opérer la section à l'une des extrémités ; cela vaut moins, car c'est détruire l'une des insertions.

Le procédé Rambaud, qui enlève avec le muscle la surface osseuse d'insertion, est bon dans certains cas, mais ne s'applique qu'à un nombre très limité de muscles ; (bouquet de Riolan, muscles qui s'insèrent à l'épitrochlée, au calcanéum, à l'extrémité supérieure du sternum...).

Si l'on adopte ce mode, on pourra y procéder avec la scie ou avec la gouge et le maillet ; j'aime mieux ce dernier moyen, quand il est possible, car la scie a l'inconvénient de mâcher les parties molles voisines ; cependant le calcanéum ne peut se débiter qu'avec la scie, et le résultat en est souvent fort joli ; notons toutefois que la petite scie de Larrey dont nous avons déjà parlé et sur laquelle nous reviendrons, peut être employée avec avantage dans une foule de cas où la grande scie ne saurait être appliquée.

Dissection des Artères

On doit commencer par lire avec la plus grande attention le trajet de l'artère, sa distribution, ses anastomoses, ses rapports.

Il y a deux cas : ou les artères sont injectées avec une matière réplétive colorée, ou elles sont vides.

(a) Les artères sont injectées avec une substance réplétive :

L'injection des artères en facilite la recherche et la dissection ; ce sont alors des cordons durs que l'on reconnaît par la palpation à l'aide de l'extrémité des doigts de la main gauche, et que le scalpel découvre aisément. Les premières incisions seront pratiquées dans la direction des vaisseaux, à côté d'eux et parallèlement à leur trajet et non directement au-dessus : ces incisions seront superficielles, afin d'éviter de couper les artères ou leurs branches ; la pince ne les saisira jamais directement sous peine de les écraser, de les briser, mais médiatement, c'est-à-dire, en pinçant les tissus voisins qui leur adhèrent et spécialement leur gaîne enveloppante que l'on conservera. On marchera toujours de l'origine des branches vers leur terminaison, de manière à éviter autant que possible d'atteindre les rameaux qui en émanent généralement à angles aigus.

La gaîne conjonctive qui les enveloppe sera fendue dans le sens de la longueur du vaisseau, mais elle sera toujours conservée ; on gardera aussi les veines collatérales souvent accolées aux parois artérielles, quelquefois doubles, et alors s'anastomosant par des ponts ou branches transversales de communication.

Comme pour les muscles, on se gardera bien de détruire les adhérences celluleuses profondes, afin de conserver les rapports intacts avec les organes voisins.

On veillera aussi à ne point détruire les rapports par des tractions inopportunes sur les organes ou sur les parties ambiantes. Ces tractions ne sont pas seulement effectuées à l'aide de la pince et des doigts ; on les produit encore par la position forcée que l'on donne à certaines régions pour en faciliter la dissection : n'est-ce pas en portant la tête fortement en arrière pour disséquer le cou, que l'on représente la faciale passant comme une flèche sur le bord du maxillaire inférieur et que l'on néglige l'anse qu'elle forme au niveau du bord inférieur du maxillaire ? n'est-ce pas en déprimant intempestivement le bord supérieur du petit pectoral que l'on détruit la direction et les rapports du tronc acromio-thoracique ? On compromet de même au bras les rapports de l'artère humérale avec le nerf médian. On pensera donc toujours, après avoir dérangé la disposition normale, à la rétablir.

Si après avoir recherché une artère là où la description classique indique sa présence, on ne la trouve point, on fera des perquisitions dans les parties voisines, on songera à la possibilité d'une anomalie en se rappelant les déviations dont elle est le plus communément le siège. Si la disposition anormale est rare, on la préparera avec beaucoup de ménagement, on la conservera.

Il serait bon d'avoir dans un amphithéâtre un cahier sur

lequel les anomalies artérielles seraient régulièrement consignées ; en tous cas, un élève, en présence d'une anomalie peu connue, préviendra toujours le prosecteur ou le chef des travaux.

(b) Les artères ne sont pas injectées :

Il est d'autant plus important que l'on s'habitue à disséquer des vaisseaux non injectés que c'est là le cas ordinaire dans les concours à moins que l'on injecte soi-même la pièce, ce qui n'est possible que dans un nombre de circonstances limité.

D'autre part, lorsque l'on opère sur le vivant, la sensation que l'on éprouve en palpant les vaisseaux est à peu près celle que donne sous le doigt une artère vide.

Et cependant combien de fois n'avons-nous pas vu dans nos amphithéâtres où le travail abonde, abandonner un membre ou une région sous le prétexte que l'injection avait mal pénétré ! C'est un tort, car c'est un meilleur exercice à tous égards de poursuivre une artère vide qu'une artère que rend saillante une injection réplétive. Si l'on n'a jamais poursuivi que des vaisseaux gorgés par une substance solidifiable, on sera péniblement surpris de la difficulté que présente la recherche des vaisseaux dans les ligatures *et c'est toujours le résultat pratique que nous devons avoir en vue.*

Est-ce à dire que nous condamnions l'injection réplétive ? Dieu nous en garde ! elle est excellente et il faut en user ; mais il faut aussi savoir chercher et poursuivre les artères et les veines vides.

Dissection des Veines

Nous avons peu de chose à ajouter à ce qui précède. Les veines superficielles du corps se mettent très aisément à nu sans injection. On songe rarement à injecter le réseau superficiel de l'avant-bras, du membre inférieur et même du cou. Les réseaux veineux profonds sont plus difficilement abordables, et il en est qu'on ne peut préparer convenablement sans injection : le système porte, le système veineux vertébral, par exemple, sont dans ce cas. L'injection conservatrice au nitrate de zinc m'a rendu plusieurs fois service pour l'étude de ces veines. Le sang coagulé remplissant alors les conduits veineux, et particulièrement les profonds, on peut faire des préparations qui sont suffisantes pour des démonstrations aux tables de l'amphithéâtre ; mais nous reconnaissons sans peine qu'elles n'ont pas un joli aspect. En tout cas si l'on fait la préparation d'une pièce riche en veines et surtout en veines volumineuses, on portera toute son attention à ne pas donner de coups de pointe dans la paroi, car une veine gorgée qui est perforée, souille, quoiqu'on fasse, une pièce anatomique, et il serait mieux, si ce malheur arrive, de la couper entre deux ligatures.

Dissection des Nerfs

La préparation des nerfs demande beaucoup de patience, de l'adresse, une certaine habitude des dissections, enfin une connaissance assez précise des filets nerveux, des anastomoses et des points approximatifs où elles se font, si l'on ne veut pas s'égarer. La dissection des vaisseaux a déjà habitué le préparateur à ce genre de recherches, mais ici elles sont plus minutieuses encore.

Un nerf pour être poursuivi et dépouillé du tissu adipeux et des couches celluleuses qui l'environnent, doit être modérément tendu, mais on ne doit jamais le saisir entre les mors d'une pince ; on pincera le tissu cellulaire ambiant, ou on le soulèvera lui-même, avec une érigne, un crochet.

On le mettra à nu de son origine vers sa terminaison.

S'il s'agit d'un nerf crânien, on étudiera à l'avance les coupes à pratiquer ; on fera préalablement macérer sa pièce dans un liquide convenable, s'il en est besoin; il faudra avoir tout prévu.

On connaîtra, en s'aidant des planches des ouvrages classiques, les branches, leurs anastomoses, et autant que possible, par des mensurations prises d'après des points de repère, les points approximatifs où elles se font.

On préférera, si l'on a le choix, les sujets maigres aux sujets gras, les enfants aux vieillards; je n'aime pas les sujets infiltrés et ne les recommanderai jamais; un commencement de putréfaction, mais très peu avancée, ne nuit pas. J'ai toujours apprécié pour la préparation des nerfs l'injection aux sels de zinc ; l'injection à la liqueur Le Prieur qui est excellente et qui est adoptée assez généralement dans nos écoles de la marine et dans le laboratoire de l'école de Brest en particulier, ne m'a point fait me départir de cette première manière de voir. J'ai adopté pour mon usage une injection dans laquelle je mélange les deux liquides : $^1/_3$ du premier pour $^2/_3$ du second.

Le mélange altère peu les scalpels et donne aux couches aponévrotiques et aux filets nerveux une fermeté très précieuse.

On aura toujours à ses côtés un bocal contenant de l'eau acidulée, liquide qui éclaircit la préparation en dissolvant les éléments celluleux, ce qui facilite la recherche des filets délicats. Je vois, recommandée par plusieurs anatomistes, une solution au 200e ; je la trouve trop faible ; je me sers d'une solution d'acide nitrique au 10e et m'en trouve bien. Je reconnais cependant qu'elle oblige à changer fréquemment de scalpel, ce qui est un inconvénient sérieux ; je conseille de graduer la dose d'acide suivant le cas. Pour dissoudre les éléments minéraux des os, on se servira d'une solution au $1/3$ ou $1/4$.

Cette dernière dissout les principes minéraux des os et en laisse intacte la partie organique, mais elle doit être veillée. Duméril avait déjà conseillé anciennement ce procédé, et il ajoutait : « Quand la pièce aura acquis la transparence nécessaire pour pouvoir y poursuivre les filets, on la plongera dans une dissolution légère de carbonate de potasse ou dans une eau savonneuse, afin de neutraliser l'acide dont l'os est imprégné, parce qu'il attaquerait les instruments. »

Si on ne peut terminer la dissection d'une pièce dans la même journée, ce qui arrivera souvent, on n'oubliera pas de détendre les nerfs, qui, comme des cordes de violon, sèchent et deviennent cassants.

Préparation des Os

Quoique la préparation des os ne rentre pas dans les préparations extemporanées que ce *Manuel* a avant tout pour but de décrire, il me semble convenable d'en dire quelque chose ; si du reste l'anatomiste ne fait guère par lui-même ce travail dans nos amphithéâtres, du moins il doit en connaître la pratique pour conseiller, et au besoin pour diriger ceux qu'il charge de cette besogne.

Le choix du sujet a son importance : à moins d'une indication spéciale ou d'une impossibilité, on préférera un adulte chez lequel le développement du squelette est complet (25 ans), sans vice de conformation.

On dépouillera les os de leurs parties molles ;

Les grosses masses musculaires seront enlevées à l'aide du scalpel.

Cela fait on sera en présence de plusieurs procédés :

(*a*) Ou bien on fera bouillir les os dans une chaudière pendant 10 heures ;

(*b*) Ou on les fera macérer dans une eau courante ;

(*c*) Ou encore on plongera le squelette pendant une semaine dans une baille à macération, puis on le plongera dans une seconde baille où on le laissera séjourner pendant quatre à six mois dans la même eau ; il se formera à la surface une mousse que l'on n'enlèvera pas, mais qui indique que l'opération se fait. Par les températures élevées, il vaudra mieux cependant changer l'eau de macération tous les dix jours environ. Ce dernier procédé est incontestablement le meilleur, il est supérieur à l'eau courante ; c'est ainsi que l'on obtient des os d'une blancheur éclatante.

Quel que soit le moyen employé, les os seront ensuite frottés fortement avec une brosse ou avec un morceau de toile.

La durée de la macération variera avec la dimension, avec le degré de porosité des os. Puis on les exposera au soleil, à l'air sec pendant un temps qui variera de 2 à 3 mois.

Quand ils sont très gras, on a conseillé de les faire bouillir avec addition de chlorure de chaux, 500 à 750 grammes de chlorure de chaux par 10 litres.

Certaines injections conservatrices, spécialement celles aux sels de zinc, nuisent beaucoup au blanchiment des os ; elles ont un autre inconvénient, celui de rendre les os friables. Quand un corps a été injecté au nitrate de zinc , on a une très grande peine à désarticuler les os du crâne, ils ont acquis une telle friabilité qu'ils se cassent au moindre effort ; cet inconvénient est beaucoup moindre à la suite de l'injection par la liqueur Le Prieur. Mais on obtiendra toujours des préparations d'os très supérieures chez les sujets qui n'ont pas subi l'injection conservatrice.

Pour isoler les os du crâne, on choisira la tête d'un adulte et on la soumettra à l'ébullition ; après ébullition, on les isolera les uns des autres avec la pointe d'un instrument, d'un compas ou d'un mauvais scalpel ; on appliquera un trait de scie sur l'apophyse basilaire, pour séparer le sphénoïde de l'occipal. On n'oubliera pas du reste, que l'habitude et la patience sont nécessaires pour mener à bonne fin ce travail.

Pour les os de l'enfance, l'ébullition sera moins longue et plus surveillée.

Préparation des Articulations

La préparation des articulations comprend deux points :
(*a*) Isolement et nettoyage des ligaments ;
(*b*) Nettoyage et grattage des os.
Dépouiller d'abord le sujet de toutes les parties molles périphériques ; ne pas le faire trop macérer préalablement pour ne pas compromettre l'intégrité des parties ligamenteuses ; un certain degré de putréfaction ne nuira pas.
Les os seront raclés, ruginés, privés de leur périoste.

Si l'on juge à propos de montrer l'intérieur de l'article, on pourra le fendre en sciant l'os dans sa longueur ; dans ce cas l'articulation sera fixée dans un étau et la scie appliquée sur la section horizontale de l'extrémité osseuse.

Il y a le plus souvent intérêt à ne pas atteindre les bourses synoviales que l'on pourra injecter à l'encre, à la gélatine, à la térébenthine. On se servira, à cet effet, d'une séringue à hydrocèle, armée d'une petite canule.

CHAPITRE II

INJECTION DES CADAVRES

I. — Injections conservatrices

En injectant un cadavre, c'est-à-dire en faisant pénétrer dans son système vasculaire une substance liquide ou solidifiable, on peut se proposer divers buts :

1° L'embaumement pour le préserver de la putréfaction. On ne recherche dans ce cas que la conservation des corps : pratique fort ancienne que nous ne ferons que mentionner sans y insister ;

2° La conservation au point de vue des travaux anatomiques, pratique ayant un but franchement scientifique puisqu'elle se propose de conserver aux cadavres une intégrité relative et de leur procurer une innocuité presque complète ; elle permet de mettre en réserve les corps qui, à certains moments, sont plus nombreux que le besoin des travaux ne le réclame, et surtout elle donne du travail pour les dissections ou pour le manuel opératoire à une époque où la putréfaction mettrait rapidement les cadavres hors d'état de servir ; cette pratique a une cinquantaine d'années d'existence ;

3º La mise en relief des conduits vasculaires, artères, veines, lymphatiques, en rendent la recherche et l'isolement plus faciles.

1. — DE LA CONSERVATION DES SUJETS

Appareil à injection. — Liquides conservateurs

L'injection pour conservation des cadavres au point de vue scientifique a donné lieu à de nombreux travaux, dont le plus remarquable est incontestablement celui de M. le docteur Le Prieur, ancien élève de l'École de Strasbourg, auquel nous emprunterons une partie de ce qui va suivre en y ajoutant les idées que nous suggèrera notre pratique habituelle.

La division du docteur Le Prieur mérite d'être gardée :

1º *Conservation au moyen de substances gazeuses :* Acide carbonique, oxyde de carbone, éther, chloroforme ; le but en injectant des gaz était de soustraire le cadavre à l'élément de putréfaction, l'eau, véhicule des injections liquides. Mais ce mode de conservation trop passager n'est point pratique, et ne mériterait tout ou plus d'être appliqué que comme pure exception.

2º *Au moyen des liquides :*

(*a*) Sous forme de bains. Le moyen est insuffisant, surtout quand il s'agit des parties profondes ; d'une application difficile, sinon impossible, à des sujets entiers ; il doit donc être abandonné. Cependant je ne suis pas d'avis de le voir délaisser complètement, et pour ma part je m'en sers souvent quand il ne s'agit que de petites pièces, d'une extrémité (mains ou pieds), d'un organe, d'une région isolée partiellement disséquée et que l'on désire continuer ultérieurement ; d'une pièce préparée que l'on veut conserver pour l'étude. Le moyen comme adjuvant est alors précieux et mérite d'être gardé. Que la pièce ait ou n'ait pas été préalablement injectée, on la met ainsi à l'abri de la putréfaction. Il faut avoir des récipients en nombre suffisant ; par exemple, des bocaux en verre, mais ils sont généralement peu commodes à cause de leur profondeur ; ou des vases de terre larges et peu profonds, des bailles en bois rectangulaires avec poignées, de diverses dimensions, peu profondes, doublées ou non d'une feuille de zinc, ou bien mastiquées.

Les bains conservateurs auront la même composition que les liquides qui servent aux injections et dont nous allons parler.

L'usage des compresses de toile, des éponges, des bourdonnets de coton imbibés, rentre dans le même procédé. Le préparateur, ou le candidat qui, ayant disséqué et monté une pièce, n'en feront la démonstration que le lendemain, ou auront intérêt à la conserver quelques jours, se trouveront bien de l'application dans tous les culs-de-sac, comme pour un pansement antiseptique, de fragments d'éponges, de compresses imbibées de glycérine phéniquée, d'alcool, etc..., ou autres liquides suivant le cas.

(b) Il n'y a qu'un procédé sérieux pour la conservation des corps : c'est l'injection, dans le système artériel, du liquide du conservateur.

La pratique en est expéditive et facile ;

Elles mettent temporairement le corps à l'abri de la putréfaction ; elles facilitent donc le travail et les recherches minutieuses ;

Elles protègent des émanations dangereuses ; elles rendent les piqûres anatomiques presque inoffensives.

Nous supposerons que le cadavre que l'on injecte est intact ; il faut du reste qu'il le soit, si l'on veut avoir un bon

résultat : l'injection pourra se faire par l'aorte (c'est le cas
le plus ordinaire), par la carotide primitive (procédé Tron-
china), par la fémorale ou par la poplitée.

L'injection par l'aorte est classique et cependant c'est
peut-être la plus difficile à bien exécuter ; c'est parfois un procédé de rigueur quand on veut conserver intacts
les autres vaisseaux ; mais si l'on veut ménager la crosse
de l'aorte, le péricarde, avoir les artères cardiaques, étudier la mammaire interne qui sera souvent lésée par le
premier mode, on aura recours alors à un autre procédé, à
l'injection par la carotide ou par la fémorale.

Le manuel opératoire est des plus faciles : l'artère
se met très aisément à nu, l'injection pénètre bien,
sauf le cas de présence d'un caillot qui pourra gêner
ou empêcher le passage du liquide, ce qui est fort rare du
reste ; mais la région carotidienne de ce côté sera partiellement compromise si l'opération n'a pas été pratiquée
par une main exercée.

2. — MANUEL OPÉRATOIRE DE L'INJECTION

(a) *Injection par l'aorte*

Ouvrir la poitrine soit en fendant le sternum par le
milieu à l'aide d'un sécateur, d'une scie ou d'un fort ciseau
après incision des téguments et en écartant les deux bords
de la fente de 0,10 environ à l'aide d'un morceau de bois
taillé en fourche à ses deux extrémités, soit en enlevant le
sternum (moins le manubrium) et en coupant au ras de
leur articulation les cartilages costaux.

Ouvrir le péricarde ; isoler l'aorte. On entrera dans l'aorte
de deux manières ou par le ventricule, et alors on l'incisera
de haut en bas, et le tube injecteur pénètrera dans l'artère

par l'orifice aortique en appliquant les valvules sigmoïdes
contre la paroi du vaisseau ; ou par la paroi latérale du
vaisseau lui-même, et alors on pratiquera une boutonnière
dans le sens de son axe ; on videra le cœur et l'aorte
des gros caillots qui souvent les remplissent. Dans
ce second procédé qui est le meilleur, une 1ʳᵉ ligature
sera apposée au niveau de l'orifice de l'aorte pour empêcher le retour de l'injection ; un fil fixera solidement le
tube injecteur dans le vaisseau. On ne négligera pas de
passer un troisième fil un peu au delà de l'extrémité du
tube injecteur ; mais ce fil sera seulement disposé sous le
vaisseau, il ne sera serré qu'ultérieurement quand l'injection sera poussée, afin d'en empêcher la sortie.

(b) *Injection par la carotide*

Incision verticale de quelques centimètres sur le trajet
de l'artère ;

La canule dirigée dans l'axe sera bien fixée ;

Jeter une ligature sur le vaisseau au-dessus de la ca
nule ; l'injection remontera par la carotide du côté opposé
et finira, à bout de course, par heurter cette seconde ligature.

A. — APPAREIL A INJECTION

On usera de la seringue ou de l'appareil à pression
continue, employé par M. Robin pour les injections fines
(*Du microscope*, 2ᵉ édition) ; un réservoir ou entonnoir
de gros calibre est placé à 2 ou 3 mètres de hauteur ; à
la tubulure, on adopte un tube en caoutchouc de
2ᵐ,50 à 3 mètres et de 0,01 à 0,015 millimètres de diamètre suivant le cas.

A l'extrémité inférieure du tube est fixé un pas de vis sur lequel peuvent se visser des canules de divers calibres.

Je puis affirmer, par expérience, que le tube de 3 mètres de long est inutile et qu'on pourra lui substituer avec avantage, un tube plus court, de 1 m. 30 à 1 m. 50. Dans ces conditions l'injection pénètre *plus lentement*, ce qui est un bien. Il faut environ un quart d'heure pour injecter un sujet à la liqueur Le Prieur ; à l'école de Rochefort, on a adopté ce dernier procédé à l'exclusion des autres. Il est bon de mettre de l'intermittence dans l'écoulement du liquide ce qui sera aisé en adaptant un robinet au point d'abouchement du tube au flacon. En y mettant deux heures on aura une injection irréprochable.

L'appareil ainsi disposé marchera parfaitement.

L'injection à l'aide de la seringue est un peu plus difficile ; mais quand l'opérateur en a acquis l'habitude, elle donne généralement des résultats satisfaisants : elle sera poussée régulièrement, *lentement*, sans secousses ; on évitera l'introduction de l'air. Nous insistons beaucoup sur la nécessité de procéder lentement ; la lenteur dans l'exécution étant la condition *nécessaire*, *indispensable*, pour obtenir de belles injections, quel que soit le moyen adopté.

Pour combattre l'insuffisance de ces procédés quels qu'ils soient, l'injection ne pénétrant pas toujours bien régulièrement aux extrémités, Le Prieur conseille d'injecter partiellement les parties les plus éloignées du centre, la fémorale, la poplitée, par exemple, en ayant le soin d'apposer une ligature sur le vaisseau du côté du cœur pour empêcher le reflux et de lier passagèrement la veine, afin que la pression existant, le liquide pénètre dans les capillaires. Mais ce procédé offre quelques inconvénients au point de vue de l'intégrité des régions qui se trouvent sacrifiées.

Nous le répétons : avec une lenteur sagement ménagée, toute autre précaution étant d'ailleurs observée, on doit obtenir un bon résultat.

Si un sujet doit du reste être longtemps réservé, ce qui arrive dans nos écoles quand il s'agit de conserver des cadavres pour les concours, ou pendant l'été pour les besoins de la médecine opératoire, on arrosera fréquemment le sujet avec le liquide conservateur, ou bien on enveloppera les parties qui sont les plus exposées à la putréfaction dans des compresses trempées dans le même liquide, des bourdonnets de coton imprégnés du liquide conservateur seront du reste introduits dans tous les orifices naturels : narines, bouche, anus...

La durée de l'injection est variable : moins la densité en est grande, plus la pénétration en est rapide. L'injection d'eau chez un adulte se fait en 7 à 8 minutes ; mais l'injection à la glycérine réclame environ 50 minutes. Nous parlerons plus loin de la durée de l'injection réplétive.

Signes indiquant la fin de l'opération : Tuméfaction du ventre, puis tuméfaction des membres supérieurs et inférieurs.

On évitera pendant les premières 24 heures et même pendant 48 heures, de pratiquer la moindre incision sur les téguments, afin que le liquide séjourne dans les tissus et les imbibe (voir Le Pricur, page 32). Les corps seront donc injectés la veille et mieux l'avant-veille du jour où on les livrera aux travaux. Si le sujet n'est livré que quelques jours après, on prendra la précaution de le mettre alternativement sur le ventre et sur le dos pour éviter l'accumulation des liquides dans les parties les plus déclives, d'où résulterait une macération exagérée toujours nuisible au travail.

J'ai observé maintes fois qu'il faut plutôt appréhender l'accumulation des liquides qu'une certaine sécheresse des tissus qui, *quand elle est modérée*, est assez favorable à l'isolement des couches.

On plongera le corps avec avantage dans de la sciure de bois, en attendant qu'il soit livré aux travaux.

B. — DES QUANTITÉS APPROXIMATIVES QUE L'ON DOIT INJECTER.

Nous renverrons au mémoire de M. le Prieur qui donne un tableau indiquant d'après l'âge et le poids des individus, la quantité des matières à injection à employer (page 29) ;

Il ressort de ce tableau que la moyenne de la substance à injecter est :

De   9 à 12 ans. . . . . . 2^k 400
De 13 à 16 ans. 3 900
De 18 à 30 ans. 5 600

Ce qui représente le 10ᵉ environ du poids des sujets.

C. — LIQUIDES CONSERVATEURS :

1º *Sulfites*. — Découverts et employés pour la 1ʳᵉ fois par le docteur Sucquet : La solution doit être bien préparée, absolument neutre, marquant 25º B., à raison de 5 à 6 litres par cadavre d'adulte. — Nous nous sommes quelquefois, mais rarement, servis de cette injection.

Au dire de M. Sucquet, ce que nous avons pu contrôler, elle conserve les corps de trois semaines à un mois, mais elle modifie la coloration des muscles qui deviennent d'abord d'un rouge assez vif, puis d'un rose grisâtre, il se forme à la surface de la préparation un dépôt salin qui nuit à la préparation et au tranchant du scalpel.

Nous ne conseillerons cette injection que comme exception ; à son apparition, elle a accompli un réel progrès, mais il en est de meilleures actuellement.

2° *Chlorure de zinc.* — C'est également M. Sucquet qui a imaginé l'emploi de ce sel. Au-dessus de 15° B. les solutions en sont trop astringentes.

William Burnet, de Londres, conseille la formule indiquée par M. Fort (1).

Chlorure de zinc. . . . . 1000 ^{gmes}
Eau . . . . 8000 —

3° *Sulfate de zinc.* — Conseillé par Straus-Durckheim à la dose de 14/10 d'eau. Le docteur Léger, du Val-de-Grâce, emploie une solution de 125^s/1000 d'eau ; M. Filhol, de Toulouse, a deux solutions, l'une faible à 250^s/1000 d'eau distillée, l'autre forte, à chaud, contenant le double de sel.

4°. *Nitrate de zinc.* — A l'Hôpital Maritime de Brest on s'est servi pendant plusieurs années du nitrate de zinc.

On injecte de 5 à 6 litres de la solution pour un adulte.

Quand l'injection a bien pénétré, les tissus sont pour ainsi dire inaltérables ; mais la coloration on est profondément modifiée : la peau devient grisâtre, les muscles superficiels sont complètement décolorés ; les profonds prennent une teinte gris rose de jambon fumé ; les aponévroses deviennent nacrées, brillantes, fermes, ce qui favorise la dissection de certaines régions, le périnée, l'aisselle, le cou. Les veines sont volumineuses, gorgées de caillots noirâtres : On dirait une injection réplétive qui maintes fois m'a suffi, du reste, pour la préparation des veines du cou, de l'avant-bras et surtout des sinus crâniens et du

______

(1) J.-A. FORT. — *Anatomie descriptive et dissection,* 2e éd., Paris, Delahaye, 1868, tome II, p. 14.

système azygos. Les nerfs deviennent fermes, très blancs, faciles à isoler et à poursuivre ; on peut les tendre avec presque certitude de ne pas les rompre, et si l'éclat et la dureté des aponévroses nuit parfois à la recherche des filets nerveux, la solution d'eau acidulée vient rapidement éclaircir la préparation.

Il y a là des avantages sérieux d'autant plus que les corps n'exhalant aucune émanation fétide, mettent ceux qui les travaillent à l'abri de tout accident (je n'en ai pas vu un seul en dix ans), seulement elle abîme beaucoup le tranchant des scalpels, et il faut reconnaître que l'aspect grisâtre qu'elle donne aux muscles nuit à la beauté des préparations. Enfin, elle est très hygrométrique ce qui est un inconvénient dans nos climats humides. Elle noircit les os qui, dans ces conditions, ne donnent jamais de belles préparations; en regard d'avantages sérieux elle offre donc bien des inconvénients ; il en est un autre auquel il faut songer au point de vue de l'inhumation : l'inaltérabilité presque illimitée du sujet si l'injection a été bien faite. Si l'injection Le Prieur dont nous nous servons le plus souvent aujourd'hui, a presque complètement remplacé la solution de nitrate de zinc, il faut reconnaître cependant que celle-ci nous rend encore parfois des services, soit seule, soit mélangée; je dirai tout à l'heure dans quelles conditions.

5° Les *solutions de bichlorure de mercure et arsenicales* conservent bien les cadavres, mais elles sont d'un prix élevé, et très vénéneuses.

6° *Autres injections* citées par M. Fort (page 46).

Arsenic blanc.	1,000 gr.
Eau ou eau-de-vie	10,000

(Franchina de Naples)

elle est chère et dangereuse.

Sel gris.   .   .   .   .   1,000 gr.
Alun   480
Bichlorure de mercure. 0, 80
Eau   8,000
                                        (*Goadby*)

Alun.   500
Sel gris.   250
Eau.   10,000
                        (*Employée par les naturalistes*)

7° *Acide phénique.* — A côté de quelques inconvénients
dont le plus grand est d'altérer un peu le tranchant des
scalpels, l'acide phénique jouit d'un avantage indiscutable,
d'une propriété antiseptique considérable. On l'emploie de
plusieurs manières : en injection au 500°, en application
extérieure, éponges, compresses imbibées ; — en badigeonnages et lotions dans la glycérine au 200°. Il entre enfin
dans une assez forte proportion dans la liqueur Le Prieur
dont nous parlerons plus loin.

8° *Solution Glycéro-Phéniquée de Brissard et Laskowski :*

Acide phénique cristallisé au liquide .   .   .   .   5 gr.
Chlorhydrate d'aniline .   .   .   .   •   2
Chlorure de sodium   10
Glycérine.   .   .   .   •   83

Comme le fait remarquer M. Le Prieur, le chlorure de
sodium qui est là pour conserver aux muscles leur coloration, ne remplit guère ce but que l'acétate de soude seul
accomplit réellement.

D'après les expériences faites à l'école pratique, cette
injection est bien bonne pour la conservation des cadavres,
elle est sans danger, elle n'altère pas les scalpels.

Parmi les solutions glycéro-phéniquées conseillées,
la plus faible est la seule à adopter, les plus fortes alté-
rant les tissus ; mais elle est encore d'un prix élevé.

9° *Liqueur Le Prieur* (1). — Il nous reste à parler de la solution aqueuse d'acide phénique conseillée par M. Le Prieur et qui semble réunir toutes les conditions requises : conservation des sujets suffisante, absence de tout danger d'intoxication, bon marché :

En voici la formule :

Acide phénique liquide.	2,50 gr.
Acide arsenieux	2
Glycérine industrielle	10
Acétate de soude	10
Eau de fontaine	75

Comme nous avons déjà eu occasion de le dire, depuis quelques années nous nous servons beaucoup de cette injection qui nous a généralement donné de bons résultats. Quand la pénétration a bien réussi, les sujets se conservent pendant six semaines, deux mois ; les muscles gardent leur coloration normale, ce qui est un avantage précieux ; l'autopsie peut être pratiquée aussi bien après l'injection, qui n'altère en rien l'état dans lequel se trouvent les organes. Elle ne produit pas d'accidents d'intoxication. Elle offre donc des avantages incontestables sur l'injection aux sels de zinc ; elle mérite de leur être préférée.

Cependant, je crois aussi que dans certains cas et pour répondre à des indications particulières, l'injection au nitrate de zinc reprend ses droits. S'il s'agit de la préparation du système musculaire, si l'on veut pratiquer l'injection conservatrice qui précède l'injection réplétive pour la dissection des artères, je conseillerai sans hésitation la liqueur Le Prieur. Mais quand j'ai à préparer les couches aponévrotiques, les nerfs, je donne généralement la préférence à

(1) Le Prieur. — *Recherches sur la conservation temporaire des cadavres*, Delahaye, 1873.

la solution d'azotate de zinc pour les raisons que j'ai déjà indiquées.

Il m'est souvent arrivé du reste de mélanger les deux :

        Liqueur Le Prieur . . . .   2 parties.
        Solution sel de zinc.   1   —

Et j'en ai obtenu d'excellents résultats participant des avantages des deux et atténuant les inconvénients de la seconde ; et je tiens de mes collègues de l'école de Toulon qui pratiquent également ce mélange, que par les hautes températures de l'été ils ont obtenu des résultats que la liqueur Le Prieur seule ne leur donnait pas.

Somme toute, cette liqueur a réalisé un progrès sérieux ; elle est appelée à rendre de grands services et à faciliter l'étude de l'anatomie. Elle est généralement adoptée dans nos écoles. Mon confrère, M. le docteur Rouvier, professeur d'anatomie à l'école de Toulon, m'écrivait dernièrement que les sujets qu'il injecte par cette liqueur sont inaltérables pendant 40 jours par les chaleurs de l'été, surtout quand on prend la précaution d'envelopper les extrémités dans du coton imbibé de la même liqueur; seulement les extrémités des membres se raccornissent. Mon collègue et ami, M. le docteur Léon, professeur à l'école de Rochefort, qui s'en sert dans cette école, s'en loue également beaucoup, et dans la saison chaude il conserve les sujets pendant six semaines.

19° *Chloral.* —Il nous reste, pour compléter ce chapitre, à dire un mot des injections au chloral. Personne, Pharmacien en chef de la Pitié, a communiqué ses observations à l'Académie de médecine en 1874. Il a employé le chloral en injections, en bains, en badigeonnages (1).

(1) Castou, préparateur habile à l'école de Toulon, a imaginé un

Voici la formule qu'il conseille :

Hydrate de chloral	500 g.
Glycérine	2.500
Eau distillée	2,500

La glycérine est ajoutée afin de combattre la dessication et la pulvérisation qui suit l'injection au chloral : la souplesse des tissus est ainsi conservée.

II. — Injections réplétives

Les injections réplétives ont pour but de faciliter l'étude des vaisseaux ; sous l'influence de la substance que l'on y introduit à l'état fluide, et qui, par le refroidissement, se solidifie, le système vasculaire prend une forme et une consistance très favorables à la recherche et à l'isolement des conduits.

Les injections sont artérielles ou veineuses ;

Elles sont générales, si elles s'adressent au système artériel ou au système veineux tout entier ; elles sont partielles, si elles ne s'adressent qu'à un membre, à un organe.

L'injection générale du système artériel se fait surtout par l'aorte ou par la carotide primitive ; on pratiquera l'une ou l'autre suivant qu'on aura intérêt à ménager l'une ou l'autre région.

moyen économique qui me paraît fort bon pour la conservation des pièces. Il met au fond d'un bocal, sur une hauteur de 0,03 à 0,04, un mélange de glycérine et de chloral au 10ᵉ ; il dépose dans le bocal la pièce préalablement imbibée de ce liquide, et il bouche avec soin. Il est à peine nécessaire de faire remarquer que la partie inférieure de la préparation seule plonge dans le mélange. J'ai vu des pièces de conservation parfaite et sans une moisissure ainsi disposées depuis plus d'une année.

A. — MATIÈRES A INJECTION

Le mélange des matières qui composent les injections ordinaires doit être fait dans des proportions telles que la fusion s'obtienne facilement et qu'il se solidifie aisément en se refroidissant.

Voici la formule dont nous nous servions encore récemment à l'Amphithéâtre de l'École Maritime de Brest :

Suif.	1,000
Cire blanche.	16
Térébenthine.	16
Noir de fumée.	60

On fait fondre le suif et la cire blanche directement ou au bain-marie ;

Quand les substances sont bien fondues et le mélange effectué, on y introduit les 60 grammes de noir de fumée en ayant soin d'agiter tout le temps et d'éviter l'ébullition ; puis au moment de l'injection on ajoute la térébenthine.

Cette injection nous a longtemps donné d'assez bons résultats ; nous reconnaissons cependant qu'elle a l'inconvénient de toutes les injections ou la proportion de suif est considérable, inconvénient que le noir de fumée est loin d'atténuer : elle salit les régions et les doigts du préparateur, surtout quand il se fait des fuites par des déchirures vasculaires ; elle est cassante pendant l'hiver.

Nous citerons quelques autres formules que nous emprunterons au *Manuel* de Lauth (1).

1°	Suif	300
	Poix de Bourgogne	120
	Huile d'olive.	120
	Térébenthine	60

(1) LAUTH. — *Nouveau Manuel de l'anatomiste.*

2° Suif 1,000
Cire jaune . . . . - . . 30
Térébenthine de Venise. 120
Blanc de baleine 120

(On pourra le supprimer)

3° Blanc de baleine 120
Cire blanche 60
Térébenthine de Venise. 60

C'est la plus pénétrante de celles que nous venons de citer.

Depuis quelque temps nous avons adopté dans notre école le mélange suivant :

Suif 600
Cire jaune 280
Huile 160
Cinabre 100
Essence de térébenthine. 30

Moins cassant, plus propre, donnant des préparations plus élégantes, tels sont les avantages que me semble offrir ce mélange : mais, il est d'un prix sensiblement plus élevé.

Les injections sont infiniment plus belles encore si l'on remplace le cinabre par le carmin ; nous en parlerons aux injections partielles.

Voici du reste, d'après le *Manuel de Dissection* de M. Fort (1), les matières colorantes que l'on peut employer pour 500 grammes de matière à injection :

1° Rouge { Cinabre. . . . . 40 gr.
{ Carmin 4

2° Bleu foncé { Indigo . . . . 30 gr.
{ Bleu de prusse 55

3° Jaune { Orpiment . . . . 45 gr.
{ Gomme gutte. 30

(1) FORT, Op. cit., p. 18.

4° Verte	A	Vert de gris	75	mêlez
		Carbonate de plomb . .	24	
		Gomme gutte.	15	
	B	Orpiment		aa
		Bleu de prusse		
5° Noire		Noir d'ivoire..	15 gr.	
6° Blanche		Carbonate de plomb. . .	80	

On broiera la poudre avec un peu d'huile, puis, quand il n'y aura plus de grumeaux, on ajoutera 50 grammes d'huile ; on versera alors par petites quantités dans la substance en fusion, en agitant constamment le mélange.

Comme nous l'avons dit, le carmin donne d'admirables injections : nous conseillons vivement de l'adopter pour les artères à l'exclusion de tout autre substance, surtout pour les injections partielles : on le broiera préalablement avec un peu d'alcool, on en fera une pâte fine à laquelle on joindra un peu d'huile, puis on mélangera le tout à la matière à injection. Une injection dans laquelle entrent le carmin et la cire revient fort cher, mais l'inconvénient est minime quand il ne s'agit que d'injections partielles.

B. — INJECTION DES ARTÈRES

Pratique de l'injection

On adoptera l'injection par l'aorte ou par l'artère carotide suivant qu'on aura intérêt à ménager l'une ou l'autre des régions à laquelle appartient le vaisseau.

Tous les sujets ne sont pas propres à être injectés. On évitera ceux qui ont succombé à des maladies infectieuses et qui se corrompent rapidement (fièvre typhoïde, typhus...).

On repoussera complètement les sujets morts de variole,

de diphthérite ; on choisira de préférence les corps maigres.
— Si l'on peut pratiquer l'hydrotomie avant l'injection,
ce sera un grand bien. — En tout cas ou n'usera jamais de
l'injection réplétive sans avoir fait passer préalablement
dans les artères une injection conservatrice. La liqueur
Le Prieur est incontestablement la meilleure dans cette
circonstance. Pour faciliter la pénétration de l'injection
jusque dans les ramuscules les plus fins, on plongera le
sujet dans un bain d'eau que l'on maintiendra à la température de 35°.

S'il s'agit du corps d'un enfant, il restera plongé dans
l'eau chaude pendant 2 heures ; mais si c'est le corps d'un
adulte, on le laissera dans un bain, entretenu à une température fixe, pendant environ 4 heures.

On peut faire l'injection dans le bain ou hors du bain.

Si on la fait hors du bain, après en avoir sorti le corps,
on inclinera celui-ci modérément sur un plan, sur une ci-
vière à bras par exemple, qui pourra être aisément disposée de façon qu'il y ait 0^m,40 ou 0^m,50 de différence de
niveau entre la tête et les pieds, ceux-ci reposant sur le
sol ; mais il est plus sûr de pratiquer cette opération dans
le bain si l'on veut que la pénétration soit bien complète.

En tout cas on introduira préalablement la canule dans
l'artère. Supposons que l'injection soit poussée dans l'aorte:
on pratiquera l'ablation du sternum en incisant les cartilages costaux avec un fort scalpel, le long du bord de cet os,
de façon à ménager la mammaire interne. On luxera la 2^e
portion du sternum dans son articulation avec la 1re, on
sciera celle-ci avec précaution et verticalement, en ayant
soin de ménager les parties molles sous-jacentes. On écartera fortement les deux bords de la section et on les maintiendra dans cette position à l'aide d'un coin de bois.
L'aorte sera saisie dans le voisinage de son origine et on

l'isolera avec soin. — On incisera le péricarde de façon à
mettre à nu le ventricule gauche qui sera fendu de manière à introduire dans l'aorte l'extrémité d'une canule munie d'un robinet au-dessous duquel existe un ressaut qui
rendra facile l'application d'une ligature fortement serrée.
L'extrémité de la canule qui fait saillie au dehors présente
un pas de vis sur lequel se fixera l'extrémité de la seringue.
La capacité de cette seringue doit être d'environ 2 litres.
Elle doit être munie de deux poignées isolantes, situées de
chaque côté du corps de pompe, qui permettront, d'une part,
de saisir la seringue sans se brûler, et d'autre part de la
fixer pendant que l'on poussera l'injection. Le corps de
pompe de la seringue est de cuivre. — On doit s'être assuré
que le piston joue bien et qu'il ne laisse pas passer la matière à injection entre lui et la paroi du corps de pompe ;
il doit à cet effet être muni de filasse et graissé. Le corps
de pompe doit se visser aisément sur le pas de vis de la
canule fixée à demeure comme nous l'avons dit plus haut.

Si l'on pratique l'injection par la carotide, avant de
visser la seringue sur la canule bien fixée dans le vaisseau
à l'aide d'un fil, on passera un 2ᵉ fil au-dessus de la canule
afin d'empêcher le reflux de la matière à injection qui
viendra alors heurter du côté opposé contre l'obstacle
offert par cette ligature. Un second fil sera disposé tout
prêt à être serré, aussitôt que l'injection sera terminée,
pour en empêcher l'écoulement hors des vaisseaux.

Lorsque tout sera ainsi disposé, l'injection étant d'ailleurs
tenue prête, M. Sappey conseille de l'essayer : à cet effet,
on en laissera tomber quelques gouttes sur un corps froid,
et suivant que son degré de consistance aura paru insuffisant ou trop fort, on ajoutera de la cire ou de l'essence.

Le degré de température est bon, d'après le même anatomiste, quand la chûte de quelques gouttes d'eau y

produit une légère crépitation. La température doit être telle que le doigt puisse la supporter, rien de plus.

On armera alors la seringue : pour cela on en plongera l'extrémité dans la matière à injection préalablement remuée, et on pratiquera l'aspiration en remontant lentement le piston de bas, en haut. Quand le piston sera à bout de course, on renversera la seringue de bout en bout de façon à en chasser les quelques bulles d'air qui pourraient s'y être introduites ; fermant alors le robinet placé à l'extrémité, on ajustera cette extrémité sur le pas de vis de la canule fixée dans le vaisseau. L'aide assujettira alors l'appareil en tenant fortement les poignées latérales, le robinet de communication sera ouvert, et l'opérateur pressera assez vigoureusement sur le piston de façon à faire faire à l'injection le plus de trajet possible. S'il sent de la résistance, il modérera l'effort de pression pour éviter une rupture, mais il soutiendra cependant assez l'effort pour que les derniers ramuscules soient pénétrés par le liquide à injecter. Quand le piston est arrêté par une résistance que l'on ne peut vaincre, on ferme le robinet, on dévisse la seringue, en ayant soin d'abandonner dans le vaisseau la canule que l'on y laissera jusqu'à ce que l'injection soit solide. La nécessité de procéder très lentement à cette injection est au moins aussi nécessaire que lorsqu'il s'agit de pousser une injection conservatrice.

Fort conseille, au moment de l'injection, « de tenir de la main gauche deux cordons préalablement fixés aux oreilles de la canule, cette même main étant appliquée sur le corps de la seringue. Au moyen de ces deux cordons on rend solidaires tous les mouvements de l'instrument, du tube d'ajustage et de la canule, on évite la déchirure de l'artère, l'arrachement de la canule ou la séparation des divers tubes. » Mais quand les diverses pièces de la seringue s'adaptent bien et que toutes les autres précautions sont prises, ces cordons me semblent plus embarrassants qu'utiles. Pour notre part nous ne nous en servons jamais. Le mieux est, du reste, d'adopter un instrument dont le piston se monte par un mouvement de rouet, mécanisme qui évite tout effort et qui permet d'imprimer à la marche du piston une très grande régularité.

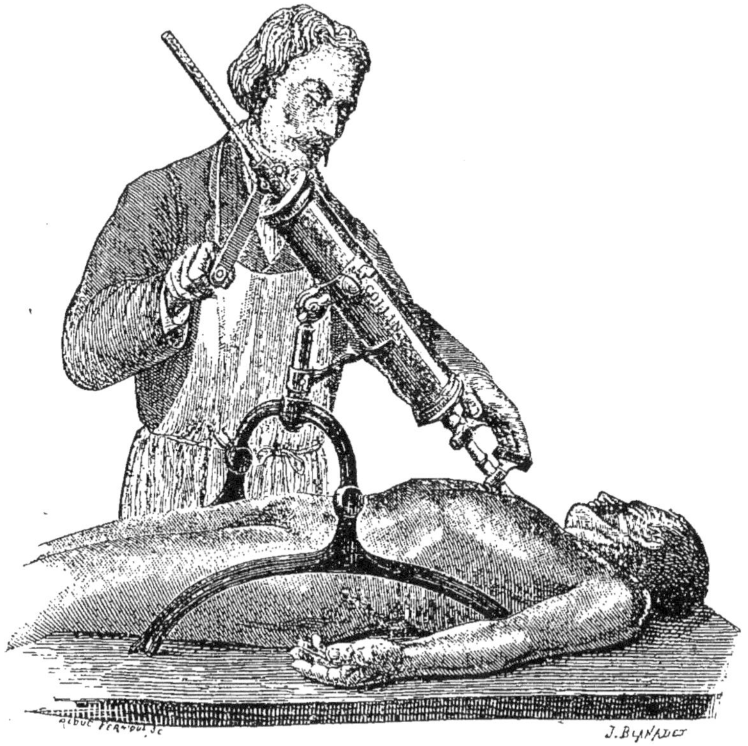

Fig. 1.

Il existe un nouvel appareil à injections cadavériques, construit sur les indications du docteur Farabeuf par M. Collin, appareil qui sert à l'école pratique de la Faculté de médecine de Paris, soit pour l'injection conservatrice des sujets, soit pour les injections réplétives.

Pour l'appliquer, le cadavre est couché sur une table ; l'appareil vide est mis en place comme dans la figure ci-dessus, de manière que la séringue s'adapte dans la canule aortique bien fixée. La séringue contient 2000 grammes. Pour la charger, l'opérateur la faisant pivoter en amène le robinet vers lui et le fixe avec une cheville dans la four-chette que supporte l'arceau ; puis la main gauche présente le liquide conservateur ou le suif fondu, pendant que la droite manœuvre la manivelle qui fait mouvoir le piston. L'opération étant terminée, le vase est mis de côté, le ro-binet fermé, la cheville tirée et la séringue, pivotant de nouveau, revient s'engager dans la canule aortique. Alors les deux robinets, garnis de bois, sont ouverts. C'est en agissant dessus, que le pouce et les doigts gauches tiennent la séringue et la canule plus solidement engagée pendant l'injection. Enfin les mêmes doigts font tourner facilement les robinets pour les fermer à la fois , quand il est temps (1).

Injections artérielles partielles

L'injection partielle d'un membre, d'un organe, se pra-tique fréquemment et rend de grands services dans les amphithéâtres. Elle est très utile aux candidats qui ont une, pièce à préparer dans les concours.

L'injection d'un membre peut se faire dans deux condi-tions :

Ou le membre est séparé du corps, ou il lui adhère.

(*a*) Dans le 1er cas, on recherchera la lumière du vais-seau principal, on y introduira l'extrémité de la canule que l'on fixera solidement à l'aide d'une ligature ; un 2e fil

(1) *Prospectus* de la maison Collin et Cie.

disposé préalablement en avant du bec de la canule sera serré aussitôt l'opération terminée, afin d'empêcher le reflux de la matière à injection. Il est inutile de faire remarquer que toutes les précautions que nous avons indiquées pour les injections générales doivent être encore prises ici.

Mais comme la section d'un membre entraîne aussi celle de plusieurs vaisseaux, qui, quoique secondaires, seront encore assez volumineux pour nuire à l'injection, on recherchera tous les vaisseaux principaux comme on le fait après une amputation, et on appliquera des ligatures sur leurs extrémités ; en dernier ressort, on saisira avec des pinces à ligatures la lumière des vaisseaux là où l'on constatera des fuites et on y apposera un fil.

(*b*) Dans le 2e cas, si le membre est adhérent au tronc, on recherchera les vaisseaux principaux du membre comme s'il s'agissait d'en pratiquer la ligature en suivant les mêmes principes : pour le membre supérieur, l'artère axillaire ; pour le membre inférieur, l'artère iliaque externe ou la fémorale, et l'on aura soin de diriger l'extrémité de la canule vers la partie inférieure du membre.

Si c'est la tête et le cou que l'on veut injecter, et si ces organes n'ont pas été isolés du tronc, pour pratiquer l'injection, on enlèvera le sternum après section des cartilages costaux, mais on conservera la 1re pièce du sternum ainsi que les clavicules et la 1re côte. Enlever également le cœur et les poumons. Appliquer sur l'aorte deux ligatures : l'une entre son origine et celle du tronc brachio-céphalique, l'autre au delà de l'origine de la sous-clavière gauche; lier les deux sous-clavières immédiatement en dehors des scalènes ; appliquer également un fil sur la cervicale transverse superficielle, sur la scapulaire supérieure et sur les artères bronchiques.

L'injection sera alors poussée par les carotides avec les précautions ordinaires.

Cette opération se fait d'après les mêmes principes si l'on a à injecter une portion plus limitée du corps, un avant-bras, une main, un pied, pratique qui rendra de grands services si, pour le concours, on doit faire la préparation de l'une de ces régions. On tiendra son injection au carmin prête dès la veille ; on prendra la précaution d'avoir de l'eau chaude au moment où l'on doit commencer la préparation de sa pièce et on pratiquera son injection d'après les règles indiquées ci-dessus ; il faut seulement avoir des canules de petit calibre s'adaptant à la seringue. La seringue à hydrocèle est excellente pour cette opération. Aussitôt l'injection faite, on plongera la pièce dans l'eau froide. Tout cela se fait rapidement et la facilité de dissection que procurera l'injection réplétive des vaisseaux compensera le temps que l'on y aura consacré.

C. — INJECTION DES VEINES

Les veines ne s'injectent pas comme les artères ; les valvules y mettent obstacle ; cependant si l'on ne désire pratiquer qu'une injection partielle, quelques veines (celles qui n'ont pas de valvules), pourront être directement injectées du tronc vers les branches : le système porte, le système veineux pulmonaire, sont dans ce cas ; nous en parlerons plus loin.

L'hydrotomie du sujet est ici plus que nécessaire en raison de l'accumulation du sang dans les veines, chez le cadavre.

On fait le plus souvent marcher l'injection sur quatre points : aux deux pieds et aux deux mains ; on découvre la veine que l'on aperçoit généralement à travers la peau, on y introduit une canule de petit calibre, d'un ou de deux millimètres de diamètre, après avoir pratiqué sur la paroi du vaisseau, parallèlement à son axe, une incision de quelques millimètres de longueur. La canule doit présenter un ressaut sur lequel il sera aisé de fixer la paroi veineuse à l'aide d'un fil à ligature ; elle sera introduite bien exactement dans l'axe de la veine.

On choisit généralement pour l'injection des pieds, l'origine des saphènes.

Pour les mains, les veines de la face dorsale, la céphalique du pouce...

Si les veines des extrémités sont invisibles, on remontera un peu plus près de la racine du membre.

A part le système veineux abdomidal, on obtiendra ainsi le système vasculaire du corps.

On placera le cadavre dans un bain à 35° et l'injection se fera d'après les principes déjà donnés.

(a) *Injections veineuses partielles*

Pour pratiquer ces injections partielles, sur un membre par exemple, on fera pour l'un des membres la manœuvre que nous venons de décrire, en ayant soin de bien introduire et de bien fixer la canule, puis par une pression faite intelligemment, on pourra remplir ainsi le système veineux du membre tout entier. Si une ponction ne suffit pas, on pratiquera d'autres injections partielles sur le même membre, par exemple, sur la partie inférieure de la saphène externe. Ces deux injections se rencontrant, finiront par remplir tout le système veineux du membre, à part celui des orteils qui pourront du reste être injectés postérieurement à l'aide d'une fine canule perforant une collatérale.

Si l'on veut injecter le membre supérieur, on poussera successivement la matière solidifiable dans la veine salvatelle, dans la céphalique du pouce, et dans l'une des veines de la paume de la main ; on choisira de préférence l'une des veines de l'éminence thénar.

Nous avons dit qu'il était toujours bon de pratiquer l'hydrotomie du sujet avant l'injection des veines. Il est une autre précaution qu'il sera également bon d'observer, c'est de vider le système veineux du sang qu'il contient toujours abondamment : pour cela on pratiquera une brèche dans le sternum, on recherchera le cœur et on en ouvrira l'oreillette droite. On favorisera du reste l'écoulement par la position donnée au sujet et par des pressions intelligemment dirigées.

(b) Injection de la veine porte

Voici comment M. Fort (1) décrit l'injection de ce système veineux particulier :« Faire une incision au-dessus du pubis,
« le long de la ligne médiane dans une étendue de 0,8 à
« 0,10 c. ; relever avec le doigt le grand épiploon, attirer
« une anse intestinale au dehors, déchirer l'un des feuil-
« lets péritonéaux qui forment le mésentère ; il est rare
« qu'on ne trouve pas une radicule veineuse accompagnant
« les ramifications artérielles de la mésentérique supé-
« rieure ; on se comporte alors comme pour les autres
« veines, en ayant soin de maintenir la canule et l'anse
« intestinale à l'extérieur. »

III. — Injection par corrosion (2)

Elles ont pour but d'introduire dans les conduits vascu-

---

(1) FORT. — *Op. cit.*
(2) FORT. — *Op. cit.*

laires ou excréteurs d'une région ou d'un organe une substance telle que la pièce étant plongée dans un liquide corrodant, toute la substance organique disparaisse, et qu'il ne reste plus que la masse injectée affectant la forme arborescente des vaisseaux ou des conduits, et représentant ainsi le squelette vasculaire ou canaliculaire de la région.

Les principaux viscères, foie, rein, poumons, sont le plus souvent soumis à ce genre d'injections, et on comprendra si l'on veut reproduire l'arbre vasculaire artériel, veineux, ou canaliculaire excréteur de l'organe, qu'il faille des substances différemment teintées afin qu'on puisse les distinguer facilement et les suivre.

L'organe étant isolé, on commence par le laver avec soin intùs et extrà ; on l'exprime, on le suspend de façon à faciliter l'écoulement de l'eau du lavage ; on y passe un courant de liqueur Le Prieur pour le protéger le plus possible de toute altération ultérieure.

Puis on élève la température de l'organe par un bain à 33° ou 35° où on le laisse plonger pendant 2 heures environ, plus ou moins suivant l'organe ; cela fait on procèdera à l'injection d'après les principes déjà donnés.

Après l'injection, la pièce sera déposée dans un vase de verre percé d'un orifice que l'on peut boucher ; on veillera à ce que la forme qu'on lui a imprimée et quelle conservera après refroidissement ne soit pas détruite ; le vase, sera rempli de manière que la pièce, soit complètement plongée dans un liquide corrosif, généralement de l'acide chlorhydrique ou azotique au tiers, et on l'y laissera jusqu'à ce que la matière organique ait été rongée ou détruite par le liquide corrosif.

On renouvellera l'opération si la première n'a pas donné de résultats satisfaisants, puis la pièce sera lavée à l'eau fraîche qui entraînera les dernières parties de matières en core adhérentes à l'injection. — Cela fait il ne restera qu'à sécher, peindre et vernir la pièce définitivement préparée.

Les injections recommandées sont :

1°	Colophane.	200
	Térébenthine de Venise.	50
2°	Térébenthine de Venise.	
	Cire jaune	60
3°	Colophane.	90
	Cire blanche.	30
	Térébenthine de Venise. . . .	30
	Blanc de baleine	13

CHAPITRE III

APPAREIL INSTRUMENTAL

Il n'est pas de bon ouvrier sans bons instruments ; ou du moins si l'adresse et l'esprit inventif peuvent, dans une certaine mesure, y suppléer, ils ne sauraient en tenir entièrement lieu. Que ferait le meilleur des préparateurs sans un bon scalpel !

Il faut donc un appareil instrumental et un appareil bien choisi.

Le minimum indispensable est contenu dans la modeste boîte que l'étudiant apporte tous les jours à l'amphithéâtre : elle contient six scalpels de forme variée, trop souvent difformes, une paire de pinces, une érigne à trois branches, une paire de ciseaux.

Cette boîte suffit à un débutant.

Dans le n° 4 du catalogue de M. Collin, qui veille, avec tant de sollicitude et sans dépasser les justes limites, à signaler tout ce qui peut être utile, nous trouvons en outre : une pince fine, des érignes à manche, des scalpels fins, un scalpel fort, une paire de ciseaux courbes, deux scies à dos mobile, un marteau à crochet, une seringue en

cuivre, quatre canules fines, un insufflateur, un ostéo-
tome, une rugine à cinq tranchants, des aiguilles droites,
un porte-aiguille à coulant, des épingles.

Je souscris à cette liste ; cependant j'y vois quelques
objets dont il sera facile de se passer ou du moins
qui sont d'un usage rare, mais après tout qu'il est
bon d'avoir à son service dans un amphithéâtre.

J'y ajouterai volontiers : des gouges droites et courbes,
un maillet de plomb à manche quadrillé, deux petites scies
de Larrey à lames très étroites de 0,10 à 0,15 de long,
instrument excellent pour les coupes osseuses, une scie à
chaîne, une pince de Liston, un rachitome (dont on peut se
passer).

Il faut reconnaître du reste qu'un certain nombre de ces
instruments fait partie du fond que possède tout amphithéâtre.

Quelques recommandations touchant le choix que l'on
doit en faire :

Les scalpels seront variés de forme, mais plutôt demi-
convexes, bien trempés, solidement emmanchés, à manche
quadrillé à extrémité mousse en queue de poisson.

Il en faut deux ou trois très fins pour la dissection des
nerfs. Éliminer impitoyablement le scalpel à deux tranchants, que l'on voit encore reparaître parfois, et qui ne
sert qu'à couper d'un côté ce que l'on a ménagé de l'autre.

La pince doit être très soignée : on a fait remarquer avec
raison que c'était l'instrument le plus défectueux des
boîtes. Cela est bien vrai : ce sont plutôt des pincettes que
des pinces à dissection : élasticité des branches, gracilité
des mors, qui doivent s'adapter comme les deux extrémités
du bec d'un oiseau, telles sont les qualités que toute pince
à dissection devrait avoir, mais qu'elle a généralement si
peu. Il faut veiller du reste à ne pas la fausser en s'en

servant à saisir des objets trop durs et trop forts, et en exerçant de fortes pressions en sens inverse sur les deux branches.

Les ciseaux doivent couper parfaitement ; instruments très précieux ; il est des régions que l'on dissèque en grande partie avec les ciseaux ; plus on avance dans l'art des dissections, plus on veut s'en servir.

Les scies doivent avoir de la voie : il en faut de différentes tailles : la scie à amputation à large lame, à lame étroite, la scie à phalanges ; les scies variées de forme bizarre, à crête de coq, etc., me semblent d'une utilité très contestable ; mais je ne saurais trop conseiller la petite scie étroite de Larrey qui s'introduit partout, et rend des services inappréciables dans les coupes du crâne, du bassin, etc... On en aura de diverses dimensions, droites, coudées (fig. 2).

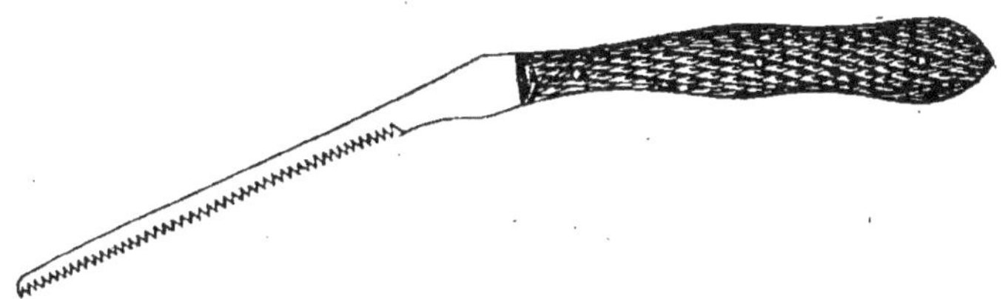

Fig. 2.

Les gouges doivent être en acier bien trempé, de tailles variées, de 0,003 à 0,004 de largeur à 0,01. M. Sappey, recommande particulièrement pour certaines préparations de nerfs très délicates les lames de fleuret usées en biseau ; le conseil est excellent et mérite d'être suivi. Nous reproduisons ici les gouges ordinaires droites et courbes que l'on trouve chez les fabricants (fig. 3, 4, 5), mais nous insistons particulièrement sur la nécessité d'en fabriquer soit même ou d'en faire faire d'après les indications données ci-dessus.

Le marteau sera bien choisi, solidement emmanché et
rivé, ce qui n'a presque jamais lieu ; il ne doit pas se re-

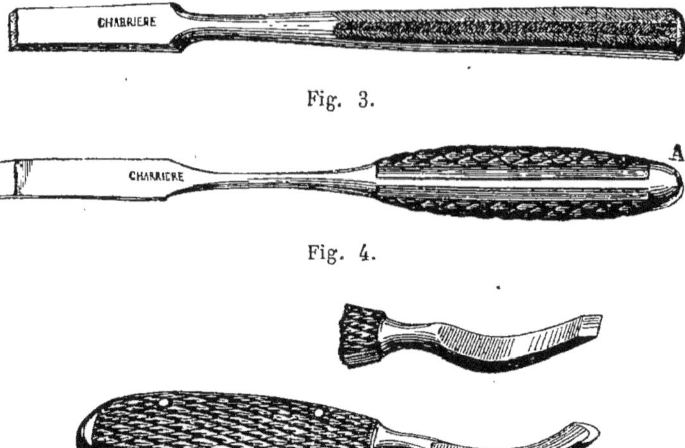

Fig. 3.

Fig. 4.

Fig. 5.

tourner vers le préparateur ce que l'on voit si souvent,
surtout quand il s'agit du marteau en buis ; je conseille
de joindre à celui-ci un marteau en plomb à manche quadrillé (fig. 6).

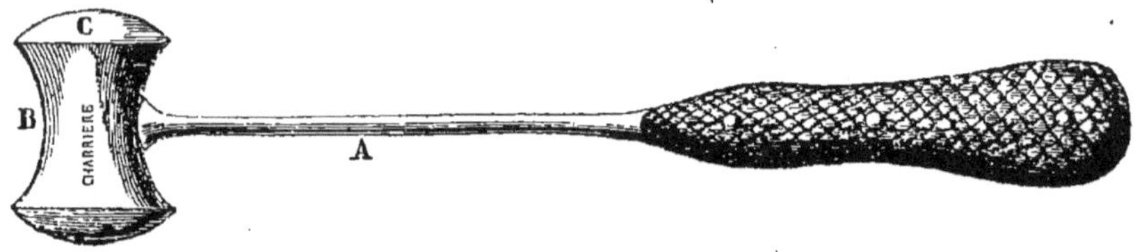

Fig. 6.

Il est excellent, on l'a bien en main et il rend de grands
services.

Je n'ai rien de particulier à dire des autres instruments
généraux qui sont connus de tout le monde, et je me réserve de mentionner plus loin quelques instruments spé-

ciaux, le marteau à crochet, la pince incisive, le rachitome... ; mais je veux parler de quelques accessoires, qui
sont indispensables au préparateur des régions et des
nerfs.

Le préparateur doit, en effet, avoir un petit bagage qui
lui viendra singulièrement en aide dans le cours de ses
travaux.

Des fiches métalliques pointues à l'une de leurs extrémités et dont la tige présente des crans ; ou encore des
fiches faites à l'aide de fils métalliques très forts, de trois
à quatre millimètres de diamètre aiguisées en pointe à
l'une de leurs extrémités et plusieurs fois tordus ;

Une foule d'épingles recourbées en érignes, armées d'un
double fil du côté de la tête, et que l'on piquera l'une à
côté de l'autre sur un fragment de liège, en veillant à ne
pas brouiller les fils ;

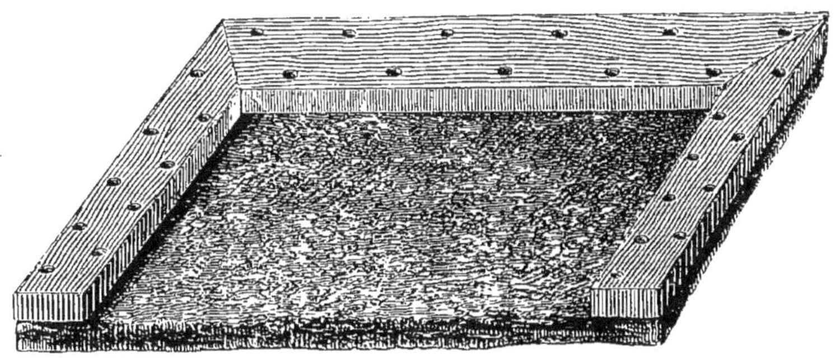

Fig. 7.

De petits sacs en peau ou doigts de gants remplis de
plomb de chasse, fermés à l'aide d'un fil armé à son extrémité opposée d'une épingle recourbée en crochet ;

Des plaques de liège de différentes dimensions ; l'une
d'elle sera encadrée sur 3 bords de lattes de bois de 0,04 c.

d'épaisseur et percée d'orifices qui pourront recevoir des chevilles ou l'extrémité d'arcs métalliques (fig. 7).

Des arcs métalliques en fil de laiton, de différentes grosseurs, et de différentes longueurs taillés en pointe à leur extrémité et présentant plusieurs petites entailles.pratiquées sur leur longueur à l'aide de la lime.

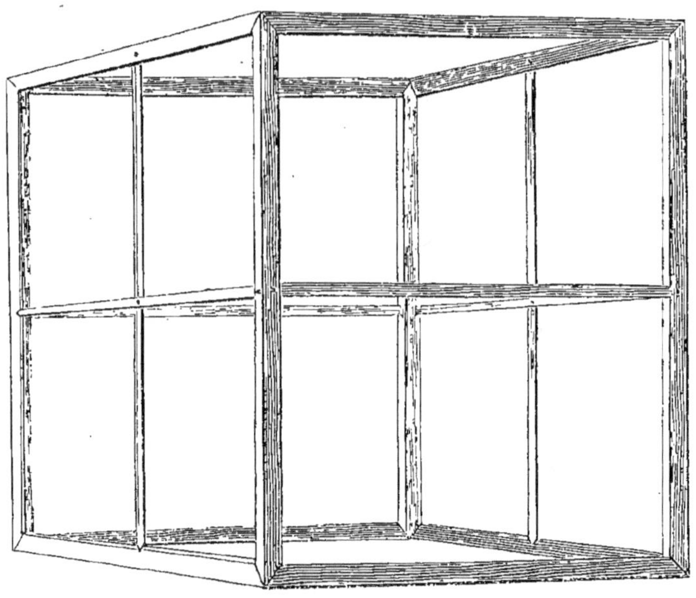

Fig. 8.

Une cage de bois formée de 12 morceaux ou lattes unies par leurs extrémités (fig. 8). On peut y ajouter quatre autres tiges rejoignant deux à deux les montants verticaux ; on pratiquera de petites entailles sur ces différentes pièces.

CHAPITRE IV

PRÉPARATION DES PIÈCES FRAICHES

Il ressort de tout ce que nous avons déjà dit que ce n'est qu'avec une connaissance complète de l'anatomie descriptive et en se pénétrant des principes de dissection, que l'on fera une bonne préparation.

Notre *Manuel* ayant surtout pour but d'apprendre à l'élève ou au candidat la manière de préparer avec méthode chaque région en particulier, nous serons très bref en ce moment et nous nous bornerons à quelques principes généraux communs à la préparation de toutes les régions, afin d'éviter les redites.

Nous allons envisager successivement :

1° La manière générale de disséquer la pièce ;

2° De la monter ;

3° De la dessécher et de la conserver ;

4° De la peindre, de la vernir...

1° Principes généraux pour disséquer une pièce

(*a*) Il faut connaître les limites de la région. On doit autant que possible limiter sa dissection aux organes ou parties d'organes compris dans le territoire que l'on se propose de mettre à nu. Il ne faut pas se dissimuler toutefois que ces divisions sont le plus souvent factices ; nous aurons lieu de le faire remarquer souvent. Quelles limites y a-t-il entre le bras, l'avant-bras et le coude, quelles limites entre l'aîne, l'abdomen et la cuisse ; quelles limites entre les différentes régions du cou ? Cela est si vrai que les auteurs classiques qui ont fait dans ces cinquante dernières années des traités d'anatomie topographique, sont bien loin de s'entendre à ce sujet. Aussi sera-t-on obligé quelquefois d'empiéter un peu sur les parties voisines pour faciliter la démonstration de la région que l'on étudie : ainsi, pour l'avant-bras, de prendre sur la partie inférieure de la région du coude, et pour la jambe, sur le creux poplité. Je donnerai le plus souvent, en tête de la préparation, les limites de la région ; dans le cas contraire, le tracé des incisions cutanées en tiendra lieu.

(*b*) Lire avec attention le mode de préparation de la partie que l'on va disséquer, avant de l'attaquer, ou au moins étudier la description de la région dans un traité d'anatomie topographique.

(*c*) Injecter la pièce si on le peut.

(*d*) La séparer du sujet quand la chose sera nécessaire ; mais bien souvent, il vaudra mieux la laisser adhérente au corps ; elle se trouvera par le fait même immobilisée. Si on l'en sépare, on la fixera sur un liège avec des pointes ou avec de fortes épingles enfoncées dans les téguments sur les limites de la section.

(*e*) Le préparateur procédera toujours des parties superficielles vers les parties profondes, d'après les règles générales déjà exposées pour la dissection de la peau.

Les couches seront successivement tendues, épinglées, si l'on est conduit à découvrir les parties profondes ; on s'aidera de tous les petits moyens que nous indiquons à l'article « Instruments », pour mener son travail à bonne fin.

(*f*) Si la pièce ne pouvant être terminée le jour même, est abandonnée pendant 24 heures, on prendra le soin de la passer avec un pinceau à la glycérine phéniquée ; on détendra les aponévroses, et surtout les nerfs et les vaisseaux, si on les a érignés pour les disséquer ; on introduira dans les recoins, entre les couches, des bourdonnets de coton phéniqué ; le tout sera recouvert d'un morceau de toile humide. Ce sont des précautions que les élèves négligent trop souvent de prendre et dont l'oubli a causé la perte de bien des préparations.

En se remettant au travail, on passera de nouveau sa pièce au pinceau glycériné pour donner aux tissus une souplesse favorable à leur isolement.

(*g*) Les os doivent être nettoyés, dégraissés.

Le procédé employé consiste à faire passer dans l'os un courant d'eau qui entraîne la moëlle, le sang, etc... Pour cela, à l'aide d'une vrille ou d'un vilebrequin, on pratiquera des trous de 2 à 5 millimètres dans le corps de l'os, jusqu'à son canal médullaire ou dans la partie spongieuse. Les trous seront très nombreux suivant le calibre ou la largeur de l'os, on les abritera ensuite sous les muscles ou les tendons, et mieux encore on les obturera avec du mastic. Ce procédé n'est pas parfait, mais donne un résultat suffisant.

2° Présentation et montage de la pièce

Le but que l'on doit se proposer est de tendre et de fixer la pièce dans la position qu'elle conservera. Il faut autant que possible, que l'air puisse circuler tout autour.

Si l'on adopte la plaque de liège et les arcs métalliques, la préparation reposera directement sur le liège ou bien en sera isolée par des lames de la même substance ou par des billots en bois léger et de petite dimension, afin de permettre à l'air de circuler au-dessous. Les arcs métalliques disposés dans le sens de la longueur ou de la largeur de la plaque, permettront de tendre les aponévroses avec précision en accrochant les angles avec des érignes.

Si l'on préfère la cage en bois, la pièce sera solidement suspendue au milieu de la cage, à l'aide d'une forte ficelle, puis les différentes parties en seront érignées et tendues chacune dans une direction appropriée.

Il est très important que les couches cutanées, lamelleuses, aponévrotiques aient été taillées carrément, sans bavures; elles seront accrochées ensuite par les angles à l'aide de petites érignes sur lesquelles on exercera une traction modérée, et que l'on fixera par un nœud simple de manière à pouvoir les dénouer facilement et les tendre, ou bien en diminuer la tension suivant les nécessités. Le tout sera alors porté à l'air, et surtout dans un courant d'air, à l'abri des rayons du soleil, et de l'humidité,

Il est certaines régions que je conseille de monter sur un cadre en bois formé de 4 lattes de 0,03 à 0,04 d'épaisseur, laissant entre elles un espace suffisant pour que la préparation étant en quelque sorte encadrée, se montre successivement sous ses deux faces : Rien n'est plus commode pour démontrer les régions du genou, du coude. Les extrémités de la pièce seront fixées à l'aide de pointes dans les deux lattes extrêmes; les couches cutanées et aponévrotiques seront fixées elles-mêmes sur les deux lattes longitudinales à l'aide de longues pointes à demi enfoncées pour que la première couche, la peau, par exemple, affleurant les bords du cadre, les plus profondes, qui deviennent par le fait de la dissection les plus élevées, affleurent la tête de la pointe en s'y accrochant. Ces préparations ont le grand avantage de pouvoir être retournées successivement sur les deux faces, et on peut les déposer sur une table pour la démonstration, la pièce ne reposant que sur les têtes des pointes qui font l'office de supports (fig. 9).

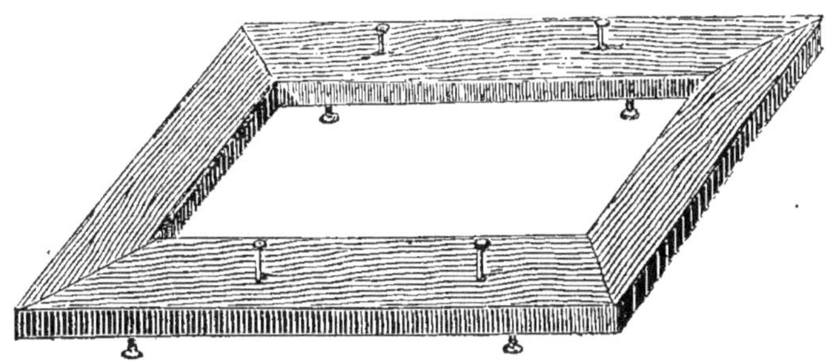

Fig. 9.

Ce sont des préparations faciles à disposer et très pratiques pour les amphithéâtres. En trois heures, il m'est arrivé de préparer genou, creux poplité, et de monter complètement la pièce ; j'estime que tous ceux qui auront un peu l'habitude du scalpel pourront en faire autant.

Il est bien entendu que quelque soit le mode employé pour faire le montage de la pièce, on aura à sa disposition des petites plaques de liège de diverses dimensions, des chevilles en bois, et des tiges métalliques présentant des entailles que l'on peut pratiquer soi-même avec une lime et qui permettront d'accrocher les fils à diverses hauteurs, des pinceaux et des liquides conservateurs pour humecter les couches, des bourdonnets de coton, de l'eau alcoolisée, de la glycérine phéniquée...

On n'étirera jamais avec violence les organes, muscles, vaisseaux et nerfs, sous prétexte de les dessécher, car ce serait détruire des rapports péniblement conservés, et du reste on se conformera aux principes généraux que nous avons donnés plus haut. Je préfère à une pièce plus élégante une pièce plus anatomique, et tous ceux qui ne feront pas de l'anatomie une affaire de montre pour les curieux seront de mon avis. Je crois du reste qu'avec une certaine habileté de scalpel que l'on acquiert généralement par la pratique, on arrivera à joindre l'élégance à la précision.

Je n'en dirai pas plus long sous ce rapport, car je suis convaincu que le reste doit être laissé à l'initiative personnelle, au bon goût du préparateur qui, comme je le disais en débutant, doit joindre à des connaissances anatomiques sérieuses un certain sentiment de l'art.

3° Desséchement et conservation

Mais je le répète, si l'on veut que la pièce se conserve il faut l'exposer et mieux la suspendre longtemps à l'air, surtout à l'air sec; c'est là le secret de ces préparations pour ainsi dire inaltérables. Il est des pièces qui ont été suspendues pendant plusieurs mois, pendant plus d'une année. On peut du reste se servir de liquides qui aident à cette conservation.

4° Peinture et vernissage

Si l'on veut qu'elle soit montée sur tige de fer, on la livre généralement à des personnes habituées à ce mode de montage.

Quand la préparation sera bien sèche, on pourra la colorer.

On se procurera de la peinture à l'huile rouge clair pour les artères, bleue pour les veines, blanche pour les nerfs, rouge foncé pour les muscles, jaune pour les conduits.

Deux préceptes seront fidèlement suivis :

1° Avoir un pinceau très fin ;

2° Mettre très peu de couleur à son pinceau.

On garantira les parties voisines pour éviter de les colorer mal à propos.

La pièce sera encore exposée à l'air, puis on la vernira en ayant soin d'être aussi économe de vernis que de peinture, en évitant de la barbouiller, mais en passant un léger pinceau de haut en bas et toujours dans le même sens sous peine d'altérer ce que l'on veut garder.

CHAPITRE V

PRÉPARATION DES PIÈCES SÈCHES

Ce que nous avons dit de la préparation des pièces fraîches et les conseils qui ont suivi pour les conserver nous autoriseraient à nous borner à cela ; mais dussions-nous nous répéter, nous résumerons les principes que nous avons donnés en y ajoutant quelques nouvelles considérations.

1°. — Hydrotomiser le sujet ;

2°. — Injecter d'une manière générale ou partielle les systèmes artériels et veineux ;

3°. — Dissection minutieuse et soignée de la pièce. Si l'on a complètement détaché du sujet la portion que l'on veut préparer, on se contente d'ébarber les portions de parties molles, de réséquer les extrémités osseuses, si c'est nécessaire. Si l'on a disséqué la pièce sur le sujet, on en séparera la partie préparée en coupant le plus nettement possible les parties molles avec un couteau, et ensuite l'os ou les os au niveau de la section des parties molles, mais sans tirailler les parties préparées.

4°.—Grattage des extrémités osseuses. Dégraissage des os :

on perfore l'os ou les os jusqu'au canal médullaire de plusieurs trous de vrille qui seront autant que possible masqués par les parties molles : les trous seront plus nombreux au niveau des épiphyses ; on lavera le canal médullaire à grand courant pour entraîner la moelle ; on renouvellera cette opération pendant plusieurs jours ; les os poreux ou les épiphyses seront perforés au vilebrequin et lavés de même ; les trous seront ultérieurement bouchés ; on pourra aussi perforer plusieurs os du tarse ou du carpe, du métatarse, etc..., soit d'arrière en avant, soit transversalement, avec un instrument dont les dimensions varieront avec le volume des os.

5°. — Nous ne répéterons guère ici que ce que nous avons déjà dit plus haut : on se munira de plaques de liège épaisses et minces, d'arcs métalliques en fil de laiton de diverses grosseurs et surtout de longueurs variées, recourbés, aiguisés en pointe aux deux extrémités, pouvant facilement pénétrer dans le liège ; on aura au besoin une plaque de liège garnie tout autour d'un cadre de bois percé de trous, dans lesquels pourront entrer des chevilles de bois cylindriques qui porteront elles-mêmes des entailles permettant d'y nouer des fils. On aura un grand nombre de ces fils armés à leur extrémité d'épingles recourbées en crochet. Tous ces crochets seront piqués et juxtaposés dans une petite plaque de liège de manière à pouvoir les décrocher aisément sans embrouiller les fils ; on aura encore de la toile, des épingles, des aiguilles, des pinceaux, du crin, de la ficelle.... Nous avons déjà parlé à l'article « Instruments » des doigts de gant, garnis de plomb de chasse et des rondelles de plomb empilées en nombre variable, à l'extrémité d'un fil armé à l'autre extrémité d'une épingle recourbée.

La peau et les couches aponévrotiques taillées bien carrément, seront tendues, piquées ou érignées par les angles ; on bourrera les gaînes aponévrotiques de crin plutôt que d'étoupe, car il se détache de cette dernière un duvet qu'on enlève difficilement. Si elles prennent un faux pli ou une fausse direction, on les humectera, puis on les tendra de nouveau.

Tout en conservant les muscles, on doit veiller à ce qu'ils masquent le moins possible les parties profondes, les écarter, les soulever sans les tirailler à l'excès. Pour certaines régions on détachera l'insertion osseuse, soit avec la petite scie, soit avec la gouge et le maillet, et on lui donnera la position qu'elle doit garder. (Insertion à l'apophyse styloïde du bouquet de Riolan, insertion des muscles épitrochléens, des muscles du pied au calcanéum, etc...)

Je dirai à peu près des vaisseaux ce que je viens de dire des muscles : on ne perdra pas de vue que c'est avant tout une région anatomique que l'on prépare : le côté artistique ne vient qu'après ; elle ne sera irréprochable qu'à la condition que les rapports soient sauvegardés et qu'elle soit la reproduction fidèle de la nature. Je répéterai ici ce que j'ai dit déjà ; il faut savoir conserver des adhérences : les vaisseaux ne doivent pas être traités comme des cordes de violon, complètement isolés des autres parties, fixés seulement à leur extrémité et traverser comme une diagonale un espace vide ; on glissera à propos, sous certains points du vaisseau, des fragments de liège, d'éponge, de verre. Les nerfs sont l'écueil du préparateur. Ils se raccornissent, ils se cassent, forment des angles disgracieux là où ils sont touchés ou accrochés ; on les fera sécher à plat sans les étirer. La glycérine rendra là de grands services.

DESSICATION DE LA PIÈCE

Rien ne vaut l'air sec pour la dessication des pièces. On les suspendra donc de façon qu'elles soient plongées dans un bain d'air et s'il est possible dans un courant d'air ; mais elles seront placées à l'abri du soleil.

La pièce sera alors montée par un homme qui a l'habitude de ces travaux. Il ne restera plus qu'à la peindre et à la vernir. On choisira entre le vernis à l'alcool, le vernis à l'essence ou le vernis de copal ; on préférera généralement ce dernier.

PROCÉDÉ FALLET

Nous empruntons au *Manuel d'Anatomie* de M. Fort (1) l'exposé du procédé de Fallet pour la préparation des pièces sèches.

Le but de ce professeur d'anatomie de l'école de Poitiers a été d'obtenir des pièces dans lesquelles les muscles desséchés auraient leur volume normal ; les organes creux, leur forme et leurs dimensions naturelles, et dont les os seraient dégraissés.

1° Pour conserver leur volume aux muscles des préparations et empêcher leur aplatissement par la dessication, il les sature d'alun cristallisé : A cette fin, il les plonge cinq fois pendant trois minutes chaque fois, dans une solution saturée d'alun et bouillante. Entre chaque bain on fait refroidir la pièce, puis on la fait macérer pendant plusieurs mois (trois au moins), dans la solution d'alun complètement refroidie. La graisse finit par disparaître complètement.

2° Pour conserver aux organes creux leur forme et leurs

____

(1) FORT. — *Op. cit.*

dimensions naturelles, il les remplit de sable fin tamisé et lavé. Il comble les organes (cœur, artères) de sable fin délayé, avec un entonnoir ou une séringue.

La préparation étant sèche, on la secoue pour rejeter le sable.

3° Pour enlever la graisse d'une préparation en voie de dessication, il faut recouvrir les parties grasses d'amidon délayé dans l'eau froide et formant pâte épaisse. On renouvelle ces couches à froid jusqu'à ce que la graisse ne les salisse plus, puis on enlève l'amidon avec une brosse.

Il paraîtrait, au dire de M. Fort, que ces procédés donnent de très beaux résultats.

CHAPITRE VI

HYDROTOMIE

C'est une opération qui a pour but de laver le système circulatoire d'un cadavre en y faisant passer de l'eau en grande quantité ; cette eau entraîne ainsi tout le sang et spécialement les caillots qui y séjournent ; mais en lavant ce système on lave à vrai dire tous les tissus, on distend les mailles du tissu cellulaire répandu partout, on nettoie les organes. L'hydrotomie offre donc deux avantages :

(*a*) Elle rend la conservation des sujets plus facile en précédant les injections à proprement parler conservatrices ;

(*b*) Elle facilite les dissections fines.

L'hydrotomie sera générale, ou bien elle portera sur un membre ou sur un organe.

1° *Hydrotomie d'un sujet :*

Introduire horizontalement un tube en verre dans la carotide primitive dans la direction du cœur ; le tube de verre fixé ainsi dans le vaisseau par une ligature, est adapté à l'autre extrémité à un fort tube de caoutchouc. On peut ici procéder de deux manières : ou fixer l'extrémité opposée du tube au robinet d'une fontaine dont on graduera le jet ; ou bien, si l'on ne peut se servir de ce moyen, on placera à une certaine hauteur une baille que l'on remplira d'eau, et le tube en caoutchouc jouera le rôle d'un syphon ; mais le premier moyen devra être préféré. Les ligatures seront fortement serrées pour pouvoir résister à la pression de l'eau.

Fendre le sternum sur la ligne médiane depuis l'articulation du manubrium avec la pièce principale jusqu'à l'appendice xiphoïde ; introduire dans la fente un coin de bois.

Inciser le péricarde ; faire sur le ventricule droit une incision suffisante pour y faire passer à frottement un tube de verre dont l'autre extrémité sortira de la poitrine.

On inclinera le sujet pour l'écoulement du liquide ; cela fait, on établira l'écoulement que l'on graduera d'abord faible, puis plus fort au fur et à mesure que le système circulatoire se videra. Quand le liquide sort blanc par le tube ventriculaire, on arrête l'opération qui dure plus ou moins, de quelques heures à une journée.

L'infiltration extrême du sujet disparaîtra par suite de l'écoulement du liquide par le tube thoracique.

2° *Hydrotomie d'un membre ou d'un organe :*

Introduire le tube de verre dans l'artère principale du membre ; lier les autres artères ; laisser les veines béantes ; procéder comme ci-dessus ; — si c'est un organe, introduire le tube dans l'artère apparente ; ouvrir la principale veine.

CHAPITRE VII

INSUFFLATION — CONGÉLATION

1. — De l'insufflation

Les faits observés dans les putréfactions commençantes ont donné l'idée d'appliquer à la chirurgie l'insufflation de l'air dans les tissus. Des chirurgiens de l'Amérique du Sud ont obtenu des résultats précieux. Il serait possible d'utiliser ce moyen dans les dissections pour l'isolement des couches, l'insufflation des gaînes, des synoviales...

2. — De la congélation appliquée à l'étude des régions

Nous devons dire quelques mots de la congélation comme moyen d'étude des organes et des régions. M. Legendre (1). dans son *Traité d'Anatomie chirurgicale homalographique*, a traité la question dans tous ses détails.

Le but de son travail a été de représenter par des sections les différentes régions chirurgicales. Or, il reproche aux planches des atlas, en général, de reproduire des pré-

---

(1) LEGENDRE. — *Traité d'anatomie chirurgicale homalographique*. Paris, 1858.

parations dans lesquelles « l'art est venu déranger les rapports naturels des organes. » Un procédé qui donnerait plus de fermeté, plus de consistance aux tissus , serait précieux puisqu'il permettrait de faire des coupes qui ne nuiraient pas aux rappports réciproques des organes. L'auteur fait ici un historique intéressant des recherches qui ont été faites dans cette voie.

Weber et Arnold avaient conseillé pour l'étude des articulations de pratiquer des coupes après avoir enveloppé de plâtre les pièces que l'on se propose de scier.

Jarjavay plongeait le bassin dans un mélange d'eau et d'acide azotique.

Mais ces moyens ne suffisaient pas :

« C'est en faisant congeler les corps que l'on peut conserver aux organes leurs rapports respectifs, leur forme exacte, et cette préparation permet de pratiquer des sections dans les principales régions du corps, à des points parfaitement déterminés. »

« C'est pendant l'hiver de 1854, dit-il plus loin, qu'ayant fait par hasard des coupes sur un cadavre congelé, je fus frappé de la netteté des préparations et des avantages qu'on pouvait en retirer. »

Serres (1) semble avoir eu la première idée de cette pratique, et l'a employée dans ses recherches sur le cerveau.

Pirogoff (2) le premier, l'a appliquée en grand et a publié un ouvrage où ce mode de préparation est employé.

M. Jarjavay (3) s'en est servi pour l'étude du canal de l'urèthre.

---

(1) SERRES. — *Recherches sur le cerveau.*
(2) PIROGOFF.—*Angervandle anatomie des Menschlichen,* Korpers, 1838-40. — *Anatomia topographica,* 1852.
(3) JARJAVAY. — *Étude du canal de l'urèthre,* 1856.

Henle (1) pour l'étude des articulations ; Luschka (2) pour celle des organes thoraciques.

Mais le froid n'agirait-il pas sur nos tissus en les resserrant ?

La congélation ne donnera-t-elle pas aux régions et organes un volume moindre que le volume réel ?

M. Legendre a fait sur ce point des observations comparatives qui lui ont permis d'assurer que, sous l'influence de la congélation, la diminution de volume était assez minime pour pouvoir être négligée ; il n'y aurait du reste que les tissus mous à la subir et dans de très minimes proportions. Je ne saurais mieux faire que de prendre textuellement, dans l'ouvrage de l'auteur, les procédés employés par lui pour obtenir les planches qu'il représente.

« Les cadavres destinés à la congélation seront d'abord injectés en rouge par les artères, en noir par les veines ; puis le corps sera placé pendant deux jours dans une caisse longue remplie d'un mélange de neige ou de glace pilée et de sel marin, mélange qui sera renouvelé le lendemain, car il faut un froid de 12 à 15° au-dessous de zéro pour obtenir la congélation complète des organes splanchniques. Les tissus ainsi congelés acquièrent la consistance du bois ; ils restent fixés dans leur situation normale ; il n'y a plus qu'à choisir les régions que l'on veut préparer.

« Lorsque les limites d'une région sont bien fixées, on pratique avec un aide, la section de la région, au moyen d'une scie à deux poignées et à lame très large, pour qu'elle

(1) HEULE (de Gœttingue) — *Handbuch der systematischen anatomie des menschen,* 1856.
(2) LUSCHKA. — *Die Brustorgane des Menschen in ihrer Lage,* Tubingue, 1857.

ne dévie pas, et dans le sens le plus favorable à sa démonstration complète.

Puis on nettoie par le grattage et même en la lavant, la surface de la coupe sur laquelle la scie a laissé un enduit opaque. Ces différentes opérations doivent être faites par une température inférieure à 0°. »

L'auteur conseille pour reproduire ces coupes, de recouvrir la préparation d'une feuille de papier végétal verni des deux côtés. On dessine par transparence, avec une pointe, le contour de toutes les parties que l'on aperçoit à travers ; on transporte alors ce premier dessin obtenu sur un papier blanc.

Pirogoff procédait autrement. Il plaçait sur la préparation un verre dont la surface était divisée en carrés, puis il dessinait sur un papier divisé en carrés de même dimension.

Il est un bien meilleur procédé de reproduction et bien plus rapide que je conseillerai pour m'en être servi et que je garantis excellent. Il consiste à appliquer sur la préparation une feuille de papier léger et à passer à la surface du papier un morceau de cire à giberne. On aura sur le papier la reproduction la plus exacte possible de la préparation. On ne saurait trop recommander ce moyen qui comme rapidité d'exécution et fidélité ne saurait être égalé, car en moins d'une minute la reproduction est effectuée. Il peut du reste être appliqué à une foule de cas, et il mériterait d'être généralisé.

Par certains hivers très froids nous nous sommes servi de la congélation pour la préparation des organes génitaux, et nous n'avons eu qu'à nous en louer.

CHAPITRE VIII

INJECTION ET PRÉPARATION DES LYMPHATIQUES

Nous emprunterons la majeure partie de ce qui va suivre aux travaux de M. Sappey (1) dont l'expérience est sous ce rapport bien connue et dont les admirables préparations de lymphatiques sont autant de chefs-d'œuvre.

APPAREIL POUR L'INJECTION

Il se compose de trois tubes :

L'un rigide, en verre ; le second flexible, en gomme élastique se terminant par un robinet sur lequel se visse un ajutage en acier ; le troisième en verre comme le premier, se fixant dans l'ajutage, et se terminant par une extrémité capillaire.

M. Sappey a porté à 1^m,50 la longueur des tubes qui était d'un mètre, ce qui permet d'augmenter la hauteur de la colonne mercurielle. Le premier tube est composé de deux pièces vissées l'une sur l'autre dont la somme est égale à

(1) Sappey.—*Traité d'anatomie descriptive*, 2ᵉ éd., Paris, 1869, t. II. p. 809.

la longueur du tube flexible muni d'un robinet. Cet accroissement de longueur augmente d'autant la puissance de cet appareil.

Le second tube flexible en gomme élastique a été remplacé par un tube en caoutchouc vulcanisé à parois épaisses, et d'un calibre intérieur très petit, d'où flexibilité plus grande et imperméabilité complète.

L'ajutage est creusé d'un canal cylindrique à parois unies ; quant au troisième tube de verre qui y entre à frottement, sa grosse extrémité est garnie d'un fil de soie enroulé et serré, ce qui favorise l'adaptation, mais sans la maintenir absolument quand il y a une forte pression ; aussi s'échappe-t-il quelquefois. Pour y obvier , M. Sappey a fait garnir l'ajutage d'un pas de vis et il y introduit le tube garni de soie par un véritable mouvement de rotation ; ainsi fixé, il résiste à toutes les pressions sans abandonner l'ajutage ; en un mot il est inébranlable et ne peut être retiré que par un mouvement de rotation en sens inverse.

Effets obtenus avec cet appareil

Quand on enfoncera l'extrémité capillaire de l'appareil dans une surface libre, on atteindra simultanément des capillaires des trois ordres : le mercure passera rarement dans les capillaires artériels, mais fréquemment dans les capillaires veineux et dans les lymphatiques.

Pour éviter ces inconvénients, on enfoncera la pointe du tube superficiellement dans une direction parallèle à la surface des tissus ; la pointe du tube sera la plus fine possible.

CHOIX DES SUJETS

M. Sappey conseille les sujets amaigris, ayant succombé

à une affection chronique ; les hommes sont préférables aux femmes ; les enfants ne seront choisis que pour des préparations spéciales : par exemple, pour les lymphatiques superficiels de la tête, de la langue, du voile du palais, des gencives, du scrotum.

TEMPÉRATURE

Préférer la grande chaleur qui développe des gaz dans les vaisseaux lymphatiques, mais il faut éviter une putréfaction avancée quand il s'agit des principaux troncs. Les réseaux superficiels sont rendus très! perméables par la putréfaction ; mais le mercure franchit difficilement les branches plus fortes, aux parois internes desquelles il semble adhérer. Favorable à la préparation des réseaux, elle est donc défavorable à la préparation des troncs.

SOINS PRÉALABLES

1º Effiler à la lampe à alcool l'une des extrémités du tube de verre.

2º Frotter avec précaution la grosse extrémité dans une étendue de 10 millimètres avec de la cire jaune.

3º Enrouler de bas en haut, autour de cette partie cirée, de la soie d'Alger et fixer l'enroulement avec une légère couche de cire ; le calibre du tube ainsi préparé doit être un peu supérieur à celui de l'ajutage.

4º Introduire cette grosse extrémité dans l'ajutage, en lui imprimant un mouvement de rotation ; elle doit y remonter de 8 à 10 millimètres.

5º Saisir le robinet de la main droite, le pouce à gauche, le robinet à droite, la pulpe de l'index sur l'extrémité antérieure du levier destiné à ouvrir le robinet, les deux derniers doigts prenant un point d'appui sur les parties voisines.

La main gauche fixe le point de la ponction, la pointe du tube dirigée très obliquement à la peau ou presque parallèlement, et enfoncée jusqu'à la partie superficielle du derme, dans l'épaisseur de la couche réticulaire, à 2 ou 3 millimètres, sinon, le mercure reflue et l'opération échoue. Si au contraire, la ponction est réussie, on ouvre le robinet ; le mercure se précipite dans les capillaires lymphatiques et y forme un riche réseau. L'opération doit durer 1/2 minute à une minute ; au-delà de ce terme, le mercure passerait dans le tissu cellulaire ou dans les veines.

Nous avons dit plus haut que le mercure remplissait facilement les réseaux, difficilement les troncs.

Pour remplir les troncs, Sappey dénude complètement la portion du vaisseau qu'il doit injecter, puis passant une anse de fil sous le réseau, il tire sur l'anse de façon à empêcher tout reflux en arrière du point où le tube est introduit.

Ce vaisseau étant fixé de la main gauche à l'aide d'une pince fine qui en ride la surface, le tube effilé tenu de la main droite est enfoncé brusquement dans la ride, c'est-à-dire dans la cavité du vaisseau. Si l'opération réussit, le mercure pénètre rapidement jusqu'au prochain ganglion ; si le mercure n'a pas pénétré, l'opération est manquée.

Toutes ces manœuvres réclament les plus grandes précautions, car il faut éviter à tout prix d'ouvrir de nombreux vaisseaux avec le scalpel de crainte des fuites. Si les vaisseaux ont de la tendance à se vider après l'opération, il suffit de repiquer à nouveau un ou plusieurs troncs vasculaires.

La préparation sera tendue et couchée horizontalement pour éviter les ruptures.

Quand la dessication des parties molles sera achevée, ou à

peu près, on mettra la pièce préparée dans la position verticale qui alors mettra à l'abri des ruptures et des extravations aussi sûrement qu'elle les eût produites dans la période de dessication.

Voici, d'après M. Sappey, les principes pour l'injection des vaisseaux lymphatiques des membres en particulier :

PRÉPARATION DES LYMPHATIQUES DU MEMBRE INFÉRIEUR

Lymphatiques superficiels

Choisir un sujet adulte très maigre, du sexe masculin ; séparer le bassin et les membres inférieurs de la partie supérieure du corps.

Séparer l'un des membres par une section : d'une part, sur l'une des branches horizontales des pubis et ascendantes de l'ischion ; de l'autre, sur l'articulation sacro-iliaque ; c'est de l'autre membre que l'on se servira.

Humecter l'épiderme avec des éponges humides ; enlever l'épiderme mouillé avec le dos d'un scalpel, afin qu'il ne fasse pas bouchon dans l'instrument au moment de la ponction. Avoir du reste, par mesure de précaution, plusieurs tubes finement effilés.

Se servir d'une colonne mercurielle de 0,30 à 0,40.

Enfoncer le tube effilé très obliquement dans la superficie du derme des orteils au milieu de l'union de la seconde avec la troisième phalange. Le faire simultanément dans tous les orteils.

Si la piqûre a réussi, le mercure va pénétrer dans le réseau superficiel ; la pénétration est annoncée par une petite tache cendrée ; si cette tache ne se produit pas, on fera à côté une autre piqûre.

Pratiquer d'autres ponctions des téguments sur divers

points de la surface des pieds, surtout au niveau de leur partie concave.

Enlever la peau des lymphatiques des extrémités des orteils avec précaution, les dénuder, puis, introduire la pointe d'un tube dans leur cavité ; le mercure montera dès lors jusqu'au ganglion de l'aîne.

On enlèvera alors avec un scalpel bien tranchant et couche par couche, les téguments des bords externes et internes du pied en ponctionnant les vaisseaux lymphatiques que l'on aperçoit.

Enlever l'enveloppe cutanée des membres de bas en haut ; découvrir chaque vaisseau.

Si alors les vaisseaux sont en partie vidés, on réintroduira la pointe du tube dans deux ou trois principaux lymphatiques, tout le système superficiel se remplira de rechef.

Lymphatiques profonds

Si l'on veut injecter les vaisseaux profonds, il faut les découvrir et y faire pénétrer l'injection directement. On préférera un sujet infiltré. — Il sera parfois nécessaire de les lier ou de les pincer un peu au-dessus du point où on doit les piquer.

PRÉPARATION DES DIVERSES RÉGIONS

A. — Région de la tête

I
Région des parois du crâne
- 1. Région occipito-frontale.
- 2. — temporale.
- 3. — mastoïdienne.

II
Région de la cavité crânienne

Elle sera étudiée ainsi que la moelle épinière avec le système nerveux.

III
Région de la face

R. faciale supérieure

R. nasale
- 1. Nez proprement dit.
- 2. Fosses nasales.

R. orbitaire
- 1. Palpébrale.
- 2. Lacrymale.
- 3. Orbitaire proprement dite ; aponévrose orbitaire.
- 4. Globe de l'œil.

R. auditive

Oreille externe
- 1. Pavillon : face externe. / face interne.
- 2. Conduit auditif.
- 3. Membrane du tympan.

Oreille moyenne
- 1. Chaîne de sosselets.
- 2. Cellules mastoïdiennes
- 3. Trompe d'Eustache.

Oreille interne
- 1. Vestibule.
- 2. Canaux $^1/_2$ circulaires.
- 3. Limaçon.

R. faciale inférieure

R. buccale
- 1. Préparation d'ensemble de la cavité buccale et de la langue.
- 2. Région labiale.
- 3. — mentonnière.
- 4. — palatine.
- 5. — tonsillaire.
- 6. — massétérine.
- 7. — parotidienne.
- 8. — génienne ou inter-maxillaire.
- 9. — ptérygo-maxillaire.
- 10. — sous-orbitaire.

R. pharyngienne
- Région du pharynx et du voile du palais.

DEUXIÈME PARTIE

A. — RÉGION DE LA TÊTE

I. — Région des parois du Crâne

RÉGION OCCIPITO-FRONTALE

Le sujet est couché sur le dos, un billot sous la nuque, la tête rasée et fixée.

1° 1re incision transversale côtoyant le bord supérieur des sourcils et allant d'une apophyse orbitaire externe à celle du côté opposé.

2me incision transversale partant du bord postérieur de l'apophyse mastoïde d'un côté, pour se rendre à l'autre, en passant un peu au-dessous de la protubérance occipitale externe.

3me incision antéro-postérieure réunissant le milieu des deux précédentes.

A. — *A droite.* — 2° Rabattre suivant une ligne courbe à concavité inférieure, rejoignant les extrémités droites des deux incisions précédentes, la peau et la couche cellulo-graisseuse qui la double. La dissection sera donc suivie latéralement jusqu'à la limite supérieure de la fosse temporale, à 0,06 ou 0,07 c. environ au-dessus du bord supérieur de l'apophyse zygomatique. La séparation de ces deux couches est très difficile ; on les relèvera en même temps avec un scalpel convexe, et on détruira les tractus fibreux qui se portent du derme au plan aponévrotique ; on le fera peut-être mieux encore avec des ciseaux mousses ; veiller à ne pas couper les vaisseaux et nerfs qui sont à la surface de la couche suivante, couche musculo-aponévrotique, mais partiellement noyée dans la couche adipeuse sous-jacente.

3° Rechercher en avant, en partant de la ligne médiane :

(a) La veine préparate, assez volumineuse ;

(b) L'artère frontale interne que l'on trouvera dans la verticale menée par l'angle interne de l'œil, où elle émerge ;

(c) La frontale externe dans la direction du trou sus-orbitaire ;

(d) La veine temporale, qui apparaîtra sur la limite externe de la préparation ;

(e) Le nerf frontal interne entre le trou sus-orbitaire et la poulie du grand oblique ;

(f) Le frontal externe qui émane par le trou sus-orbitaire en même temps que l'artère ;

(Il est bon pour cette préparation d'avoir sous les yeux un crâne dépouillé de ses parties molles).

4° Sur la partie moyenne :

(a) Les deux branches de l'artère temporale superficielle ;

(b) Le nerf auriculo-temporal, le rameau auriculaire et la branche mastoïdienne du plexus cervical ;

5° En arrière, le grand nerf sous-occipital.

Disséquer très proprement avec la pointe du scalpel, les muscles frontal en avant, occipital en arrière et la forte aponévrose qui les unit, aponévrose épicrânienne, qui en fait un muscle digastrique, en grattant un peu fortement dans le sens des nerfs et des vaisseaux de manière à dépouiller cette aponévrose des lobules adipeux qui abondent à sa surface ; terminer par une friction à l'aide d'une forte compresse. Elle se réduit latéralement à une simple toile qui passant sur l'aponévrose temporale et l'arcade zygomatique vient se perdre dans le tissu cellulo-graisseux de la joue (Tillaux) (1). D'après M. Richet (2), elle se fixerait à la lèvre externe de l'arcade zygomatique.

RÉGION TEMPORALE

Nous adopterons pour la préparation de cette région les limites que lui attribue M. Richet, d'après Blondin et Malgaigne.

Ces anatomistes la circonscrivent par deux lignes divergentes, qui, partant de l'apophyse orbitaire externe, suivent, l'inférieure, l'arcade zygomatique, la supérieure, la ligne courbe temporale.

1° Pratiquer une incision courbe qui, partant de l'apophyse orbitaire externe, côtoie dans toute son étendue la ligne courbe temporale et s'arrête à la partie supérieure de l'oreille, en avant de la racine de l'hélix.

Cette incision doit être très superficielle, ne doit intéresser que la peau, qui sera relevée isolément, ce qui sera infiniment plus facile que sur la région de la voûte, car les adhérences sous-jacentes sont beaucoup moindres.

2° Relever le fascia superficialis où l'on montrera deux couches :

(a) La plus superficielle qui se continue avec le fascia des régions voisines ;

---

(1) TILLAUX, *Traité d'anatomie topographique*, 2ᵉ éd., 1879, p. 6.

(2) RICHET, *Traité pratique d'anatomie médico-chirurgicale*, région épicrânienne.

(*b*). La plus profonde qui adhère à l'arcade zygomatique (*lèvre superficielle de cette arcade*).

Les vaisseaux temporaux superficiels qui sont contenus dans cette couche, seront relevés en même temps et mis à nu. On se rappellera que le tronc de la temporale en arrière du col du condyle et de l'articulation temporo-maxillaire et du tubercule saillant de l'arcade zygomatique, ne tarde pas à se diviser, à quelques millimètres de l'arcade, en plusieurs branches ; deux superficielles : l'une antérieure frontale, qui suit un trajet légèrement oblique en avant et en haut, embrassée par les deux divisions du nerf auriculo-temporal qui, après sa bifurcation, monte dans la couche superficielle et reçoit une double anastomose du facial (*voir la préparation du nerf maxillaire inférieur*) ; la branche postérieure de l'artère ou pariétale qui se porte vers la région occipitale et se divise en branches antérieures qui s'anastomosent avec les rameaux frontaux, et en postérieures, avec les auriculaires et les occipitales.

Quant à la veine temporale, elle se trouve à quelques millimètres en arrière de l'artère.

Il sera bien difficile de montrer vaisseaux et nerfs, surtout le nerf, en conservant intact le fascia sous-cutané.

3° La 4me couche est formée par le prolongement aminci de l'aponévrose épicrânienne dont on conservera l'adhérence à la lèvre superficielle de l'arcade zygomatique.

4° 5me couche : Aponévrose temporale superficielle qui, d'après Blandin et Velpeau, s'insérerait à la ligne courbe, et d'après M. Richet (1), ne serait qu'un prolongement du périoste de la voûte, qui, après avoir passé sur le muscle

---

(1) Richet, *Op. cit.*

temporal, prendrait insertion à la lèvre externe de l'arcade ; il la nomme périosto-zygomatique.

5° 6ᵐᵉ couché : l'aponévrose profonde qui s'insère en haut à la ligne courbe supérieure et en bas à la lèvre interne de l'arcade, séparée de la précédente par une couche mince de tissu graisseux, spécialement en bas ; on en détachera l'insertion supérieure, et on en décollera la face profonde de la surface du muscle crotaphyte qui sera ainsi mis à nu.

Dans la couche graisseuse molle qui sépare l'aponévrose temporale superficielle de l'aponévrose temporale profonde, on montrera la troisième branche de l'artère temporale qui monte entre les deux.

6° Le muscle temporal sera poursuivi en bas jusqu'à son insertion à l'apophyse coronoïde qui sera nettement dégagée.

7° En décollant le muscle temporal, on trouvera entre lui et le périoste les branches temporales profondes venant de la maxillaire interne.

Quant aux nerfs temporaux profonds, antérieur, moyen et postérieur (*préparation du maxillaire inférieur*), ils sont dans l'épaisseur du temporal.

8° La paroi osseuse de la région mise à nu se compose de quatre os :

Le sphénoïde, le frontal, le temporal, le pariétal.

RÈGION MASTOÏDIENNE

M. Richet assigne à cette région les limites suivantes :

En avant, le sillon auriculaire postérieur ;

En haut et en arrière, la ligne courbe que forme l'implantation des cheveux ;

En bas, le sommet de l'apophyse mastoïde.

Relever successivement :

(*a*) La peau glabre,

(*b*) La couche sous-cutanée cellulo-adipeuse et ganglionnaire,

(*c*) La couche aponévrotique et musculaire formée par l'aponévrose occipito-frontale et la partie supérieure de l'aponévrose d'insertion du sterno-mastoïdien et du splénius ; la portion musculaire de cette couche est formée par la pàrtie supérieure des muscles splénius et sterno-mastoïdien.

Au-dessous on trouvera l'apophyse mastoïde qui correspond en dedans au sinus latéral.

On recherchera les rameaux artériels de l'auriculaire et de l'occipitale, et les rameaux nerveux provenant du plexus cervical superficiel et du facial.

II. — Région de la cavité crânienne

Cette région sera étudiée, ainsi que la moelle épinière, avec le système nerveux.

III. — Région de la Face

RÉGION FACIALE SUPÉRIEURE

RÉGION NASALE

NEZ PROPREMENT DIT

Section transversale des téguments, au niveau de la racine du nez.

Incision verticale sur la ligne médiane du dos du nez, partant du milieu de la précédente et aboutissant au lobule.

Double incision qui, partant du lobule du nez, suit le

bord libre du contour des narines et aboutit au pli naso-
génien.

Rabattre deux lambeaux cutanés et cellulo-graisseux,
irrégulièrement quadrilatères ayant le pli naso-génien
pour charnière ; y procéder avec précaution pour ne pas
perforer la peau et pour ménager les petits muscles qu'elle
recouvre. Faire tomber comme un pont de haut en bas, le
lambeau cutané de la sous-cloison.

Conserver en haut de la région les muscles pyramidaux,
plus bas les muscles transverses du nez, jetés comme une
sangle sur l'organe ; plus bas et en arrière le muscle élévateur commun de l'aile du nez et de la lèvre supérieure ;
le myrtiforme ; le risorius de Santorini ; la portion la plus
élevée de l'orbiculaire des lèvres.

Poursuivre la veine angulaire, puis la veine faciale ;

Poursuivre aussi l'artère nasale qui n'est que la terminaison de l'ophthalmique, et dont on trouvera la branche
principale externe, qui, en dedans de la veine angulaire
et en avant de l'élévateur commun, s'anastomose par
inosculation avec l'artère faciale ; sa branche terminale
interne descend sur le dos du nez, s'y distribue, et quelquefois s'anastomose avec une branche provenant de la
coronaire labiale supérieure.

Préparer l'artère de la sous-cloison, branche de la coronaire labiale supérieure.

Poursuivre dans l'angle naso-génien les branches terminales du nerf nasal externe, et à l'extrémité du lobule,
les nerfs naso-lobaires depuis leur perforation.

FOSSES NASALES

Il serait bon pour opérer cette préparation d'avoir deux
têtes à sa disposition ; sur l'une on pratiquera la coupe

antéro-postérieure du crâne, sur l'autre on opèrera la coupe transversale.

A — 1ʳᵉ *coupe antéro-postérieure :* 1° Se reporter plus loin à la coupe antéro-postérieure du crâne ; seulement on prendra soin de donner le trait de scie le long de la gouttière ethmoïdale, à côté de l'apophyse crista-galli, de façon à faire marcher la scie parallèlement à la cloison des fosses nasales, et sans l'atteindre.

2° Si l'on veut étudier l'entrée des cellules ethmoïdales on enlèvera les cornets supérieur et moyen, au moins partiellement, à l'aide des ciseaux ou du scalpel.

3° Si l'on veut voir l'orifice inférieur du canal nasal, on ébrèchera d'un coup de ciseaux la partie inférieure du cornet inférieur (voir Atlas d'Hirschfeld, page 87, fig. 3). Cet orifice est situé à 30 ou 35 millimètres en arrière de l'orifice d'entrée des narines. Il est, d'après M. Tillaux, à 12 ou 15 millimètres en arrière de l'extrémité antérieure du cornet inférieur.

B — 2ᵐᵉ *coupe verticale et transversale* ayant pour but de diviser en deux parties les fosses nasales, l'une antérieure, l'autre postérieure :

Le trait de scie sera appliqué transversalement au niveau de la ligne qui passe par les deux dernières grosses molaires.

RÉGION ORBITAIRE

RÉGION SOURCILIÈRE OU SUS-ORBITAIRE

Elle est comprise entre deux lignes courbes : l'une suit la courbe du bord supérieur de l'arcade orbitaire, la seconde parallèle à la première à 0,03 au-dessus.

Ces deux lignes se rejoignent en s'arrondissant aux deux extrémités de la tête et de la queue du sourcil.

Disséquer et enlever le lambeau cutané doublé de son

tissu graisseux ainsi limité; on aura alors sous les yeux l'orbiculaire des paupières en bas, le pyramidal en dedans, et en haut le frontal. — La portion de l'orbiculaire qui appartient à la région sera disséquée et rabattue de haut en bas, le frontal sera également écarté : on verra alors les fibres du sourcilier qui coiffe l'arcade sourcilière.

A la partie interne de la préparation on apercevra l'artère frontale externe et immédiatement en dehors le nerf du même nom qui émergent tous deux pour passer bientôt sous le sourcilier et sous l'orbiculaire.

A la partie externe rechercher quelques filets très grêles du nerf facial qui se rendent à l'orbiculaire.

RÉGION OCULO-PALPÉBRALE

Il faut disposer de deux yeux pour bien préparer cette région :

On montrera d'un côté les ligaments palpébraux interne et externe, la portion directe du muscle orbiculaire, le cartilage tarse avec le ligament suspenseur, les trousseaux fibreux qui le fixent en dedans et en dehors et spécialement la bifurcation interne de ce tendon entre les branches duquel se trouve le sac; de l'autre côté le muscle de Horner, l'insertion du releveur de la paupière supérieure, la partie antérieure de l'aponévrose orbitaire.

A — A gauche. — 1° Incision cutanée circulaire sur les limites de l'orbiculaire; relever la peau doublée de sa couche graisseuse très mince, jusqu'au bord de l'orifice palpébral, ce qui revient à disséquer le muscle orbiculaire; pour mener à bonne fin cette dissection, il faudra avoir un scalpel acéré coupant très bien de la pointe. Aux angles externe et interne de l'œil, on mettra à nu les trousseaux fibreux, l'un en dehors faible, l'autre en dedans très fort, très résistant aplati de haut en bas, qui fixent tous deux les paupières et que l'on nomme ligaments palpébraux interne et externe. Les fibres de l'orbiculaire seront suivies en dedans jusqu'à leur insertion sur le tendon direct qui n'est que la bifurcation antérieure du ligament du cartilage tarse.

2° Relever l'orbiculaire des paupières jusqu'au bord libre où l'on conservera les adhérences ; la dissection sera poursuivie très complètement en dedans, de manière à en isoler nettement l'insertion interne ; on ne procédera qu'avec beaucoup d'attention et de lenteur, sous peine ou de n'avoir que des lambeaux de l'orbiculaire qui est quelquefois très mince, ou de relever en même temps le ligament suspenseur des tarses ; on rasera donc la fibre musculaire de très près, en suivant sa longueur.

Quand le muscle orbiculaire sera complètement relevé, on aura sous les yeux le cartilage tarse et son ligament suspenseur. On poursuivra alors en dedans le point d'insertion du ligament interne des tarses, ou comme le disent d'autres anatomistes, le tendon de l'orbiculaire, ce qui est tout un.

Pour cela on rabattra de bas en haut, sur le globe oculaire la partie inférieure de l'orbiculaire, et on se rappellera que le tendon direct ou portion antérieure du ligament des tarses, après avoir croisé et bridé le sac vers son quart supérieur, s'adosse au ligament palpébral interne déjà disséqué, et va s'insérer à l'apophyse montante du maxillaire supérieur. Avec ces données, cette insertion sera donc facilement suivie. Quant à la division postérieure ou tendon réfléchi de l'orbiculaire qui passe en arrière du sac lacrymal et se fixe à la tête de l'unguis, on procèdera à sa recherche avec beaucoup de ménagements, les parois du sac étant très délicates ; on introduira la pointe du scalpel entre la face antérieure du sac et la partie concave de la fourche fibreuse qui l'embrasse de façon à l'en isoler ; mais ce n'est qu'en portant un peu fortement en haut l'orbiculaire des paupières qu'on y arrivera.

Je crois que ce ne serait qu'au détriment de ce qui est disséqué qu'on essaierait de poursuivre plus loin la préparation de ce côté.

B — Côté droit. — 1º Relever la peau et l'orbiculaire des paupières comme dans la préparation précédente, mais on détruira complètement ses adhérences au bord libre de manière à pouvoir le renverser complètement en dedans.

2º Inciser circulairement l'adhérence du ligament suspenseur au pourtour de l'orbite ; le rabattre en dedans ainsi que le cartilage tarse au bord antérieur et supérieur duquel il adhère ; le tendon réfléchi de l'orbiculaire qui n'est, comme nous l'avons dit, que la branche de bifurcation postérieure du ligament interne du tarse, apparaîtra alors nettement et on verra à sa surface le muscle de Horner qui prend insertion à la crète de l'unguis et qui se bifurque en dehors.

3º Inciser de même la conjonctive oculaire.

L'aponévrose orbitaire apparaîtra dans le fond de la préparation.

PRÉPARATION DE L'APPAREIL LACRYMAL

Elle se décompose en deux parties :

(*a*) Préparation de la glande ;

(*b*) Préparation des voies lacrymales.

A. — **Préparation de la glande.** — Sur un crâne, dont on aura préalablement enlevé le cerveau, pratiquer sur les parties molles une incision suivant le tiers externe du bord supérieur de l'orbite ; faire tomber sur ses deux extrémités deux incisions verticales. Enlever le lambeau dont la section mettra ainsi à nu le frontal au niveau de la glande.

A l'aide de deux traits de scie dirigés à angle aigu, on fera tomber un fragment du rebord supérieur de l'orbite et de la voûte orbitaire ; on pourra alors aborder aisément la glande.

La paupière supérieure sera abaissée et tendue.

Rechercher le feuillet mince aponévrotique qui isole la portion palpébrale de la glande lacrymale de la partie orbitaire.

B. — Préparation des voies lacrymales. — 1° Sur la pièce précédente, pratiquer la coupe antéro-postérieure du crâne en ayant soin de laisser du côté opposé la cloison médiane des fosses nasales ; fixer la pièce.

2° Relever en dedans la peau des paupières et ménager l'attache du ligament palpébral interne.

3° Relever également la partie interne de l'orbiculaire des paupières ; on verra au-dessous le cartilage tarse et son ligament suspenseur.

4° Poursuivre en dedans le point d'insertion du ligament interne des tarses, autrement dit le tendon de l'orbiculaire ; pour cela on rabattra de bas en haut, sur le globe oculaire, la partie inférieure de l'orbiculaire ; le tendon direct ou portion antérieure du ligament des tarses, après avoir croisé et bridé le sac vers son quart supérieur, s'adosse au ligament palpébral interne et va s'insérer à l'apophyse montante.

La branche de bifurcation postérieure de ce ligament, ou tendon réfléchi, passe en arrière du sac lacrymal et se fixe à la crête de l'unguis ; on procédera à sa recherche avec beaucoup de précaution, les parois du sac étant très délicates ; on l'isolera avec la pointe du scalpel du tendon bifurqué qui l'embrasse, après avoir fortement relevé en haut l'orbiculaire des paupières.

Passer deux soies dans les points lacrymaux ; inciser ces points de dehors en dedans de manière à fendre les conduits lacrymaux jusqu'au sac.

5° Rechercher l'orifice inférieur du canal nasal que l'on trouvera en relevant l'extrémité antérieure du cornet inférieur, à 12 ou 15 millimètres en arrière de l'entrée des narines (1), y introduire un stylet fin ou une paille que l'on poussera jusqu'au sac.

6° Appliquer avec la scie étroite de Larrey un trait qui, passant en avant du conduit nasal, fera tomber l'os propre du nez et l'apophyse montante.

7° Ouvrir le canal nasal de bas en haut.

PRÉPARATION DE L'ANÉVROSE ORBITAIRE

1° Préparer comme ci-dessus (*préparation B.*), la partie antérieure de l'aponévrose orbitaire en ayant soin toutefois d'enlever complètement les paupières.

2° Scier le crâne à 0,03 au-dessus du rebord de l'orbite. — Enlever le cerveau.

3° Faire sauter complètement la voûte orbitaire avec la gouge et le maillet depuis le trou optique qui sera largement ouvert jusqu'à la portion verticale du frontal.

4° Appliquer deux traits de scie, l'un vertical à 0,06 de la ligne médiane, au niveau de l'apophyse orbitaire externe, l'autre très oblique en avant de la portion pierreuse du temporal ; faire sauter toute la paroi osseuse intermédiaire ; on veillera de près dans toutes ces opérations, spécialement dans l'ablation de la voûte orbitaire, à ne pas perforer le périoste de l'orbite.

(1) TILLAUX. — *Traité d'anatomie topographique,* 2ᵉ éd. p. 253.

Fixer l'œil en érignant la cornée et l'attirant en avant.

5° Fendre le périoste orbitaire sur la ligne médiane, d'avant en arrière, depuis le frontal jusqu'au nerf optique ; le rabattre et l'érigner en dehors ; en coupant l'enveloppe fibreuse du nerf optique la pointe du scalpel n'atteindra pas le feuillet viscéral qui, marchant d'arrière en avant sur le globe de l'œil, lui forme une véritable cupule.

6° Enlever tout le tissu graisseux compris entre le feuillet périostique qui a été incisé et érigné, et le feuillet oculaire. Il faudra procéder ici avec beaucoup d'attention, car on a plusieurs écueils à éviter. Pour avoir une préparation correcte, dilacérer le tissu graisseux avec des pinces, et l'enlever ensuite par excision avec des ciseaux mousses ; érigner et tendre en haut l'élévateur de la paupière supérieure ; veiller à ses ailerons latéraux qui seront décollés et tendus.

7° Suivre avec beaucoup de précaution chaque muscle en l'attirant, suivant sa position, en haut, en dehors ou en dedans, et en le prenant de son point d'insertion postérieur vers sa terminaison. On constatera alors que chacun des petits muscles se coiffe de l'aponévrose orbitaire en la pénétrant ; toutes ces gaînes seront parfaitement nettoyées, dépouillées de tout tissu graisseux et tendues. On aura sous les yeux l'aponévrose qui, partant du nerf, enveloppe les 2/3 postérieurs du globe, se laisse perforer pour le passage des muscles, se réfléchit en abandonnant le globe de l'œil pour gagner obliquement le rebord de l'orbite (*portion dont la partie antérieure préparée se voit par devant*), et là se continue avec le périoste de l'orbite qui a été préalablement fendu comme nous l'avons dit pour permettre la recherche et la poursuite du feuillet oculaire.

On s'attachera particulièrement à mettre en relief les adhérences aux angles de l'orbite.

Quoique la préparation de l'œil ne rentre pas strictement dans le cadre de cet ouvrage qui, comme l'indique son titre, n'a pour but que d'apprendre la manière de préparer les régions, nous céderons cependant au désir d'en parler et nous espérons que l'on nous excusera, en raison de l'importance de l'organe, si nous touchons ici en quelques mots au mode de préparation des membranes et des milieux de l'organe de la vision.

On se procurera des yeux frais : les yeux de l'homme doivent être choisis de préférence aux yeux des animaux ; cependant ceux du mouton et du bœuf sont bons et peuvent être employés.

Préparation de la sclérotique (Hirschfeld, page 425). — En tout cas l'œil sera enlevé de la cavité, le nerf optique coupé le plus loin possible de son épanouissement, afin de pouvoir l'accrocher avec une érigne ; en saisissant alors l'un des points quelconques de la surface de l'œil avec une paire de pinces, on excisera avec un scalpel convexe ou avec des ciseaux les insertions musculaires, les débris aponévrotiques, etc., etc...

Préparation de la choroïde et de l'uvée (Hirschfeld page 425). — Si l'on veut étudier la choroïde on pourra l'avoir de deux manières :

(*a*) En continuant la préparation précédente, il suffira de soulever l'œil, érigné et fixé d'une part, puis de le saisir avec une pince à sa partie supérieure. On pratiquera avec beaucoup de précaution une petite incision à l'aide d'un scalpel fin à la partie supérieure du diamètre vertical, puis, par cet orifice, on introduira l'extrémité de ciseaux pointus et bien tranchants et on coupera circulairement en saisissant successivement avec sa pince l'un des bords de l'incision ; la section se fera suivant le cercle perpendiculaire à l'axe antéro-postérieur.

En énucléant alors les deux segments soit avec la pointe des ciseaux, soit avec le manche mousse du scalpel, on arrivera à renverser d'une part sur la cornée, d'autre part sur le nerf optique les deux calottes sphériques ainsi isolées, et on aura une fort belle préparation de l'uvée ; mais cette manœuvre demande beaucoup de ménagements, et il faut une certaine légèreté de main pour obtenir un résultat irréprochable.

(*b*) Dans l'eau l'opération deviendra plus aisée, car les membranes y flottent et sont moins susceptibles de s'y déchirer ; elle se fera du reste de la même manière.

Préparation de la rétine. — Pour obtenir la rétine, on déposera dans une grande capsule à demi-pleine d'eau, le globe de l'œil dépouillé, comme ci-dessus, de ses deux enveloppes sclérotique et choroïde, on saisira la surface de l'uvée avec des pinces ; elle se laisse rompre très facilement, on l'aura par lambeaux et dessous apparaîtra la rétine qu'il sera très aisé d'avoir intacte. En procédant avec ménagement on obtiendra la couronne et les procès ciliaires du corps vitré, *l'ora serrata*, etc...

Si l'on veut voir la rétine par sa face interne, on la renversera en arrière en détruisant ses adhérences antérieures et il sera très facile, alors qu'elle flotte dans l'eau et qu'on peut la mobiliser sans trop craindre les déchirures, d'apercevoir les particularités de sa face interne, l'entrée du nerf optique, la tâche jaune, etc...

Membrane hyaloïde, corps vitré. — Par contre en enlevant entièrement la rétine, et en ne conservant que le corps vitré, l'hyaloïde, le cristallin enchassé dans les procès et en faisant flotter la pièce dans une petite capsule pleine d'eau, on verra admirablement par transparence, à travers le corps vitré, les procès de la membrane hyaloïde.

Si l'on veut étudier le mode de constitution de l'hyaloïde

on fera dessécher la pièce précédente sur une feuille de papier blanc ; puis quand, par dessication, elle sera réduite à l'état d'un vernis déposé sur la feuille de papier, en replongeant le tout dans l'eau, le corps vitré reprendra peu à peu son volume et son aspect primitifs. (Voir Sappey, *tome* III, *page* 802).

Cristallin (Hirschfeld, *page* 459). — Il est bon pour la préparation du cristallin, de le plonger pendant 24 heures dans l'alcool ou dans un acide étendu ; on obtiendra alors aisément les segments qui le composent.

Enfin, d'après Hirschfeld, si l'on veut partager l'œil en deux moitiés pour en étudier les rapports, il faudra pratiquer la coupe sur un œil préalablement congelé (*Voir* Legendre, *Anatomie chirurgicale homalographique*).

RÉGION AUDITIVE

PRÉPARATION DE L'OREILLE

La préparation de l'oreille comprend :

A. — Préparation de l'oreille externe ;

B. —   id.   de l'oreille moyenne ;

C. —   id.   de l'oreille interne.

La préparation de l'oreille externe elle même se divise en :

(*a*) Préparation du pavillon : Face externe et interne ;

(*b*)   id.   du conduit auditif externe.

A. — *Préparation de l'oreille externe :*

Cette préparation qui, de prime abord, semble facile, présente cependant de réelles difficultés à cause de l'extrême adhérence des téguments aux parties sous-jacentes et de la délicatesse des muscles intrinsèques.

On recherchera un sujet adulte fortement musclé dont on aura injecté le système artériel.

(*a*) *Préparation du pavillon : — Face externe :*

Fixer le pavillon.

Enlever la peau avec autant de précaution et aussi superficiellement qu'il sera possible sur l'hélix, sur l'anthélix, sur le tragus, l'antitragus et le lobule de l'oreille.

On dépouillera également la conque et la fossette scaphoïde, mais on ne saurait y porter trop d'attention si l'on ne veut perforer la peau dans les dépressions.

Avant d'opérer cette dissection, on prendra bien exactement connaissance de la position des muscles du tragus et de l'hélix (fig. 10).

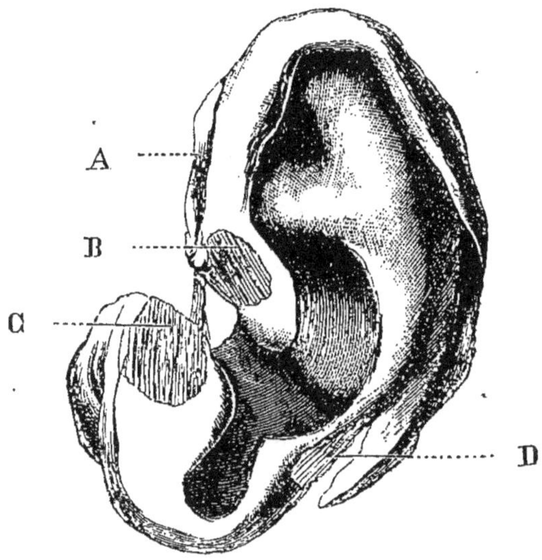

Fig. 10

A   Grand muscle de l'hélix.
B   Petit muscle de l'hélix.
C   Muscle du tragus.
D   Muscle de l'antitragus.

On poursuivra la branche auriculaire antérieure traversant le tissu fibreux qui réunit l'hélix à la conque ; elle monte entre l'hélix et l'anthélix et s'anastomose sur la cir-

conférence du pavillon avec le rameau auriculaire postérieur.

Les nerfs proviennent du plexus cervical.

On recherchera le filet auriculaire externe du plexus
cervical qui ayant gagné l'oreille, traverse le tissu fibreux
qui fixe le cartilage de l'hélix à celui de la conque, et se
divise en deux branches : le rameau de l'hélix et de l'anthélix suivant la gouttière intermédiaire à ces deux saillies, et
le rameau de la conque qui s'y distribue.

Face interne du pavillon :

1° Il faudra pour la préparer renverser et érigner le pavillon du côté opposé à celui que l'on veut travailler.

2° Mêmes précautions que ci-dessus pour relever la
peau.

Mettre à nu les muscles auriculaires : antérieur et postérieur (celui-ci a deux faisceaux), le supérieur et le muscle
transverse.

3° Poursuivre l'artère auriculaire postérieure qui se
ramifie sur toute cette face interne pour s'anastomoser
sur la circonférence, comme il a été dit, avec l'auriculaire
antérieure.

4° Le nerf auriculaire interne, qui, après avoir croisé
l'apophyse mastoïde sur laquelle il s'anastomose avec un
filet généralement très grêle du facial, donne un rameau
auriculaire proprement dit qui se ramifie sur la face interne du pavillon pour se terminer sur la face externe
après s'être réfléchi sur la circonférence de l'hélix.

La dissection du cartilage de la conque sera poussée
jusqu'au point exact de son adhérence à l'os.

(b) *Intérieur du conduit auditif externe.*

Il faudra deux pièces : l'une préparée sur un sujet frais ;
la seconde sur un temporal sec et dépouillé.

On pratiquera dans les deux cas avec une petite scie

la coupe du conduit dans le sens de sa longueur, après avoir bien fixé la pièce dans un étau.

On pourra avec avantage, sur l'une des moitiés fraîches, décoller les parties molles qui doublent le conduit osseux.

Préparation de la membrane du tympan : — Face externe :

Sur un temporal desséché, faire tomber la paroi antéro-inférieure du conduit osseux au-dessous de la scissure de Glaser.

On veillera bien à ne pas entamer le cercle osseux dans lequel s'enchâsse la membrane du tympan.

B. (a)—Oreille moyenne.— Chaîne des osselets.— Corde du tympan. — Muscle interne du marteau et de l'étrier.

On fera tomber, comme dans la préparation précédente, la paroi inférieure du conduit auditif osseux, avec une petite gouge ;

Enlever avec tous les ménagements possibles, la membrane du tympan mise à nu par la manœuvre précédente, de façon à conserver les osselets. Dans ces conditions on aura sous les yeux :

La face interne de la caisse, promontoire, fenêtre ronde ;

La chaîne des osselets, la corde du tympan dans tout son trajet courbe dirigé d'arrière en avant et de haut en bas ;

Le muscle interne du marteau dans son conduit, dirigé en bas et en avant ;

Le muscle de l'étrier qui se porte en haut et en arrière ;

Après avoir fair dessécher lentement la pièce, on teindra en rouge les deux muscles et en blanc la corde tympanique.

C'est une très jolie pièce, très utile pour l'étude de l'oreille moyenne (*décrite d'après une préparation appartenant à l'école de Brest, faite par M. l'Inspecteur général Rochard*).

(b) Oreille moyenne. — Face interne. — Osselets pré-parés à part. — Si l'on veut voir nettement la face in-terne avec ses deux fenêtres ; il sera très aisé de l'obtenir sur la même préparation que ci-dessus ;

On détachera les osselets, le marteau, (veiller à l'apo-physe grêle qui se brise facilement), l'enclume, mais pour voir l'étrier, on gardera de grands ménagements, parce qu'il est assez fortement collé à la fenêtre ovale.

(c) Oreille moyenne avec ses deux parois. — Aqueduc de Fallope. — Appliquer un trait de scie vertical dans l'axe

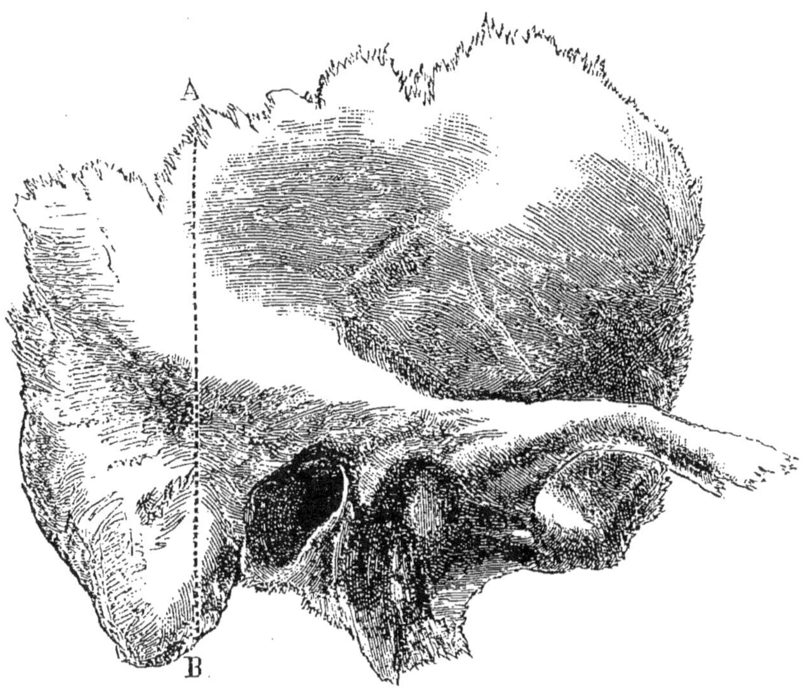

Fig. 11

AB   Ligne de section externe pour la préparation de l'oreille
moyenne.

du rocher ; le trait de scie portera suivant la ligne A B (fig. 11), sur l'apophyse mastoïde à 0,01 cent. en arrière de l'orifice externe du conduit auditif, dirigé dans l'axe du rocher, faisant avec l'apophyse zygomatique un angle de 50° environ, et passant directement en avant de l'orifice interne du canal carotidien (fig. 12), C D. Il affleurera, sur la face supérieure du rocher, l'hiatus de Fallope par où émerge le grand pétreux superficiel.

Sur l'une des moitiés l'on aura la face interne de l'oreille moyenne : promontoire, étrier, etc....

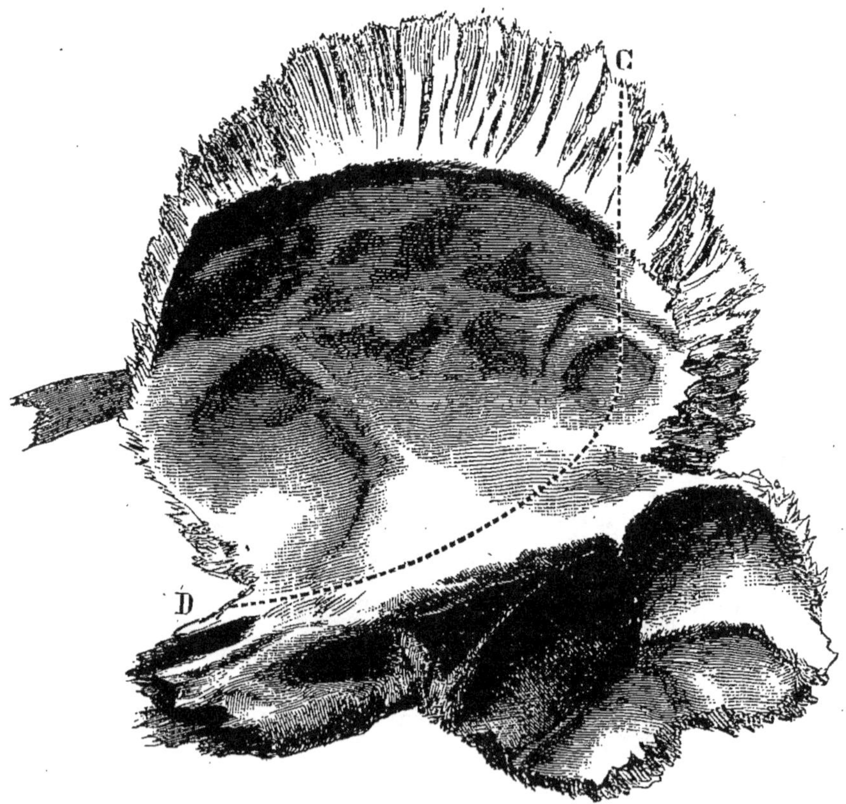

Fig. 12

C D. Ligne de section interne..

Sur l'autre, la membrane du tympan avec le marteau dont le manche est enclavé dans la membrane.

Il est évident que la scie en traversant la caisse du tympan, brise la chaîne des osselets, mais il sera facile de restituer l'état primitif et de rétablir ce que la scie a compromis.

L'aqueduc de Fallope sera fendu par le milieu; on pourra en étudier les coudes et voir, à l'intérieur, le nerf facial, le ganglion géniculé, les deux nerfs pétreux superficiels...

Si la coupe a été heureusement réussie, on aura la corde du tympan.

Il sera facile de réunir les deux pièces à charnière.

(d) *Cellules mastoïdiennes*. — Les cellules mastoïdiennes pourront s'étudier sur la coupe de l'oreille moyenne et de l'aqueduc indiquée ci-dessus.

(e) *Trompe d'Eustache*. — On doit montrer la portion osseuse et la portion cartilagineuse de la trompe.

1° Section antéro-postérieure du crâne.

2° Pratiquer sur l'un des côtés la moitié de la coupe du pharynx. — On fera ensuite sauter avec une petite gouge une partie de la selle turcique.

3° Fixer et tendre les parties, spécialement la moitié du voile du palais.

Relever la muqueuse sur toute la région qui s'étend derrière l'extrémité postérieure des cornets et spécialement autour de l'orifice interne de la trompe; on se rappellera que l'orifice interne de la trompe est situé à 0,01 de la paroi postérieure du pharynx et à 0,012 environ en arrière du cornet inférieur (1).

4° On mettra successivement à nu :

(a) Le péristaphylin interne qui est placé au-dessous de a portion fibro-cartilagineuse de la trompe, fixé à la

(1) TILLAUX, *Op. cit.*, p. 136.

ompe au point d'attache de la portion cartilagineuse avec la portion osseuse ; il vient ensuite s'épanouir dans l'épaisseur du voile en entrecroisant ses fibres sur la ligne médiane avec celles du muscle opposé.

(*b*) Le faisceau accessoire du pharyngo-staphylin qui prend insertion à l'extrémité libre de la trompe et qui croise le péristaphylin interne.

(*c*) Le péristaphylin externe qui s'insère à la partie supérieure de la portion fibreuse de la trompe et à la partie interne de la base de l'apophyse ptérygoïde, puis se réfléchit sur le crochet de l'aile pour se porter au voile.

Le cartilage de la trompe est ainsi placé entre les deux péristaphylins. Il sera très nettement isolé, puis fendu dans une partie de son trajet.

C. — *Oreille interne.* — 1°. *Vestibule.* V. (fig. 13). — Coupe verticale dirigée directement de dehors en dedans

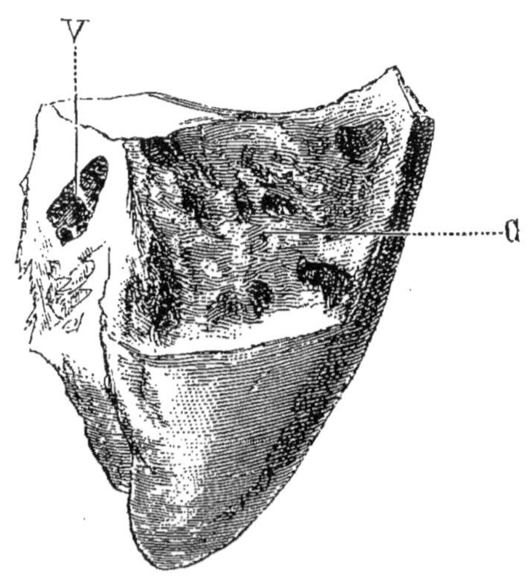

Fig. 14

V Vestibule.
C Cellules mastoïdiennes.

suivant le bord antérieur de l'apophyse mastoïde, comprenant toute l'épaisseur de l'os.

Cette coupe traversera le vestibule et permettra d'étudier tous les orifices de la face postérieure.

2º *Canaux demi-circulaires.* — Commencer la préparation des canaux demi-circulaires par le canal demi-circulaire supérieur dont on sent la saillie en passant le doigt sur le bord supérieur du rocher, à peu près à égale distance de la base du rocher et de l'orifice interne du conduit auditif.

Le canal demi-circulaire postérieur est dans le même plan que l'orifice interne du conduit auditif interne, parallèle à la face postérieure du rocher, placé à peu près à égale distance du fond du conduit auditif interne (*base du limaçon*) et de l'hiatus du vestibule.

Ces deux canaux s'obtiendront assez facilement en usant la lame superficielle de l'os et en grattant ensuite la substance spongieuse, dans la direction indiquée ci-dessus ; on s'arrêtera sur la substance compacte qui forme la paroi des canaux que l'on ouvrira ultérieurement avec une petite scie et une gouge fine.

Lorsque l'on aura dégagé les deux canaux demi circulaires supérieur et postérieur, on trouvera l'externe couché horizontalement à la base et dans l'angle externe des deux premiers ; un trait de scie parallèle à la portion écailleuse et situé à 8 ou 10 millim. en dehors du canal demi-circulaire supérieur permettra d'enlever tout ce qui est compris entre ce trait de scie et les canaux demi-circulaires postérieur et supérieur ; au fond de l'angle se trouve couché le canal demi-circulaire externe.

On pourra sur cette même pièce montrer le limaçon : on se rappellera qu'il est placé entre l'orifice du conduit auditif interne et l'orifice commun aux deux conduits demi-circulaires supérieur et externe, entre le vestibule et le canal carotidien ; on ouvrira une fenêtre sur la paroi supérieure du conduit auditif interne de façon à tomber sur la base du limaçon qui forme le fond du conduit. Le

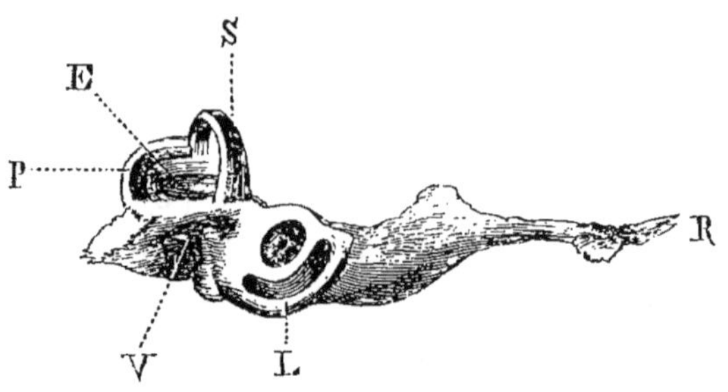

Fig. 14

limaçon est couché de manière que son axe, dirigé en dehors et en avant, est parallèle à la direction de l'apophyse zygomatique.

Le travail précédent étant fait, il sera assez facile avec la petite gouge d'isoler la pièce que nous représentons sous ses deux faces et qui, sous un petit volume, contient toute l'oreille interne avec le conduit auditif interne (fig. 14 et 15).

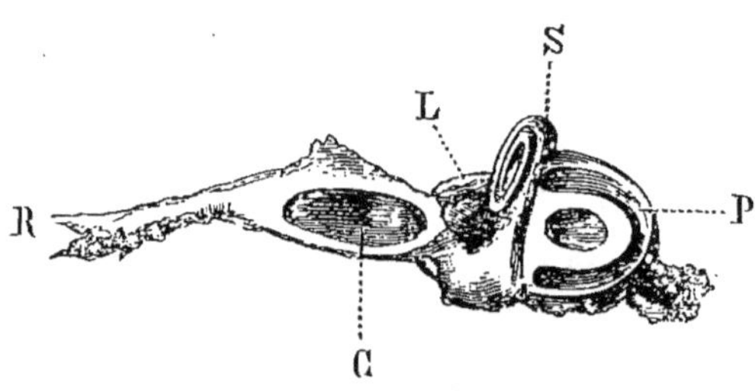

Fig. 15

Cette pièce est destinée à montrer les rapports réciproques des trois conduits 1/2 circulaires, du limaçon, du conduit auditif interne. — S conduit 1/2 circulaire supérieur. — P conduit 1/2 circulaire postérieur. — E conduit 1/2 circulaire externe — V vestibule. — L limaçon. — C orifice interne du conduit auditif. — R extrémité interne du rocher.

L'habile préparateur, M. Trammond, a réussi sur un même temporal à combiner deux coupes qui montrent les rapports de l'oreille interne avec l'oreille moyenne. Ce ne sont, sauf des nuances, que l'exécution sur une même oreille, des coupes représentées dans les figures 11 et 12 et qui ont été décrites ci-dessus.

3° *Préparation du limaçon. — Lame des contours.* — La préparation du limaçon et de la lame des contours se rapprochera comme coupe générale de celle que nous avons donnée pour la préparation du vestibule (voir ci-dessus).

Seulement la coupe au lieu de porter à 0,01 cent. en avant du bord antérieur de l'apophyse mastoïde, portera à 0,03 cent. et c'est dans l'épaisseur du fragment osseux qui est placé entre ces deux lignes verticales que se trouve le limaçon dont l'axe est dirigé d'avant en arrière et de dehors en

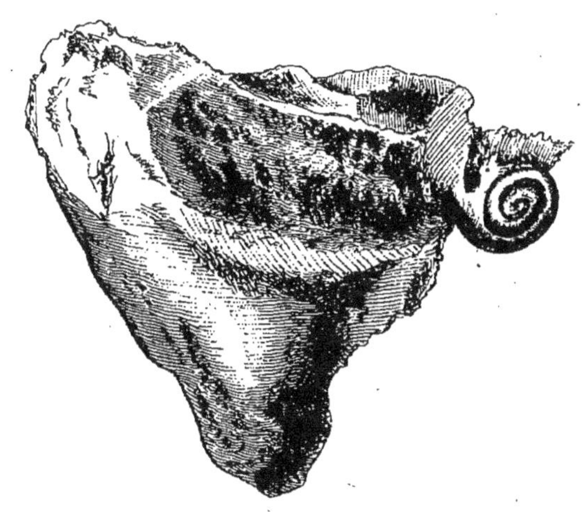

Fig. 16
Préparation du limaçon et de la lame des contours.

dedans et dont la base répond au fond du conduit auditif interne. C'est aussi dans ce point qu'il faudra sculpter la lame des contours, blanche, compacte, et que l'on dépouillera avec un scalpel court et fort et avec une petite gouge, du tissu spongieux dans lequel elle est noyée. (Fig. 16).

Il sera bon pour toutes ces opérations de fixer les pièces dans un petit étau qui les immobilisera.

Si l'on veut connaître la structure intérieure du limaçon, il sera indispensable d'en pratiquer la coupe, du sommet à la base.

RÉGION FACIALE INFÉRIEURE. — RÉGION BUCCALE

PRÉPARATION DE LA BOUCHE

Préparation du plancher de la bouche (*portion linguale et sublinguale*) et de l'isthme du gosier.

Si, comme nous l'avons déjà dit, il y a intérêt au point de vue chirurgical à scinder le corps en territoires, division toute factice du reste, il n'en est pas de même au point de vue purement anatomique ; car d'une part, les moyens généraux pour mettre à nu des régions très voisines l'une de l'autre sont souvent les mêmes, et, d'autre part, nombre d'organes appartiennent à deux et trois régions.

La pratique que nous exposons ici pourra donc servir à la préparation du plancher de la bouche, de l'isthme du gosier ou orifice qui fait communiquer la bouche avec le pharynx, enfin à la préparation des muscles de la langue qui ont un pied dans les deux régions précédentes.

Le mylo-hyoïdien sera du reste considéré comme la limite du plancher de la bouche, tout ce qui est au-dessus, y compris le prolongement supérieur de la glande sous-maxillaire appartenant à la cavité, tout ce qui est au-dessous à la région sous-hyoïdienne.

Le sujet est couché sur le dos, un billot sous le cou, la

tête étant fortement inclinée du côté opposé à la préparation et immobilisée.

1° Section complète sur la ligne médiane des parties molles de la lèvre inférieure et du menton jusqu'à la symphyse, puis de la symphyse du menton à l'angle de la mâchoire en suivant le bord du maxillaire inférieur.

2° Détruire toutes les adhérences à la face externe du maxillaire inférieur des parties molles comprises dans l'angle des deux incisions précédentes : rabattre en dehors et en haut le lambeau triangulaire qui en résulte.

3° Enlever par deux traits de scie verticaux la portion du maxillaire inférieur comprise entre le bord externe de l'insertion supérieure du génio-hyoïdien et le bord antérieur du masséter ;

Pour cela reconnaître l'insertion supérieure du génio-hyoïdien ; passer en ce point immédiatement en dehors de cette insertion, une scie à chaîne, après avoir préalablement décollé la muqueuse en dedans avec un scalpel et arraché, s'il est nécessaire, l'incisive correspondante ; elle sera glissée de haut en bas le long de la lame du scalpel qui lui fraie un chemin, ou encore avec une aiguille et un fil. Scier la mâchoire. — On pourra encore opérer avec la petite scie de Larrey qui est excellente pour ces manœuvres.

Saisir avec un davier le bord de section de la mâchoire que l'on soulèvera ; détruire toutes les adhérences des parties molles à la face interne de l'os en rasant celui-ci ; en décollant l'insertion de la muqueuse buccale, on se rappellera que le nerf lingual est très superficiel et très voisin d'elle.

4° Le second trait de scie sera appliqué immédiatement en avant du masséter ; la scie à chaîne sera passée en arrière de la dernière grosse molaire, qui, au besoin, sera arrachée. On a parfois des difficultés à mettre la scie à chaîne en mouvement : on aura soin d'aller lentement, normalement par rapport à l'os, en écartant bien l'angle d'ouverture des deux branches de la scie et en évitant, sur le trajet de l'instrument, la présence des parties molles.

5° Le fragment du maxillaire, intermédiaire aux deux traits de scie étant enlevé, écarter avec deux érignes et en sens inverse les deux surfaces de section de la brèche, de façon à agrandir le champ de la dissection ; érigner l'ex trémité de la langue qui sera attirée en avant et en haut : tendre horizontalement le bord de section du mylo-hyoïdien ; au-dessus de son bord postérieur, on trouve le prolongement supérieur de la glande sous-maxillaire d'où émane le canal de Wharton qui sera immédiatement poursuivi jusqu'à la muqueuse buccale, sur les côtés du frein de la langue, en passant sous la glande sublinguale. Dès qu'on l'aura mis à nu, il sera prudent d'introduire dans sa cavité une soie de sanglier, si on ne veut pas le couper inopinément avant la fin de la préparation.

6° Isoler la glande sublinguale ; rechercher un ou plusieurs des conduits de Rivinus.

7° Inciser la muqueuse de la langue depuis le frein jusqu'à la pointe de l'organe. Prolonger l'incision latérale de la muqueuse jusqu'à la dernière grosse molaire, et soulever l enveloppe de la langue. Cette dissection demande à être faite avec beaucoup de prudence sous peine de perforer infailliblement la muqueuse qui est très mince et très adhérente ; on commencera par découvrir la face inférieure de l'organe du frein à la pointe, puis, on procèdera sur le bord, d'avant en arrière, en dirigeant la pointe de l'instrument plutôt du côté des muscles que du côté de l'enveloppe et en laissant au besoin quelques fibres du lingual adhérents à la muqueuse, sur laquelle il prend insertion. En poursuivant cette dissection jusqu'aux piliers, on mettra à nu les fibres du palato-glosse (pilier antérieur) et du glosso-staphylin.

8° En relevant la muqueuse, on rencontre tout d'abord un gros cordon nerveux superficiel, c'est le nerf lingual ; il sera suivi facilement de haut en bas vers sa terminaison; il passe entre le muscle lingual qui est au-dessus, et le génio-glosse qui est au-dessous, avant de gagner la muqueuse de la région antérieure où il se répand.

9° On découvrira plus bas un autre gros tronc nerveux dont la courbe est parallèle à celle que décrit le lingual ; c'est le grand hypo-glosse dont on poursuivra les branches collatérales aux muscles de la langue, stylo-glosse, hyo-glosse, et les branches terminales dans l'épaisseur du génio-glosse ; comme point de repaire qui n'est pas sans importance, on se rappellera qu'il coupe la carotide externe entre l'origine de la faciale qui est au-dessus, et celle de la linguale qui est au-dessous.

Je conseillerai à ce moment de rechercher l'artère carotide externe et de la fixer en l'érignant ; on tendra également la faciale qui a été coupée au niveau du bord inférieur de la mâchoire. On fouillera cette région de manière à trouver l'origine de l'artère linguale au niveau de la grande corne de l'os hyoïde ou un peu au-dessus, et on la suivra dans tout son trajet d'abord horizontal après avoir contourné la grande corne de l'os hyoïde, parallèle à la grande corne, entre l'hyo-glosse et le constricteur moyen ; ascendante vers la base de la langue, on la retrouvera à la face inférieure de cet organe où elle est horizontale; on séparera avec précaution le basio-glosse du cérato-glosse, de façon à montrer l'artère dans l'interstice musculaire (1re portion horizontale) masquée par le basio-glosse ; on la reprendra en avant de ce muscle (portion ascendante vers la base de la langue); là, elle redevient horizontale, aussi on la trouvera encore en écartant l'interstice formé par le lingual inférieur en dehors et par le génio-glosse en dedans, interstice dans lequel l'artère chemine jusqu'à la pointe de l'organe (2ᵉ portion horizontale).

On recherchera la sublinguale et on la suivra au-dessus du mylo-hyoïdien qui la sépare de la sous-mentale, branche du facial.

10° Reportant la dissection en arrière et en haut, on reconnaîtra successivement le stylo-glosse puis le stylopharyngien.

Entre ces deux muscles, au-dessous du 1ᵉʳ et plus profondément, on recherchera le nerf glosso-pharyngien appliqué au constricteur supérieur du pharynx, puis disparaissant dans la langue, sous la muqueuse.

J'ai donné le conseil , au début de cette préparation, de scier le maxillaire inférieur en dehors des insertions du génio-hyoïdien et du génio-glosse du même côté ; mais dans le cas où l'on se proposerait plus spécialement de préparer la langue, je donnerais incontestablement la préférence à la coupe médiane du maxillaire inférieur. Je détacherais les insertions du génio-hyoïdien et du génioglosse au ras de l'os. Je les érignerais ensuite de manière à leur conserver la position et la direction qu'ils ont normalement, et j'isolerais la face interne de ces muscles de celles de leurs congénères jusqu'au raphé de la langue ; on verrait alors parfaitement les deux génio-glosses pénétrant d'avant en arrière dans la gouttière qui leur est offerte par les muscles linguaux inférieurs. La langue se décomposerait ainsi en couches dans lesquelles il serait facile de montrer la terminaison des nerfs et des artères, spéciale-de l'artère linguale et du nerf grand hypo-glosse.

PRÉPARATION DE LA RÉGION DES LÈVRES

Incision circulaire des téguments sur les limites extrêmes

de l'orbiculaire des lèvres. Cette incision doit comprendre aussi le tissu graisseux sous-jacent. Rasant la base du nez, elle se portera, en décrivant une courbe, à 0,02 de la commissure des lèvres, passera sur la dépression qui sépare la lèvre du menton, et qui correspond en dedans au cul-de-sac inférieur de la muqueuse buccale et décrira le même trajet du côté opposé pour rejoindre le point de départ.

La peau et le tissu graisseux seront relevés de la circonférence vers le centre ; cette dissection est très délicate et je conseillerai, si on veut la mener à bonne fin, de remplir modérément la bouche d'étoupe tout en évitant d'en mettre en excès, et surtout de ne pas la mettre en pelote fortement tassée qui déformerait la région ; mais par cet artifice, les tissus acquerront un état de tension qui en rendra la dissection plus aisée.

Il sera pour ainsi dire impossible de suivre ici les préceptes généraux que nous avons donnés : d'une part, grâce à la différence de direction des fibres musculaires, les unes circulaires, les autres obliques, et d'autre part, à cause des nombreux filets vasculaires et nerveux, filets qu'il est important de conserver.

La dissection relèvera également la portion visible de la muqueuse des lèvres, mais s'arrêtera au point de contact des lèvres, la bouche étant close.

Il sera bon de montrer, d'un côté, les parties superficielles, de l'autre, les parties profondes :

Du côté droit par exemple, tout en disséquant l'orbiculaire, on mettra à nu, au niveau de la commissure, l'entre-croisement des dernières fibres du peaucier et du triangulaire des lèvres avec l'orbiculaire ; à la partie inférieure les fibres du triangulaire du menton ; enfin, entre la lèvre supérieure et le nez, en se rapprochant de la commissure, les fibres de l'orbiculaire, de l'élévateur commun de la lèvre supérieure et de l'aile du nez, du petit, puis du grand zygomatique.

On montrera l'artère faciale passant dans l'angle externe de la préparation sous les zygomatiques, les artères labiales superficielles, quelques rameaux veineux et nerveux superficiels.

Du côté gauche, on sacrifiera les muscles superficiels :

On poursuivra les veines coronaires labiale supérieure et inférieure que l'on trouvera près du bord libre des lèvres; on en mettra à nu l'inosculation sur la ligne médiane.

L'origine de la coronaire inférieure se trouve généralement un peu en dessous de la commissure des lèvres, puis elle passe sous le muscle triangulaire. Elle sera poursuivie dans ses flexuosités; on en recherchera quelques rameaux, spécialement les rameaux anastomotiques inférieurs avec la dentaire inférieure.

La coronaire labiale supérieure naît au niveau de l'angle des lèvres; on la poursuivra entre la couche glandulaire et la couche musculaire.

Rechercher sur la ligne médiane l'artère de la sous-cloison, que l'on poursuivra dans son trajet ascendant jusqu'à la limite supérieure de la préparation.

Relever un coin de l'orbiculaire des lèvres et montrer quelques glandules buccales.

Conserver les extrémités terminales du nerf mentonnier à la lèvre inférieure;

A la supérieure, poursuivre les filets terminaux du nerf sous-orbitaire.

RÉGION MENTONNIÈRE

Région un peu factice sur les limites de plusieurs autres.

Limitée en bas par une ligne transversale de 0,05 à 0,06 c. suivant la courbe inférieure du menton ; en haut par une ligne un peu plus longue sur les limites de la région labiale. Deux incisions réunissent les extrémités de la première aux extrémités correspondantes de la seconde.

Dissection et ablation du lambeau cutané ;

On présentera d'un côté de la ligne médiane les couches superficielles et de l'autre les couches profondes :

(*a*) *Côté droit* : Le triangulaire du menton en dehors, le muscle de la houppe en dedans : on montrera un ou plusieurs rameaux superficiels de la sous-mentale.

(*b*) *Côté gauche* : On relèvera avec précaution la couche musculaire et on mettra à nu, en le poursuivant jusqu'aux limites de la préparation, le nerf mentonnier dont on isolera les branches transversales à la sortie du trou mentonnier ; elles se portent en haut et en dedans ; puis la terminaison de la branche du facial, qui, passant sur le maxillaire inférieur au-dessus du trou, remonte pour s'anastomoser avec le nerf mentonnier. On doit trouver également dans le champ de la préparation un rameau volumineux provenant de la sous-mentale, qui, situé en dedans, remonte de bas en haut vers la lèvre.

RÉGION DE LA VOUTE PALATINE

On peut faire une seule région de la voûte palatine et du voile du palais ; c'est ainsi que l'a compris M. Richet ; d'autres anatomistes les décrivent séparément.

Leurs rapports contigus invitent certainement à en donner une commune description ; mais il faut reconnaître qu'au point de vue anatomique elles diffèrent complètement.

La coupe générale pour les aborder étant la même sera

applicable aux deux, mais nous indiquerons successivement la préparation particulière de l'une et de l'autre : nous nous réservons du reste de revenir sur la préparation des muscles du voile du palais en traitant de la région pharyngienne et de la trompe d'Eustache (*voir ces préparations*).

1° Pratiquer l'ablation du maxillaire inférieur, après avoir fait une première incision en fer à cheval , qui partant d'un condyle descendra au condyle opposé en suivant le bord inférieur de la mâchoire, puis une seconde incision fendant complètement la lèvre inférieure jusqu'à la symphyse ; on appliquera un trait de scie sur la partie moyenne du maxillaire inférieur, et on en détachera suffisamment les parties molles de chaque côté pour pouvoir, en érignant les deux surfaces de la coupe osseuse, s'ouvrir une voie facile jusqu'à la voûte et jusqu'au voile ; la préparation ainsi présentée, sera plus correcte et plus régulière ;

2° Incision médiane de la muqueuse de la voûte ; cette muqueuse qui est à proprement parler une fibro-muqueuse dans l'épaisseur de laquelle se trouve une couche épaisse de glandules, est excessivement adhérente aux os, inégalement épaisse ; elle l'est plus en dehors qu'en dedans ; on procédera à sa dissection d'avant en arrière ; il sera même plus aisé de la décoller en l'attaquant en dehors.

On sculptera dans son épaisseur :

(*a*) L'artère palatine antérieure qui émane par l'orifice nférieure du canal palatin antérieur ;

(*b*) L'artère palatine postérieure, par l'orifice inférieur du canal palatin postérieur ;

(*c*) Un petit rameau inconstant, la palatine moyenne.

Les nerfs suivent le trajet des artères.

3° Pour avoir la face antérieure du voile du palais, continuer l'incision pratiquée sur la voûte palatine jusqu'à l'extrémité de la luette ;

Rabattre les téguments de chaque côté avec beaucoup de précaution, si l'on veut avoir la fibre musculaire intacte.

On verra successivement :

(*a*) Les palato-staphylins dans l'épaisseur de la luette ;

(*b*) Le pharyngo-staphylin dans l'épaisseur du pilier postérieur (*voir la préparation de la trompe d'Eustache et la coupe du pharynx*) ;

(*c*) Le palato-glosse dans l'épaisseur du pilier antérieur ;

(*d*) Quelques fibres de l'amygdalo-glosse qui sépare 'amygdale du constricteur supérieur (*voir la préparation de l'amygdalo-glosse à la région tonsillaire*).

RÉGION TONSILLAIRE

La région tonsillaire comprend l'espace compris entre le pilier antérieur et le pilier postérieur, espace qui loge l'amygdale ; elle se trouve ainsi placée sur le passage de la bouche et du pharynx.

Pour la bien voir, il faut pratiquer la coupe antéro-postérieure du crâne et de la cavité buccale (*voir cette coupe*).

On relèvera avec précaution la muqueuse qui recouvre le pilier antérieur et le pilier postérieur.

On mettra ainsi à nu le palato-glosse dans l'épaisseur du pilier antérieur, le pharyngo-staphylin dans l'épaisseur du pilier postérieur.

L'amygdale sera érignée et attirée hors de sa loge, on l'isolera et on montrera les fibres de l'amygdalo-glosse sur lesquelles elle repose, et qui la séparent du pharyngo-glosse et du constricteur supérieur.

On se rappellera que l'amygdale est située à 0,01

environ de l'artère carotide interne, dans la moyenne des sujets ; en tout cas , comme le fait remarquer M. Tillaux (1), elle n'est séparée de l'artère carotide interne que par l'épaisseur de la paroi du pharynx, qui, après tout, est très mince ; cette artère est appliquée sur la paroi latérale du pharynx, en dedans de la veine jugulaire interne , en avant du pneumo gastrique qui est entre la veine et l'artère sur un plan un peu postérieur ; on y trouve enfin les deux autres nerfs qui émanent par le trou déchiré postérieur, puis le grand sympathique.

On n'a à rechercher ni à montrer ces différents vaisseaux ou nerfs ; nous avons cru cependant devoir les mentionner ici à cause de leur extrême importance (*voir préparation du pharynx*).

RÉGION MASSÉTÉRINE

La région massétérine est décrite par Velpeau, Malgaigne, M. Richet, comme région à part.

Dans le programme de la Marine , qui a adopté en ce point la division de Bichat, elle est jointe à la région temporale sous le nom de temporo-massétérine ; mais il suffit de lire ces régions pour constater qu'au point de vue des couches, il n'y a aucune similitude ni connections entre les deux. Je les décrirai donc séparément.

Les candidats qui auraient à présenter ces deux régions en même temps, procéderont successivement à la préparation de l'une et de l'autre, en commençant par la temporale qui est de beaucoup la plus difficile.

Avec Béraud (2) nous limiterons la région par quatre incisions :

(1) *Op. cit.*, p. 353.
(2) Béraud. *Atlas complet d'anatomie chirurgicale topographique*, G. Baillière, 1865, pl. 25.

La 1re supérieure transverse, suivant la face externe de l'arcade zygomatique ;

La 2e inférieure, suivant le bord inférieur de l'os maxilaire inférieur ;

La postérieure, cotoyant le bord postérieur du même os en s'arrondissant en bas ;

La dernière, enfin, antérieure, verticale à 0,05 de la postérieure, réunissant les deux premières en avant.

Relever et exciser les téguments doublés du fascia superficialis, ou, si on le préfère, après les avoir relevés de bas en haut ; les érigner.

On mettra ainsi successivement à nu :

(*a*) Dans l'angle antéro-inférieur, quelques fibres du peaucier, un ou des rameaux artériels provenant de la faciale , des rameaux nerveux de la cervico-faciale ;

(*b*) Vers la partie moyenne de la région, la transversale de la face , qui, le plus souvent, est directement transversale, quelquefois oblique en haut, d'autres fois, mais plus rarement, figurant une courbure à convexité supérieure (1) ;

(*c*) Le canal de Sténon au-dessous de la transversale de la face, dirigé horizontalement entre les commissures des lèvres et la base du nez sur la partie moyenne du masséter ; il provient de la parotide accessoire qui sera isolée et soulevée au niveau de la partie moyenne du bord postérieur de la préparation ;

(*d*) La veine transversale de la face, et des rameaux transversaux provenant du facial ;

(*e*) Le substratum, enfin, de tous ces organes, qui commande la région et lui a donné son nom, le muscle masséter.

RÉGION PAROTIDIENNE

De l'un des côtés, montrer la parotide dans sa loge, en

(1) M. Duval, *Atlas général d'anatomie*, fasc. 1er, page 27.

relevant et en conservant les couches qui la recouvrent, les organes qui l'environnent, les vaisseaux et nerfs qui en émanent;

De l'autre côté, enlever complètement la glande pour voir la loge qu'elle occupe et les rapports profonds.

A. — Préparation de la parotide dans sa loge

La tête repose sur le côté et fixée dans cette position, la mâchoire fortement portée en avant pour agrandir la loge parotidienne :

1° 1re incision horizontale, du tragus vers la base du nez, de 0,05 environ ;

2me incision partant de l'extrémité postérieure de la précédente, contournant le lobule de l'oreille pour atteindre le sterno-mastoïdien, suivant son bord antérieur à quelques millimètres en arrière de ce rebord, jusqu'à un travers de doigt au-dessous de l'angle de la mâchoire;

3me incision parallèle à la première s'arrêtant au même niveau qu'elle ; ces trois sections cutanées limitant ainsi un lambeau rectangulaire qui sera relevé avec précaution et rabattu en avant sur la face.

2° Un second lambeau formé de la couche lamello-graisseuse et taillé sur les limites du précédent, sera renversé en arrière sur le sterno-mastoïdien; on laissera à la surface de ce lambeau et par conséquent on relèvera en même temps, les rameaux ascendants du plexus cervical superficiel ; chez les sujets maigres on veillera à ne pas relever cette lame avec la suivante.

Le préparateur aura alors sous les yeux une couche aponévrotique, aponévrose parotidienne superficielle, se continuant directement en arrière avec l'aponévrose du sterno-mastoïdien, en avant avec celle du masséter, en bas avec la face antérieure de la loge sous-maxillaire, autrement dit avec l'aponévrose cervicale superficielle.

La partie de la glande qui, comme une cire coulée en excès dans une cavité, déborde la loge, est située immédiatement plus bas ;

3° Pratiquer une incision verticale à la réunion des 3/4 postérieurs avec le 1/4 antérieur de l'aponévrose parotidienne, cette incision n'intéressera que l'enveloppe aponévrotique ;

4° Énucler alors les deux lambeaux aponévrotiques de façon à détacher les adhérences de la face profonde, sans entamer le tissu glandulaire.

On procèdera avec précaution sur les limites antérieures et postérieures de la glande où l'on montrera d'une part et superficiellement, la continuité du bord postérieur du feuillet qui la recouvre avec l'aponévrose du sterno-mastoïdien et profondément avec le feuillet profond qui tapisse la loge en arrière ; d'autre part, la continuité du feuillet antérieur avec l'aponévrose massétérine à la surface, et au-dessous avec le feuillet profond qui tapisse la loge en avant.

On conservera intacte en bas la continuité de l'aponévrose parotidienne avec l'aponévrose cervicale ; en énucléant et soulevant la glande, on verra que la loge parotidienne est close en ce point.

En décollant la glande par en haut, au voisinage de l'oreille, mais avec beaucoup de circonspection pour ne pas léser les vaisseaux et nerfs qui émanent du tissu glandulaire, on montrera le contact immédiat de ce tissu avec l'oreille externe et par conséquent l'absence d'aponévrose en ce point.

Le but que l'on doit se proposer à ce moment est de rechercher tous les vaisseaux et nerfs qui émanent de la loge postérieure et qui traversent la glande ou affectent avec elle des rapports de contiguïté ;

5° Commencer par poursuivre et par tendre le canal de

Sténon ; on le trouvera un peu au-dessous d'une ligne menée du lobule de l'oreille à la commissure des lèvres, à 0,045 environ au-dessus du bord inférieur de la mâchoire, faisant suite, en quelque sorte, au prolongement antérieur de la glande.

6° La branche temporo-faciale du nerf facial émerge de la glande au-dessus du canal de Sténon ;

7° La transversale de la face, également au-dessus du canal de Sténon et croisant le col du condyle ;

8° A la partie supérieure, entre le tragus et la base de l'apophyse zygomatique, en avant de la veine temporale, on trouvera le nerf auriculo-temporal dont les deux branches de bifurcation embrassent souvent l'artère temporale.

On aura donc, sur une étendue de 0,01 l'émergence de la veine, du nerf auriculo-temporal et de l'artère.

9° En arrière, en soulevant fortement le lobule de l'oreille on trouvera, couchée dans le fond de la rainure, sur l'apophyse mastoïde, la branche anastomotique très grêle du facial avec le rameau auriculaire du plexus cervical.

10° A la partie inférieure enfin, on verra facilement la jugulaire externe avant sa pénétration dans le tissu parotidien ; il sera facile alors, en étirant la glande un peu fortement, de poursuivre dans son intérieur, sans la détruire, les vaisseaux et nerfs que nous venons de nommer ; on pourra spécialement montrer presque tout le trajet rétroglandulaire de la veine jugulaire. Le trajet de l'artère carotide externe est un peu plus difficile à suivre : il faudra décoller la glande du bord postérieur de la mâchoire et fouiller profondément ; mais avec un peu de patience on pourra très bien, et sans rien détruire, montrer également l'artère.

En tendant les couches superficielles, ou soulevant la

glande et en érignant vaisseaux et nerfs, on aura une fort jolie préparation, très anatomique, car tous les rapports y seront conservés.

B. — Creux du parotide (1)

La préparation décrite ci-dessus précédera, en tous cas, l'ablation de la glande de sa loge : Quand l'aponévrose superficielle sera relevée, les organes qui émanent de la glande reconnus, on procédera à l'ablation du tissu glandulaire. Rien ne sera plus difficile si l'on y procède brutalement ou sans ménagements, mais la préparation sera d'une extrême simplicité si l'on y va lentement et avec méthode.

Il faut se proposer deux choses :

(*a*) La conservation des vaisseaux et nerfs qui traversent la loge :

Artère carotide externe ;

Veine jugulaire externe ;

Nerf facial.

(*b*) La conservation de l'aponévrose qui la tapisse.

Le bord postérieur du maxillaire inférieur étant érigné et écarté, l'aponévrose parotidienne relevée jusqu'au point de réunion avec les feuillets profonds ; la veine jugulaire externe, la carotide externe, la veine temporale, le nerf facial, étant reconnus à leur entrée ou à leur sortie de la glande, on poursuivra d'abord le tronc du facial de son point d'émergence à son origine, puis la jugulaire externe de bas en haut, la veine temporale de haut en bas, etc... La glande sera ainsi dissociée, fragmentée et il sera aisé d'en énucléer les morceaux avec des ciseaux mousses. Le

______

(1) Voir TILLAUX, *Op. cit.*

long des parois antérieure et postérieure on procédera, nous le répétons, en énucléant, non en coupant, si l'on veut ménager la tapisserie aponévrotique et l'avoir intacte ; on la suivra ainsi successivement sur le bord antérieur et la face interne du sterno-mastoïdien, sur le ventre postérieur du digastrique, le stylo-hyoïdien, le stylo-pharyngien et le stylo-glosse ; puis sur un plan plus profond et derrière elle, on trouvera la veine jugulaire interne en arrière, l'artère carotide interne en avant. On sentira dans le fond de la préparation, en avant, l'apophyse styloïde, en arrière et plus superficiellement, l'apophyse transverse de l'atlas.

En avant de l'apophyse-styloïde on rencontrera une résistance marquée à l'ablation des derniers fragments de la glande ; il existe en effet un petit prolongement, dit prolongement pharyngien, qui, passant par un défaut de la toile aponévrotique, forme un véritable diverticule dans le voisinage de la paroi pharyngienne en avant de l'apophyse styloïde. On pourra avec avantage en couper le pédicule et le laisser en place. C'est la meilleure manière d'en indiquer la présence.

En énucléant la glande à la partie inférieure de la loge, on conservera la bandelette fibreuse qui, partant de l'angle de la mâchoire, se porte à la gaîne du sterno-mastoïdien, ferme en bas la loge parotidienne et l'isole de la région sus-hyoïdienne et spécialement de la glande sous-maxillaire.

RÉGION GÉNIENNE OU INTERMAXILLAIRE

1º Incision transversale de 0,05 environ partant de l'aile du nez et dirigée d'avant en arrière vers le conduit auditif ;

2º Double incision verticale descendant jusqu'au bord de la mâchoire inférieure, et dont les extrémités inférieures seront réunies par une incision transversale parallèle à la première. — L'incision verticale antérieure subira une légère inflexion au niveau de la commissure ; la postérieure correspond au bord antérieur du masséter ;

3° Relever la peau et le fascia sous-cutané ; les enlever. On veillera en relevant ce lambeau à ne pas atteindre les parties sous-jacentes.

On trouvera au-dessous :

Les fibres supérieures du peaucier qui seront rabattues en bas ;

Puis le triangulaire du menton ; le buccinateur qui double profondément la région et qui sert de fond aux parties ;

A l'angle supéro-antérieur de la préparation, les extrémités inférieures des petit et grand zygomatiques ;

4° L'artère faciale en croise l'angle inférieur ; en dehors et un peu en arrière, la veine faciale ;

5° La partie accessoire de la parotide s'aperçoit à la partie postérieure de la région ; elle sera isolée;

6° Le canal de Sténon croise la région d'arrière en avant, dans la direction de la ligne qui va du tragus à la commissure des lèvres ; son orifice antérieur, d'après M. Richet, est à 30 millimètres de la commissure et à 7 millimètres du fond du sillon alvéolo-génien. Il sera préparé et légèrement soulevé;

7° La transversale de la face suit également un trajet transversal au-dessus du canal de Sténon, mais quelquefois elle se détache de la temporale superficielle sous un angle plus ou moins aigu ; dans ce cas, elle se dirige obliquement en haut et en avant;

8° Les fibres nerveuses sont représentées, les plus inférieures par des filets provenant du plexus cervical, puis, par des fibres du facial et du maxillaire inférieur et particulièrement l'anastomose du facial avec le buccinateur.

Ces branches nerveuses reposent sur les fibres transversales du muscle buccinateur qui fait le fond de la région ; elles devront être poursuivies avec beaucoup de ménagement, au milieu d'un tissu graisseux abondant.

Dans l'angle formé par le bord antérieur du masséter en arrière et par le muscle buccinateur, on trouve un paquet graisseux volumineux, très volumineux surtout, dans l'enfance, la boule graisseuse de Bichat (1) comprise dans un dédoublement aponévrotique qui, d'après Blandin, et après lui Richet, n'est que l'écartement postérieur des deux feuillets de l'aponévrose d'enveloppe des muscles , l'un s'insérant à la mâchoire, l'autre se continuant sur le buccinateur lui-même.

RÉGION PTÉRYGO-MAXILLAIRE

Voici qu'elles sont, d'après M. Richet les limites de cette région.

En haut : réunion du maxillaire supérieur avec l'os malaire ;

En dedans : de l'apophyse ptérygoïde avec l'os palatin ;

En haut : sphénoïde et racine de l'os zygomatique ;

En dehors et en arrière : articulation temporo-maxillaire et branche de la mâchoire.

Le sujet étant sur le dos, un billot sera placé sous le cou, et la région que l'on veut préparer sera orientée du côté du préparateur.

1° Incision verticale descendant de la fosse temporale, suivant le bord postéro-inférieur de la mâchoire et s'arrêtant à la symphyse du menton.

Incision transversale traversant la joue, du condyle à l'aile du nez ;

(1) Richet, *Traité d'anatomie médico-chirurgicale. — Région faciale inférieure.*

2º Relever les lambeaux pour mettre à nu le masséter en avant, la partie inférieure du temporal en haut ;

3º Décoller le masséter de ses insertions supérieures et antéro-inférieures, de façon à dégager complètement le condyle et l'apophyse coronoïde ; enlever la boule graisseuse de Bichat, en veillant à ne pas détruire la branche buccale du nerf maxillaire inférieur ;

4º Scier le condyle avec la petite scie de Larrey sans blesser l'insertion du ptérygoïdien externe ;

5º Couper l'apophyse coronoïde avec la pince tranchante au-dessous de l'insertion du temporal ;

6º Décoller la parotide du bord postérieur de la mâchoire : la porter en arrière en l'érignant ;

7º A ce moment avancer le sujet sur le bord de la table de manière que la tête pende et pratiquer sur la symphyse du menton une incision médiane qui sera prolongée de quelques centimètres dans la région sus-hyoïdienne ;

8º Couper le peaucier le long du bord inférieur de la mâchoire, détruire les insertions du mylo-hyoïdien, du génio-hyoïdien, du génio-glosse, au ras du maxillaire inférieur ;

9º Détacher autant qu'il sera nécessaire l'insertion, à la mâchoire inférieure, du muscle buccinateur ; inciser la muqueuse buccale ;

10º Donner un trait de scie sur la symphyse du menton après avoir préalablement enlevé une incisive, s'il est nécessaire. Cela fait on pourra facilement renverser en dehors la branche inférieure de la mâchoire et voir la fosse ptérygo-maxillaire qu'on attaquera aisément ;

11º On se trouvera alors en présence d'organes très importants et très nombreux (muscles, vaisseaux et nerfs), qu'il faudra rechercher avec beaucoup de méthode si on veut les trouver tous :

(*a*) Tout d'abord, en haut le ptérygoïdien externe qui s'insère en dedans à l'apophyse ptérygoïde et en dehors à la face interne du condyle ;

(*b*) Plus bas le ptérygoïdien interne qui s'insère en dedans à la fossette ptérygoïdienne et en dehors à l'angle du maxillaire inférieur ;

(*c*) Au-dessus et en avant le temporal qui enveloppe toute la partie supérieure de l'apophyse coronoïde où il s'insère par de fortes fibres aponévrotiques ;

(*d*) L'artère maxillaire interne traverse la fosse ptérygo-maxillaire et passe entre les deux ptérygoïdiens pour gagner les fosses nasales *(pour les branches, voir la préparation de l'artère maxillère interne)*.

(*e*) Les nerfs sont très nombreux : deux sont superficiels et passent entre les deux ptérygoïdiens : le buccal en avant, le masséter en arrière, se dirigeant vers les muscles où ils se distribuent ; le buccal traverse même le ptérygoïdien externe.

Au sortir de ces muscles ils fournissent deux branches que l'on doit montrer ; le temporal profond antérieur et le temporal profond postérieur. Plus profondément et toujours entre ces deux muscles, en avant, le lingual, en arrière, le dentaire inférieur, dirigés de haut en bas.

L'auriculo-temporal qui naît par une double origine en arrière du col du condyle qu'il contourne ; cette double origine forme une boutonnière dans laquelle passe la méningée moyenne.

Enfin, en avant et en haut, dans la partie la plus élevée de la fosse ptérygoïde, on apercevra le ganglion sphéno-palatin et le nerf maxillaire supérieur qui n'appartient plus à la région.

Toutes ces parties seront dépouillées du tissu cellulaire qui les comble ; mais ce ne sera jamais qu'avec beaucoup de lenteur, et en se rendant bien compte de ce que l'on coupe sous peine d'exciser les branches nerveuses que nous avons énumérées. Les ciseaux seront, pour cette opération, d'un meilleur secours que le scalpel.

RÉGION SOUS-ORBITAIRE OU ZYGOMATO-SOUS-ORBITAIRE

Dissection minutieuse et assez difficile, car on doit mettre à nu muscles, vaisseaux et nerfs qui affectent tous des directions différentes.

1º Incision transversale, de 0,05 environ, partant du bord inférieur de l'aile du nez vers l'axe du conduit auditif.

Pratiquer aux deux extrémités deux incisions perpendiculaires, l'une suivant le pli naso-génien, la deuxième externe parallèle à la première.

Relever successivement, de bas en haut, la peau, le tissu graisseux sous-cutané ; on les maintiendra ainsi relevés, ou, s'ils gênent, on les excisera ;

2º Rechercher dans l'angle inféro-externe de la préparation, les branches du facial, qui suivent une direction à peu près transversale, ou légèrement oblique en haut et en avant ;

3º Si le sujet est maigre, cette dissection s'opérera plus facilement, mais s'il a de l'embonpoint, on y procédera avec beaucoup de lenteur ; on devra poursuivre l'artère transversale de la face qui est le plus souvent transversale, mais qui fréquemment aussi se détache de la temporale superficielle, sous un angle aigu (1) et alors se dirige obliquement en haut et en avant ; on l'a même vue

(1) M. DUVAL. *Atlas général d'anatomie descriptive, topographique, etc...* Paris, Baillière, 1853-60, fasc. 1er, p. 27.

parfois figurer une courbure à convexité supérieure, parallèle au bord inférieur de l'arcade zygomatique ;

4° Préparer les grand et petit zygomatiques, l'élévateur commun, le canin ; les ciseaux à pointes mousses seront ici d'un grand secours ; on érignera et tendra les parties très mobiles et dont la dissection serait impossible sans cette précaution.

Quand la dissection sera terminée, on relâchera les érignes ;

5° Dans l'angle interne, on trouvera l'artère et la veine faciales, la première étant en dehors de la seconde ; elles se portent toutes deux dans l'angle supéro-interne, pour gagner le grand angle de l'œil ;

6° Enfin, au-dessous et profondément, rechercher au-dessous du trou sous-orbitaire, entre l'élévateur et l'os, les branches terminales du nerf sous-orbitaire ou branche de terminaison du nerf maxillaire supérieur, s'anastomosant avec des rameaux du facial pour constituer le plexus sous-orbitaire mélangé aux branches de l'artère du même nom, qui émerge par le même orifice.

On verra dans le haut de la préparation, le bord inférieur de l'orbiculaire des paupières.

RÉGION PHARYNGIENNE ET DU VOILE DU PALAIS

A. — *Face externe.* — *Coupe du pharynx.*

1° Enlever la calotte crânienne en brisant le crâne circulairement suivant une ligne passant à 0,02 au-dessus de l'arcade sourcilière et par la protubérance occipitale externe. — Enlever le cerveau ;

2° Séparer la tête du tronc par une section nette, pratiquée le plus bas possible. Les parties molles seront coupées à l'aide d'un fort scalpel ; trait de scie appliqué au même niveau sur la colonne vertébrale ;

3° Pratiquer la coupe du pharynx : cette coupe consiste, la tête étant bien fixée, à ouvrir une large brèche sur la partie postérieure de la base du crâne, par deux traits de scie verticaux, obliquement dirigés de la partie postérieure de l'apophyse mastoïde (à 0,03 ou 0,04 en arrière de l'insertion du pavillon) à la partie antérieure du trou occipital. — Cette section sera précédée d'une incision complète de toutes les parties molles, y compris le périoste, pour que la scie ne rencontre pas d'obstacle. Les deux traits de scie distants de 0,18 à 0,20 l'un de l'autre, suivant la dimension du crâne, se rencontreront sur le bord déclive de l'apophyse basilaire et donneront à la brèche la forme d'un V.

Les débutants qui n'ont pas la scie bien en main, pourront prendre la précaution de tracer d'avance à l'encre la voie à suivre à la surface intérieure du crâne. Un bon principe que l'on ne doit jamais perdre de vue quand on pratique une coupe sur les parois crâniennes, c'est d'avoir toujours l'œil au point où doit aboutir la coupe et non point de suivre le mouvement de la scie ; les déviations seront beaucoup moins à craindre.

MM. Paulet et Sarrazin (1) n'enlèvent pas la voûte crânienne ; ils font porter l'instrument verticalement sur la voûte comme sur la base, et enlèvent ainsi tout le segment postérieur du crâne.

Si la préparation ainsi faite est d'un plus bel effet, elle est d'une exécution plus difficile et la région pharyngienne n'y gagne rien ;

4° Pratiquer verticalement sur la ligne des apophyses

(1) *Atlas d'anatomie topographique*, t. I.

transverses cervicales, de chaque côté du cou, deux incisions qui doivent tomber immédiatement en avant de ces apophyses ; détacher de la région prévertébrale, en procédant de bas en haut, la partie supérieure de l'œsophage et la face postérieure du pharynx ; un aide attirera en arrière le segment de la colonne cervicale pendant que le préparateur, saisissant à pleine main les parties molles du cou, les porte en avant ; on procédera à l'isolement avec d'autant plus de précautions que l'on approche de l'extrémité supérieure ; il est bien entendu que l'apophyse styloïde et le bouquet de Riolan seront conservés ; le segment de crâne se détachera en même temps que la colonne vertébrale ;

5° Porter la pièce sous une fontaine ; faire passer un courant d'eau dans le pharynx et l'œsophage ; les remplir modérément de charpie ou d'étoupe sans faire de bosselures, sans les déformer. Fixer solidement le tout sur un liège avec des pointes en introduisant au-dessous un billot, de façon que la pièce présente directement sa face postérieure au préparateur ; érigner et tendre latéralement ;

6° Relever et rabattre des deux bords la toile aponévrotique qui masque la face postérieure des muscles constricteurs ; procéder de haut en bas et de la ligne médiane vers les parties latérales où cette couche est très mince, toujours dans le sens de la fibre sous-jacente ; la moindre dérogation à cette règle serait funeste. On se rappellera l'imbrication des trois muscles ; il faudra montrer nettement en les isolant, les reliefs des bords supérieurs des constricteurs moyen et inférieur. Cela fait, rechercher l'insertion supérieure du stylo-pharyngien à la partie supéro-interne de l'apophyse styloïde, le suivre et l'isoler jusqu'au bord supérieur du constricteur moyen sous lequel il disparaît ;

7° Disséquer proprement les parties latérales de la pièce

qui constituent les rapports médiats et immédiats de l'organe. On simplifiera beaucoup ce temps en étirant et en piquant par leur extrémité inférieure, sur le liège, nerfs et vaisseaux : artères carotides, veines jugulaires, nerfs, grand sympathique, pneumo gastrique, etc., etc... Nettoyer l'angle postérieur de la mâchoire, isoler les muscles du bouquet de Riolan, en un mot toutes les parties comprises entre le pharynx et la mâchoire inférieure.

J'insiste particulièrement sur la nécessité de rechercher les rapports précis de l'artère carotide interne avec le pharynx et avec l'amygdale, l'artère étant environ à 8 ou 10 millimètres de la glande dont elle n'est séparée que p ar l'épaisseur de la paroi pharyngienne.

B. — Face interne du pharynx et voile du palais

1° Inciser le pharynx de haut en bas sur la ligne médiane jusqu'à l'origine de l'œsophage.

Détacher son insertion supérieure à la base du crâne en rasant les os, par une incision transversale tombant sur l'extrémité supérieure de la précédente.

Érigner et tendre les bords des incisions à l'aide d'épingles fines en crochets, de façon à donner au pharynx l'aspect d'une manche à vent dont l'œsophage représente la gorge ;

2° Relever, à l'aide d'un scalpel très fin et demi-convexe la muqueuse qui recouvre les muscles du pharynx et du voile du palais.

Les deux muscles les plus superficiels qui s'offriront les premiers sont : sur la ligne médiane, les palato-staphylins ou muscles de la luette ; sur les parties latérales les pharyngo-staphylins, muscles des piliers postérieurs. Il est nécessaire si l'on veut avoir ces muscles, d'érigner la luette et de la bien tendre par en bas.

Plus profondément, les péristaphylins internes et externes ; les premiers, dont les fibres partent de la portion cartilagineuse de la trompe d'Eustache, descendent perpendiculairement aux fibres des pharyngo-glosses dans l'épaisseur du voile ; les seconds, placés *au-dessous*, se réfléchissent sur le crochet de l'aile interne de l'apophyse ptérygoïde pour s'épanouir dans le voile. Nous engageons donc à sacrifier d'un côté le péristaphilin interne pour montrer l'externe qui lui est sous-jacent. Reste enfin le palato-glosse, ou muscle du pilier antérieur.

Nous avons vu introduire par M. le docteur Beaumanoir, chef des travaux anatomiques de notre école, une petite modification dans la coupe osseuse qui nous semble très favorable à la préparation et à la démonstration de la pièce, et qui mérite d'être adoptée ; elle consiste à tailler à l'aide de la gouge et du maillet, aux dépens de l'apophyse basilaire, un segment osseux rectangulaire dont les bords taillés en biseau permettent de remettre ce segment en position quand la préparation est terminée. Cette pratique offre deux avantages : d'abord d'éclairer singulièrement l'intérieur du pharynx et de permettre l'abord plus facile du voile du palais ; en second lieu, en le remettant dans sa position première, on peut, à l'aide d'une épingle, fixer à son bord postérieur le bord supérieur de la coupe du pharynx et restituer à l'organe sa première forme.

Pour compléter l'étude du pharynx et du voile, il sera nécessaire d'avoir une coupe antéro-postérieure du crâne et de la face sur la ligne médiane.

Nous indiquerons plus loin la manière de la pratiquer. Cette coupe permettra d'aborder aisément la région tonsillaire, la partie interne du voile... (*Voir les préparations de la région tonsillaire, de la région palatine), etc.*).

RÉGION DU COU

B. — Région du cou.

I

En avant de la colonne vertébrale ou prévertébrale.

1. Région sus-hyoïdienne.
2. — sous-hyoïdienne.
3. — sterno-mastoïdienne.
4. — sus-claviculaire.
5. — cervicale profonde.

II

En arrière de la colonne vertébrale.

Région de la nuque.

III

Aponévroses du cou.

B. — RÉGION DU COU

I. — En avant de la colonne vertébrale ou prévertébrale

RÉGION HYOIDIENNE

Divisée en $\Big\{$ *région sus-hyoïdienne*
région sous-hyoïdienne

1. — Préparation de la région sus-hyoïdienne

Cette region située sur la ligne médiane est limitée supérieurement par la ligne courbe en fer à cheval du bord inférieur du maxillaire inférieur, inférieurement par le bord inférieur de l'os hyoïde, latéralement par le bord interne des muscles sterno-mastoïdiens.

Le sujet est couché sur le dos, un billot sous la nuque rend saillante la face antérieure du cou ; la tête est immobilisée dans l'extension. La région a été soigneusement rasée.

A. — Côté droit. — 1° Première incision en fer à cheval, n'intéressant que la peau, suivant la courbure du bord inférieur du maxillaire inférieur (*m n*, fig. 18) ;

Deuxième incision partant du milieu de la précédente et descendant sur la ligne médiane, au corps de l'os hyoïde.

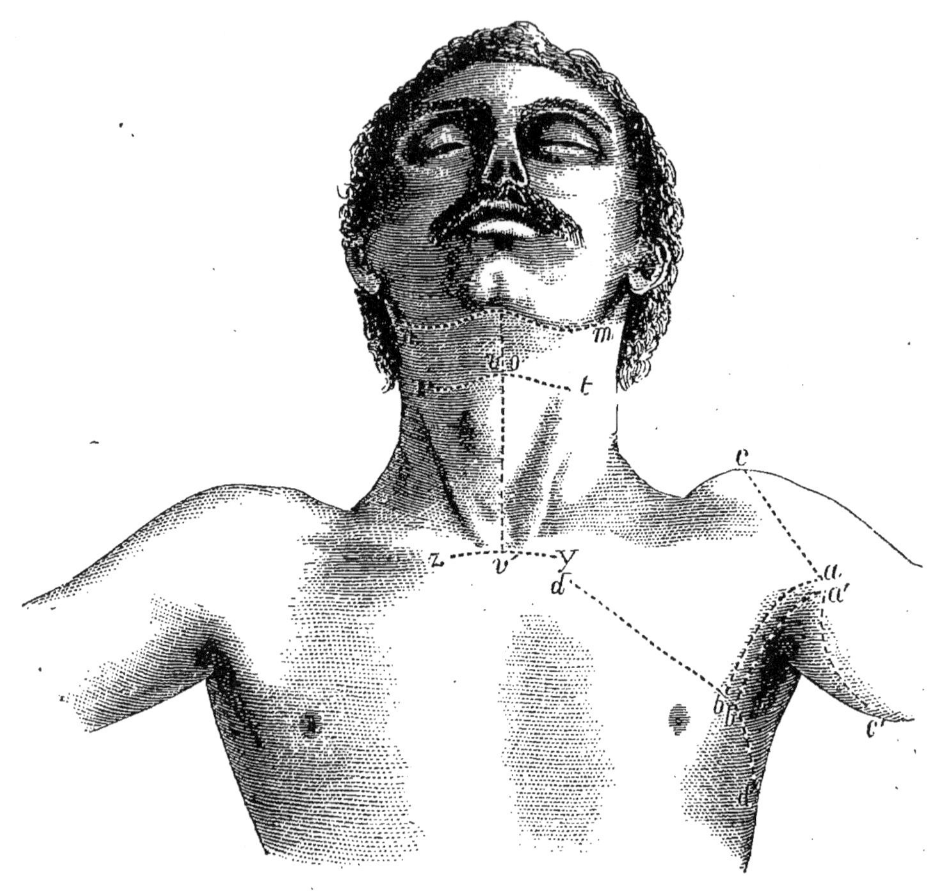

Fig. 18.

Cette planche est destinée à indiquer le tracé des incisions cutanées pour les préparations des régions sus-hyoïdienne, sous-hyoïdienne et de l'aisselle.

Relever à droite le lambeau cutané et le rabattre en dehors et en bas suivant une ligne qui s'étend de l'angle de la mâchoire à la partie inférieure de la deuxième incision ;

2° Relever le peaucier dans le dédoublement aponévrotique qui l'enveloppe, et le rabattre également en bas ;

3° En relevant le peaucier, on veillera à ménager la branche cervicale du nerf facial ou mieux les branches, car il en est plusieurs qui se portent de l'angle de la mâchoire vers la ligne médiane, en passant sur le ventre antérieur du digastrique dans le voisinage duquel on trouvera une ou plusieurs anastomoses avec la branche transversale du plexus cervical superficiel.

Des rameaux de cette dernière seront suivis jusqu'à la peau du menton. Veiller également à la veine jugulaire antérieure qui sera conservée avec ses branches ;

4° Ouvrir par une incision transversale, dans son tiers supérieur, la loge de la glande sous-maxillaire, dépendance de l'aponévrose cervicale superficielle ; énucléer partiellement cette glande avec l'extrémité mousse du manche du scalpel ; érigner et tendre les bords de la section aponévrotique ;

5° On conservera un des ganglions lymphatiques de la région appendu à un vaisseau ; on enlèvera les autres.

B. — Du côté gauche. — 1° Disséquer et enlever le lambeau cutané. Faire de même pour le peaucier et son enveloppe ;

2° Relever l'aponévrose cervicale superficielle avec les branches nerveuses qui s'étalent à sa surface ; la rabattre en bas ;

3° Préparer très proprement le digastrique et le stylohyoïdien : un peu plus profondément le mylo-hyoïdien.

Dépouiller la région de tous les ganglions lymphatiques ;

4° Isoler complètement la glande sous-maxillaire qui pourra être excisée ; mais je préfère la conserver pour montrer nettement le rapport avec le bord postérieur du mylo-hyoïdien, et l'origine de son prolongement qui est au-dessus du plancher de la bouche;

5° Suivre l'artère faciale que l'on ne tiraillera pas afin de montrer son trajet rétro-maxillaire (1); poursuivre ses branches dans cette région, spécialement la sous-mentale qui sera nettement disséquée jusqu'à sa terminaison; faire de même pour la veine ;

6° Fouiller à fond la région, et, quoiqu'il n'y appartienne pas, montrer en dehors le bord inférieur du ptérygoïdien interne, et profondément, sous la partie antérieure du ventre postérieur du digastrique, le muscle hyo-glosse à la surface duquel passe le nerf grand hypo-glosse ;

7° Mettre à nu l'origine de la linguale jusqu'au moment où elle disparaît derrière le bord postérieur de l'hyo-glosse.

2. — Région sous-hyoïdienne ou laryngo-trachéale

Elle est limitée supérieurement par le bord inférieur de l'os hyoïde, inférieurement par le bord supérieur du manubrium ; latéralement par les bords internes des sterno-mastoïdiens.

La tête sera renversée en arrière et fixée comme pour la préparation de la région sus-hyoïdienne.

1° Incision verticale sur la ligne médiane, n'intéressant que la peau, du bord supérieur de l'os hyoïde à la fourchette sternale, sur les extrémités de laquelle tomberont deux incisions transversales s'arrêtant de chaque côté, l'une et l'autre, aux bords internes des muscles sterno-

(1) M. DUVAL. *Hémostasie*, p. 177.

mastoïdiens ; la longueur de l'incision supérieure sera environ le double de celle de l'inférieure (fig. 18) ;

2°. Relever à droite et séparément la peau, le fascia sous-cutané, le peaucier et le feuillet qui l'enveloppe. Les branches superficielles du plexus cervical seront comprises autant que possible dans la couche précédente et relevées avec elle. Conserver la veine jugulaire antérieure (*portion superficielle*) suivant un trajet soit vertical, soit oblique et alors longeant le bord antérieur du sterno-mastoïdien ; quelquefois elle est formée de deux branches affectant ces deux directions. Elle sera isolée surtout en bas, où l'on montrera l'origine de sa partie profonde, portion rétro-claviculaire horizontale qui va à la sous-clavière après avoir passé derrière le sterno-mastoïdien (1) et après avoir perforé successivement l'aponévrose cervicale uperficielle et le feuillet omo-claviculaire ;

3° Les couches précédentes étant rabattues en dehors on a sous les yeux le feuillet superficiel de l'aponévrose cervicale.

On l'incisera verticalement comme la peau, sur la ligne médiane, puis transversalement, depuis l'extrémité supérieure de la section verticale, jusqu'au bord interne du sterno-mastoïdien droit où l'on s'arrêtera. On se rappellera que c'est dans le dédoublement de ce feuillet qu'est compris ce muscle (*comme la glande sous-maxillaire à la région sus-hyoïdienne*) ; on n'en ouvrira pas la gaîne, car il n'appartient pas à la région qu'il limite seulement.

La dissection de l'aponévrose cervicale superficielle réclame de grandes précautions : En haut on rencontrera une adhérence assez forte à la couche sous-jacente (*feuillet moyen ou omo-claviculaire*) ; on attaquera donc par en

____

(1) M. Duval, *Loc. cit.*

bas, car là les deux couches aponévrotiques sont séparées par un espace prismatique, dont la base est à la clavicule, le feuillet superficiel passant sur la face antérieure de cet os pour se continuer avec l'aponévrose d'enveloppe du grand pectoral, le second ou omo-claviculaire s'insérant à la face postérieure de la clavicule ; on videra cet intervalle du tissu celluleux qu'il contient pour bien montrer les deux couches ; on veillera bien toutefois à la portion rétro-claviculaire horizontale de la jugulaire antérieure ;

4° Conserver intact le feuillet omo-claviculaire.

Là s'arrêtera la dissection de ce côté, sous peine d'altérer les parties qui sont préparées.

Côté gauche. — On choisira de préférence ce côté pour la préparation des couches profondes, car l'œsophage et le nerf récurrent y sont d'un abord plus facile.

1° Relever en même temps et renverser en dehors toutes les couches superficielles qui ont été relevées séparément à droite, y compris le feuillet superficiel de l'apo-névrose cervicale ; érigner et tendre fortement en dehors.

2° Rabattre dans le même sens le feuillet omo-claviculaire ; en décollant la face profonde de ce feuillet, on n'entamera pas les rameaux nerveux qui émanent de l'anastomose plexiforme de la branche descendante du grand hypoglosse avec la branche descendante interne du plexus cervical et qui se portent au sterno-hyoïdien, sterno-thyroïdien, omo-hyoïdien où ils seront poursuivis, si possible.

3° Relever de bas en haut, sur la région sus-hyoï-dienne, les muscles sterno et thyro-hyoïdiens avec le segment du sternum auquel ils s'insèrent inférieurement. A cette fin, on appliquera un premier trait de scie vertical de 0, 03 de long sur le milieu du sternum, comprenant toute l'épaisseur de l'os ; on s'aidera au besoin de la gouge et du maillet ; deuxième trait de scie horizontal jusqu'à l'encontre du premier, détachant ainsi toute la moitié gauche de la portion supérieure du manubrium. On pourra avec la scie à chaîne détacher 0,01 de clavicule à laquelle se fixe un petit faisceau musculaire. — En enfonçant une pointe obliquement dans la partie inférieure du lambeau osseux, il sera facile de le remettre en position et de le fixer pour la démonstration.

Ces muscles étant relevés on trouvera ;

Sur la ligne médiane :

(*a*) La trachée que l'on dépouillera complètement de l'atmosphère celluleuse qui l'enveloppe de manière que les anneaux en soient très nets, on laissera à sa surface la veine jugulaire antérieure et profonde quand elle existe ; elle sera alors suivie de haut en bas jusqu'au tronc brachio-céphalique où elle se jette ; on poursuivra par en haut le lascis veineux sous-thyroïdien.

On pourra l'injecter comme le conseillent MM. Paulet et Sarrazin, vu l'absence de valvules. Veiller à la possibilité d'une anomalie artérielle, chose assez commune dans cette région (*voir* Tillaux, *An. topog.*, p. 410) spécialement à la tyroïdienne de Neubauër (1) ;

(*b*) Le corps thyroïde dont on montrera l'isthme et le lobe gauche ; immédiatement au-dessus de l'isthme, l'anasto-mose des deux thyroïdiennes supérieures ;

(*c*) Le cartilage cricoïde, le muscle crico-thyroïdien et le filet nerveux que lui donne le laryngé externe ;

(*d*) La membrane crico-thyroïdienne ;

(*e*) Le cartilage thyroïde, le musle thyro-hyoïdien avec son rameau nerveux qui vient du grand hypoglosse ; en arrière l'insertion du constricteur inférieur du pharynx ;

(1) Notre musée possède une pièce préparée l'hiver dernier, sur laquelle cette thyroïdienne accessoire fournit sept branches du calibre de l'artère radiale.

(*f*) La membrane thyro-hyoïdienne traversée par l'artère et le nerf laryngés supérieurs ;

Profondément :

(*y*) L'œsophage et le nerf récurrent que l'on recherchera en érignant la trachée et en l'attirant à droite ; on trouvera le nerf entre les deux conduits, reposant sur l'œsophage.

Sur les parties latérales :

(*a*) La portion rétro-claviculaire de la jugulaire antérieure déjà écrite ci-dessus (fig. 22) ;

(*b*) On ouvrira la gaîne des vaisseaux, jugulaire interne, carotide primitive ; on poursuivra, pendant le trajet qu'elles parcourent dans la région, l'artère thyroïdienne inférieure, la thyroïdienne supérieure et sa branche laryngée externe ;

(*c*) On montrera enfin profondément le nerf pneumo-gastrique et, en arrière et un peu en dedans, le grand symphatique.

RÉGION STERNO-MASTOIDIENNE OU CAROTIDIENNE

Elle comprend le muscle sterno-mastoïdien et les parties qu'il recouvre :

Le sujet étant dans le décubitus dorsal, placer un billot sous les épaules, laisser pendre la tête que l'on renversera de manière que la face soit dirigée du côté opposé à la préparation ; elle sera immobilisée dans cette position.

1° Première incision oblique à un travers de doigt en avant du bord antérieur du sterno-mastoïdien, cotoyant ce bord dans toute son étendue, s'arrêtant dans le voisinage de l'apophyse-mastoïde, puis s'arrondissant à la partie supérieure suivant la ligne d'implantation des

cheveux et aboutissant un peu en arrière du bord postérieur de sterno-mastoïdien (fig. 19).

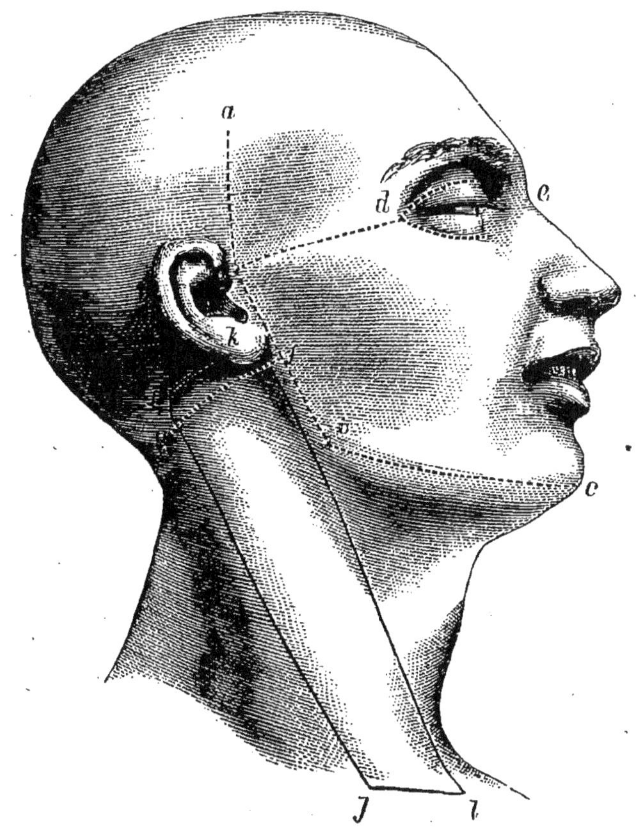

Fig. 19.

Cette planche est destinée à indiquer le tracé des incisions
cutanées pour les préparations de la région sterno-mastoïdienne
et pour le nerf facial.

Incision rectiligne partant de l'extrémité inférieure de la
précédente et cotoyant le $1/3$ interne de la clavicule.

2° Relever le lambeau cutané et le fascia superficialis
en couches distinctes et les rabattre en dehors en les

faisant pivoter sur le bord externe du sterno-mastoïdien, ou mieux un peu en arrière de ce bord ;

3° Disséquer le peaucier parallèlement à sa fibre en conservant les branches du plexus cervical qui le traversent ; le rabattre dans le même sens que la peau après l'avoir relevé. Dans cette opération, on veillera aux branches du plexus cervical qui émergent vers le milieu du bord postérieur du sterno-mastoïdien ; ouvrir la gaîne de ce muscle qui n'est qu'un dédoublement de l'aponévrose cervicale superficielle ; la décoller de manière à mettre à nu la fibre musculaire dans toute son étendue ; on y mettra les plus grands ménagements en haut, où l'adhérence est grande, sous peine d'avoir des fibres mâchées de l'aspect le plus déplaisant.

Conserver à la surface de la couche aponévrotiqne, la veine jugulaire externe et quelques ganglions lymphatiques ;

4° Inciser et soulever légèrement le bord interne du feuillet profond du sterno-mastoïdien et montrer les rapports de ce muscle satellite de l'artère carotide primitive avec cette artère, la veine jugulaire interne qu'il recouvre, etc., etc.

Dans le cas où l'on serait dans l'obligation de préparer toute la région d'un seul côté, le sterno-mastoïdien serait coupé au-dessous de sa partie moyenne, et les deux moitiés seraient rabattues l'une en bas, l'autre en arrière et en dehors, de façon à pouvoir disséquer les parties sous-jacentes, et alors on se comporterait comme nous allons l'indiquer plus bas.

Mais dans une région aussi chargée et partant aussi capitale, nous pensons qu'il est impossible de tout montrer raisonnablement du même côté sous peine de sacrifier telle couche très importante à telle autre qui ne l'est pas davantage et qui l'est peut-être moins. Nous estimons donc qu'il faudra arrêter en ce point la dissection à droite et passer au côté gauche où l'on préparera les parties profondes comme il suit :

B. — Côté gauche. 1° Mêmes incisions superficielles. — Relever en même temps les couches superficielles et le peaucier.

2° Couper le sterno-mastoïdien dans sa moitié inférieure ; en rabattre les deux segments l'un en bas, l'autre en haut et en dehors.

3° Sectionner et rabattre le feuillet moyen de l'aponévrose cervicale en bas sur la clavicule.

4° Rabattre ou bien enlever, s'il gêne, trop, le feuillet lamello-ganglionnaire sous jacent.

5° Nettoyer et mettre nettement à nu :

(*a*) *Au centre de la région :* Les deux scalènes dont on fera bien d'opérer la section afin de pouvoir montrer les parties sous-jacentes.

(*b*) *En arrière :* Le splénius qui sera également incisé de façon que la ligne de section affleure le bord postérieur de la préparation. Si on ne le coupe, on le rabattra et érignera fortement en dehors et en arrière ; il en sera de même de l'angulaire de l'omoplate.

(*c*) *En dedans :* La gaîne des vaisseaux, qui sera ouverte, mais conservée.

On trouvera à la partie antéro-externe la veine jugulaire interne, et sur un plan postéro-interne, l'artère carotide externe.

Dans la même gaîne et sur un plan postérieur : le nerf pneumo-gastrique que l'on trouve quelquefois, mais *très rarement*, en avant des vaisseaux.

(*d*) *En arrière de la carotide :* L'artère vertébrale et la thyroïdienne inférieure.

L'origine de la thyroïdienne inférieure appartient à cette région : elle naît le plus souvent par un tronc commun avec la scapulaire supérieure (1) et la cervicale transverse superficielle ; ce tronc naît de la partie supérieure et antérieure de la sous-clavière, en dehors de la vertébrale,

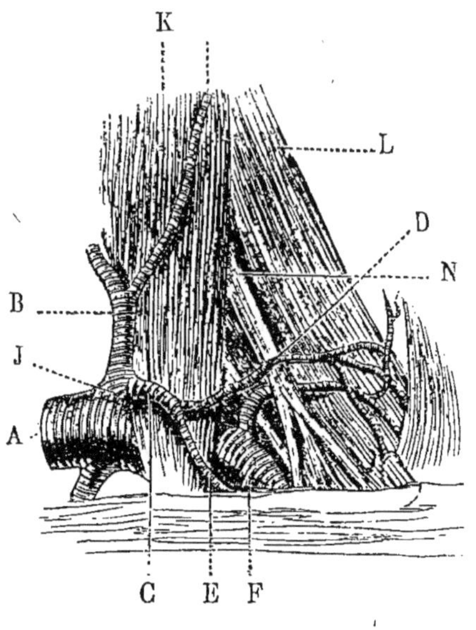

Fig. 20.

A. Artère sous-clavière. — B. Artère thyroïdienne inférieure. — C. Tronc thyro-cervical. — D. Artère cervicale transverse superficielle. — E. Artères capulaire supérieure. — F. Artère cervicale transverse profonde. — J. Nerfs du plexus brachial.

(1) Il existe peu d'entente entre les anatomistes dans la dénomination de quelques-unes des branches de la sous-clavière et l'on confond souvent cervicale transverse, scapulaire, supérieure, postérieure...

Entre l'origine de la thyroïdienne supérieure et l'intervalle des scalènes, il existe en réalité trois artères dans la grande majorité des cas :

(a) L'une, qui se porte en bas, longe le bord postérieur de la clavicule en passant le plus souvent *au-dessus* du ligament qui convertit en trou l'échancrure de cet os. Nous l'appellerons avec M. Marcellin Duval, *la Scapulaire supérieure*.

en dedans des scalènes, très près du bord interne du scalène antérieur, vis-à-vis de la mammaire interne qui émane de la partie antéro-inférieure (1). On fera ressortir le point d'origine de ces trois vaisseaux (fig. 20).

Enfin le tubercule postérieur des apophyses transverses des vertèbres cervicales ; l'aponévrose prévertébrale en arrière de laquelle le nerf grand sympathique.

(e) *A la partie supérieure de la région.* — Après bifurcation de la carotide primitive, rechercher la carotide externe et la carotide interne. A cet effet, on écartera l'angle de la mâchoire en le portant le plus possible en avant ; conserver le rapport antérieur avec le ventre postérieur du digastrique, le stylo-hyoïdien, le grand hypoglosse ; enlever la partie de la parotide qui masque l'artère.

On fouillera la région de manière à montrer l'origine des artères faciale et linguale qui naissent souvent par un tronc commun.

La linguale naît avant la faciale, au niveau de la grande corne de l'os hyoïde, mais plutôt au-dessus qu'au-dessous. Sur un plan antérieur on trouvera plusieurs troncs veineux, veines faciale, linguale et pharyngienne, que l'on conservera, s'il est possible.

(b) La deuxième qui naît aussi en *dedans des scalènes,* et souvent par un tronc commun avec la précédente et avec la thyroïdienne inférieure, passe au devant des nerfs du plexus brachial et se termine *entre l'angulaire et le trapèze.* Nous l'appellerons avec le même auteur, la *cervicale transverse superficielle.*

(c) La troisième qui naît *dans l'intervalle ou en dehors des scalènes,* passe presque constamment entre les nerfs du plexus, plonge *sous l'angulaire* et descend le long du bord spinal de l'omoplate : c'est la *cervicale transverse profonde.*

Quand celle-ci manque, la superficielle la remplace dans sa partie scapulaire ou descendante.

(1) M. Duval, *Op. cit.,* fasc. 1, p. 33.

L'artère occipitale dont on fera ressortir le rapport précieux avec le nerf grand hypoglosse, car le nerf passe d'abord derrière l'occipitale et au-devant de la carotide interne, puis, descendant pour former l'anse, il passe au-devant de la partie inférieure de l'occipitale. L'artère est donc recouverte à son origine par le nerf grand hypoglosse, mais au delà, c'est l'artère qui recouvre le nerf (1). Cette disposition constante devra être conservée et montrée ; mais elle ne le pourra être que si le sterno-mastoïdien coupé, comme nous l'avons déjà dit, a été rabattu et fortement érigné par en haut.

Dans le fond de la région, et au-dessous de l'artère occipitale, on isolera et on montrera la partie externe du petit oblique supérieur et un peu au-dessous l'insertion externe du grand oblique (*Muscles de la nuque*).

Un peu plus bas, le bord antérieur du grand complexus, qui doit apparaître nettement entre le scalène postérieur en avant, le splénius rabattu ou coupé, en arrière.

RÉGION SUS-CLAVICULAIRE

Pour démontrer et préparer cette importante région, il faut pouvoir disposer des deux côtés du sujet. Nous donnerons à droite la préparation des couches superficielles, à gauche celle des couches profondes :

Le sujet est dans le décubitus dorsal, un billot sous le cou et mieux sous les épaules ; la face dirigée du côté opposé à celui que l'on prépare ; la tête immobilisée.

Nous rappelons que la région sus-claviculaire est limitée

(1) M. Duval, *idem.* p. 204.

en dedans par le relief du bord interne du sterno-mastoïdien ; en dehors par le relief du bord externe du trapèze ; en bas par la clavicule.

1° *A. — Côté droit.* — Incision de la peau sur les limites
interne et inférieure de la région ; la rabattre en dehors
sur le bord interne du trapèze comme charnière, en
même temps que le fascia graisseux sous-cutané.

2° Relever dans le même sens le peaucier dans sa gaîne
celluleuse, en veillant à l'aponévrose sous-jacente et sur
tout à la jugulaire externe.

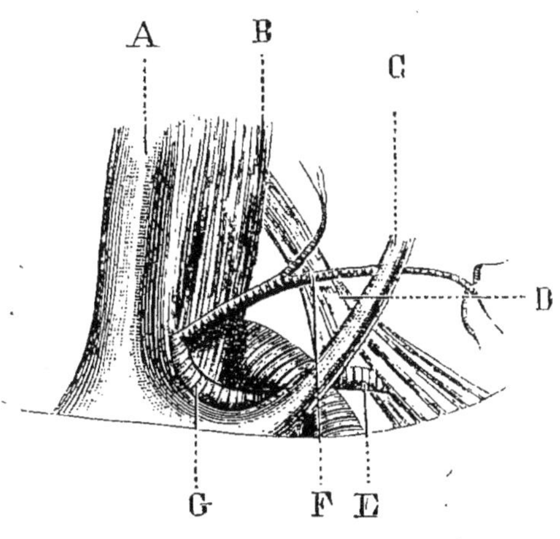

Fig. 21

A. Jugulaire interne. — C. Jugulaire externe et sa portion
horizontale se portant à la jugulaire interne. — F. Artère cervicale transverse superficielle. — G. Artère scapulaire supérieure.—
E. Artère cervicale transverse profonde. — D. Nerfs du plexus
brachial.

3° Inciser également, sur la limite externe du sterno-
mastoïdien, l'aponévrose cervicale superficielle ou feuillet
sterno-trapézien ; le couper aussi au ras de la clavicule

sur laquelle il passe pour aller se continuer avec l'aponé-

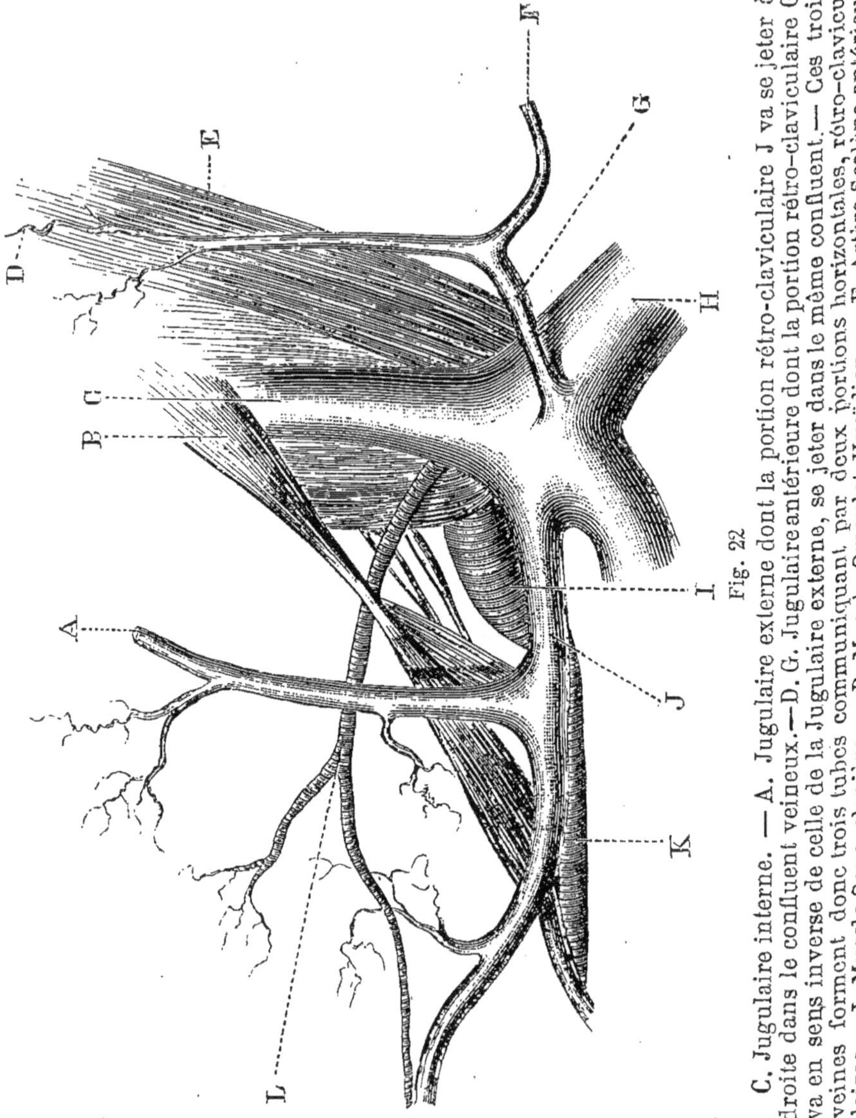

Fig. 22

C. Jugulaire interne. — A. Jugulaire externe dont la portion rétro-claviculaire J va se jeter à droite dans le confluent veineux.—D. G. Jugulaire antérieure dont la portion rétro-claviculaire G va en sens inverse de celle de la Jugulaire externe, se jeter dans le même confluent.— Ces trois veines forment donc trois tubes communiquant par deux portions horizontales, rétro-clavicu-laires.—I. Muscle Sous-clavière.—B. Muscle Omoplat-Hyoïdien. — E. Artère Scalène antérieur.

vrose du grand pectoral, et le rabattre sur le bord externe du trapèze où il se dédouble.

J'ai dit que la veine jugulaire externe devait être conser-

véc intacte à la surface du feuillet sterno-trapézien ; elle
descend ainsi jusqu'au niveau de la clavicule où elle se
trouve à 0, 07 de l'extrémité interne de cet os ; c'est là
que serait, d'après la description de tous les auteurs
classiques, le confluent de la veine jugulaire externe dans
la sous-clavière.

C'est une grande erreur qui peut être fatale au point de
vue opératoire ; aussi nous permettons-nous d'attirer
tout particulièrement l'attention des préparateurs sur ce
point important d'anatomie. Il faut à tout prix que la préparation de cette région fasse ressortir très nettement la
disposition réelle du trajet et du confluent de cette
veine que nous allons indiquer. Quand on aura relevé le
feuillet aponévrotique sterno-trapézien, on trouvera
au-dessous le feuillet moyen de l'aponévrose cervicale ou
omo-claviculaire qui, comprenant dans son dédoublement
le muscle omo-hyoïdien ou omo-claviculaire, et venant
s'insérer au bord postérieur de la clavicule, laisse ainsi
entre lui et le feuillet précédent un intervalle prismatique
à base inférieure. Eh bien ! c'est le long de cette base,
entre les deux feuillets et derrière la clavicule que l'on
trouvera et que l'on devra montrer un tronc volumineux
qui n'est que la portion horizontale de la veine jugulaire externe, qui, arrivée où nous l'avons laissée plus
haut, à 0, 07 environ de la clavicule, a perforé l'aponévrose superficielle, s'est recourbée à angle droit en suivant ainsi un trajet appelé rétro-claviculaire par M. Marcellin Duval (1), le seul anatomiste qui ait parfaitement
décrit cette disposition, portion rétro-claviculaire qui est à
la J. E. ce qu'est à la J. A., sa position horizontale, également rétro-claviculaire, et qui ne se jette dans la sous-

(1) *Op. cit.*

clavière qu'après avoir perforé le second feuillet ou omo-claviculaire.

Il y a là un écueil trop sérieux pendant la ligature, en dehors des scalènes, de la sous-clavière, pour ne pas la signaler particulièrement à l'attention des anatomistes et des préparateurs.

Telle est la disposition normale de beaucoup la plus fréquente; mais comme le fait remarquer M. Duval, au lieu d'un trajet horizontal rétro-claviculaire, la jugulaire externe peut offrir une direction plus ou moins oblique en dedans et en bas, après avoir préalablement passé soit devant, soit derrière l'omo-hyoïdien pour se rendre, cas rare, à la jugulaire interne, au confluent ou à la sous-clavière. Ces cas moins communs devaient être signalés.

Je serais d'avis de laisser absolument intact de ce côté le feuillet moyen de l'aponévrose cervicale. On apercevra par transparence le muscle omo-hyoïdien qui forme le bord externe d'un triangle inclus dans le premier, dont les deux autres côtés sont le scalène antérieur et le sous-cla-vier et dans lequel se trouvent l'artère, la veine sous-cla-vière, le nerf et les branches vasculaires dont nous allons indiquer la préparation de l'autre côté.

B. — *Côté gauche.* — 1° Mêmes incisions superficielles que précédemment ; rabattre en dehors et en même temps, la peau, le peaucier et l'aponévrose superficielle, que l'on sacrifiera au besoin ;

2° Détruire l'adhérence à la clavicule du faisceau clavi-culaire du sterno-mastoïdien, le porter en dedans ;

3° Abaisser la clavicule le plus qu'il sera possible ; mais cette manœuvre ne pouvant s'exécuter que très incomplè-tement, je conseille de donner un trait de scie à chaîne sur le tiers interne de cet os, en ayant soin d'en décoller préa-lablement le périoste. Cette pratique, qui ne dérange ni la forme, ni les rapports de la région, permet de déprimer fortement la clavicule et d'aborder facilement la dissection des parties rétro-claviculaires ; si les rapports se trouvaient du reste tant soit peu compromis, il serait des plus aisé de les rétablir ensuite, puisque toutes les adhérences de la clavicule subsistent ;

4° Rabattre de haut en bas l'aponévrose omo-claviculaire en l'incisant sur ses deux côtés ; on trouvera alors dans l'espace triangulaire que l'on a sous les yeux, en allant des parties superficielles aux parties profondes et de bas en haut :

(*a*) La portion de la veine jugulaire externe qui, après avoir longé horizontalement la face postérieure de la clavicule, a perforé l'aponévrose omo-claviculaire pour se jeter dans la sous-clavière que l'on montrera ; derrière elle, le nerf phrénique ;

(*b*) Le scalène antérieur ;

(*c*) L'artère sous-clavière et les branches d'origine du plexus brachial, l'artère étant le cordon le plus inférieur, le plus antérieur, le plus interne ;

(*d*) La cervicale profonde, nous insistons sur cette dernière branche ; il faut la montrer et la distinguer de la cervicale superficielle avec laquelle on s'est plu à la confondre ; naissant du reste en dehors des scalènes, dans le champ opératoire ou très près de lui, elle est loin d'être indifférente à la ligature de la sous-clavière, comme on le répète à tort, car la présence d'une artère qui a souvent le volume de la radiale, dans le voisinage d'une ligature, peut être sans effets à l'amphithéâtre, mais compromet le résultat définitif sur le vivant.

(*e*) Le scalène postérieur ;

Nous avons emprunté la majeure partie des précédents détails à l'*Atlas d'anatomie* de M. Duval (fasc, 1er p. 33 et

38) où cette région a été décrite avec une admirable précision, dès l'année 1853. Il y aurait déni de justice à ne pas le
reconnaître.

On poursuivra les branches fournies par l'artère sous-
clavière qui sont :

1. — En dedans : la thyroïdienne inférieure, constante, qui
naît en dedans des scalènes, qui n'appartient à la région
que par se partie inférieure et qu'on ne suivra que dans
cette partie de son trajet ;

(f) Plus en dehors et de bas en haut : la scapulaire
supérieure qui décrit sur les scalènes antérieurs une courbure à concavité inférieure, puis descend en bas et en
dehors pour gagner le bord postérieur de la clavicule
qu'elle côtoie en devenant horizontale et en croisant la
face antérieure de la sous-clavière. On arrêtera là sa préparation ;

(g) Plus haut, la cervicale transverse superficielle qui
monte un peu, traverse le triangle sus-claviculaire ,
s'appuie sur le scalène antérieur et au-devant des nerfs du
plexus brachial, sans pouvoir s'engager entre eux, entourée
comme la précédente de graisse et de ganglions lymphatiques qu'il faut enlever pour la bien voir ; la présence de
cette couche permet d'affirmer que l'on est en dessous du
feuillet omo-hyoïdien. On suivra la cervicale transverse
superficielle jusqu'au bord du trapèze où elle disparaît en
se plaçant entre lui et l'angulaire. (Voir la note, page 146).

Les trois artères sus-nommées naissent le plus souvent
par un tronc commun, tronc thyro-cervical, situé immédiatement dans l'axe de l'origine de la mammaire interne et
très près du bord interne du scalène antérieur.

2. — En dehors et plus profondément ; la cervicale transverse profonde dont on trouvera l'origine soit entre les
scalènes, mais plutôt en dehors du scalène antérieur et sur

un plan postérieur par rapport à lui, qui contourne le scalène postérieur après avoir passé entre les nerfs du plexus,
rarement derrière eux.

On la poursuivra jusqu'à la limite externe du triangle
qu'elle abandonne pour passer sous l'angulaire et suivre
le bord spinal de l'omoplate.

RÉGION CERVICALE PROFONDE

Ce n'est à proprement parler qu'une région musculaire à
mettre à nu ; nous croyons devoir en donner la préparation, en raison des coupes qu'elle nécessite ; comme le fait
remarquer avec juste raison M. Sappey, la préparation
sera la même pour les muscles scalènes (1).

1° Scier circulairement le crâne ; enlever le cerveau ;

2° Sectionner nettement, à l'aide d'un scalpel bien tranchant, toutes les parties molles qui sont comprises entre
la fourchette sternale, le bord supérieur de la clavicule et
la colonne vertébrale, en s'arrêtant à l'aponévrose prévertébrale ;

3° Détruire, de bas en haut et le plus haut possible. les
adhérences celluleuses du pharynx à cette aponévrose ; cela
fait, faire écarter fortement par un aide, le pharynx et
les autres parties molles voisines, appliquer un trait de
scie horizontal sur la base du crâne entre la région prévertébrale d'une part et les parties molles soulevées de
l'autre. On obtiendra ainsi une coupe verticale du crâne
qui sera de niveau avec le plan antérieur de la colonne
cervicale ;

4° On aura alors sous les yeux la région prévertébrale
proprement dite, composée des muscles :

Grand droit antérieur de la tête,

(1) Sappey. *Anatomie descriptive* tom. 2.

Petit droit antérieur,

Long du cou.

(*a*) Rechercher le grand droit en avant et latéralement, formé de quatre tendons qui partent du tubercule antérieur des apophyses transverses des 3ᵉ, 4ᵉ, 5ᵉ, 6ᵉ, vertèbres cervicales, que l'on voit en portant le muscle en dehors et qui se rendent, après s'être condensés, à l'apophyse basilaire ;

(*b*) Le petit droit antérieur qui naît en avant des masses de l'atlas et de l'apophyse transverse pour se rendre à l'apophyse basilaire ;

(*c*) Le long du cou enfin, qui part des trois premières dorsales et des cinq dernières cervicales, envoyant trois faisceaux supérieurs au tubercule de l'atlas ; deux faisceaux inférieurs émanant des vertèbres dorsales vont s'insérer au tubercule antérieur des apophyses transverses des 4ᵉ et 5ᵉ cervicales ; trois faisceaux internes qui vont des corps des trois premières dorsales aux corps des 2ᵉ, 3ᵉ, 4ᵉ vertèbres cervicales.

II. — En arrière de la colonne vertébrale

RÉGION DE LA NUQUE

La région de la nuque est comprise entre deux lignes transversales menées, la supérieure par la protubérance occipitale externe, l'inférieure par l'apophyse épineuse de la 7ᵉ vertèbre cervicale.

Avant d'attaquer cette région, afin d'éviter l'infiltration des tissus, résultat infaillible de l'hypostase, surtout chez les sujets injectés avec un liquide conservateur, on aura soin s'il est possible, de laisser le sujet couché sur le ventre, pendant les jours qui précéderont la préparation ;

1º *A*. — *A droite*. — Pratiquer deux incisions transversales suivant les deux lignes indiquées ci-dessus; elles auront de 0,18 à 0,20 de longueur et seront réunies en leur milieu par une 3ᵉ incision qui permettra d'ouvrir une large porte sur la région de la nuque ;

La dissection de ces deux lambeaux, assez aisée dans le bas de la région, devient d'une extrême difficulté dans le haut, surtout entre l'axis et la protubérance occipitale, en raison de l'excessive adhérence des téguments, les fibres musculaires venant même s'insérer à la face profonde du derme ; d'autre part le trapèze est très mince sur ce point et rien n'est plus facile que de l'entamer, si l'on n'y veille. On préviendra autant que l'on pourra ces inconvénients en tendant fortement le cou : pour cela le sujet couché sur le ventre, sera avancé le plus près possible de l'extrémité de la table ; on prendra la précaution d'introduire un billot sous la partie supérieure du thorax, et dès lors, la tête pendante tendra par son propre poids la région de la nuque ;

2° Rabattre la peau, le fascia graisseux sous-cutané et l'aponévrose cervicale superficielle ; on pourra, contrairement aux principes que j'expose, relever les trois couches en même temps ; on abrégera ainsi les difficultés.

Mettre à nu le trapèze en dedans, le sterno-mastoïdien en dehors.

3° Couper le trapèze par le milieu : en relever et érigner sur la ligne médiane la moitié interne ; en rabattre en dehors et en haut la moitié externe ; mettre nettement à nu les fibres du sterno-mastoïdien ; l'érigner en dehors.

4° Enlever la toile aponévrotique qui masque le splénius ; couper le muscle par le milieu, en rabattre les deux moitiés en sens différents ; cette manœuvre se fera avec précaution afin de conserver intact le petit dentelé supérieur qui est au-dessous, puis, le rhomboïde, dont les extrémités supérieures appartiennent à la région de la nuque dans une étendue de quelques centimètres. En donnant un coup de scalpel en dehors sur ces muscles, on pourra les relever de manière à bien montrer l'imbrication des couches.

5° Sur le même plan, et en dehors, rechercher l'angulaire dont les insertions seront poursuivies jusqu'au tubercule postérieur des apophyses transverses ; on isolera ensuite par couches, de dehors en dedans, l'extrémité supérieure du sacro-lombaire, le petit complexus, le transversaire du cou, le grand complexus. Avec un peu d'habitude et d'adresse, cet isolement ne présentera pas de difficulté sérieuse.

6° Il reste une dernière couche, couche profonde, étendue de la partie inférieure de la région à l'apophyse épineuse de l'axis et composée du transversaire épineux, et plus haut, des muscles profonds les petits et grand droit postérieur de la tête ; les faisceaux du transversaire épineux seront nettement isolés ainsi que chacun des quatre muscles que nous venons d'indiquer.

7° Veiller à ne pas couper le grand nerf sous-occipital qui émerge au-dessus du bord inférieur du muscle grand oblique pour se redresser en décrivant une courbure à concavité supérieure ; on suivra sa distribution jusque dans la couche sous-cutanée épaisse qui tapisse le haut de la nuque.

8° Quant à l'artère vertébrale, on la trouvera aisément dans son trajet horizontal, dans l'interstice qui sépare le grand oblique, qui est au-dessous, du grand droit, qui est au-dessus.

B. — *Préparation à gauche.* — 1° Relever les muscles superficiels, les couper nettement au ras de leurs insertions aux apophyses épineuses (trapèze, petit dentelé, rhomboïde).

2° Les muscles angulaire, petit et grand complexus, transversaire du cou... seront sacrifiés ou portés fortement en dehors; je conseille de conserver le transversaire épineux qui ne gêne pas ; ses faisceaux seront bien isolés et écartés. Les deux transversaires du cou étant disséqués de même et leurs faisceaux isolés, leurs insertions poursuivies nettement jusqu'aux apophyses épineuses bituberculeuses, et les deux muscles attirés en dehors, on aperçoit parfaitement les intertransversaires disposés par paires et séparés par le ligament sus-épineux qui passe sur le sommet de toutes les apophyses épineuses et qui sera ménagé.

3° En dehors, nettoyer les lames vertébrales, mais conserver l'artère cervicale profonde dont on suivra le trajet ascendant.

4° Enlever les quatre muscles de la région cervicale profonde de façon à mettre à nu les articulations de l'atlas, de l'axis, avec l'occipital.

PRÉPARATION DES APONÉVROSES DE LA PARTIE ANTERO-LATÉRALE DU COU

La préparation des aponévroses de la région antérolatérale du cou est implicitement comprise dans les préparations sus et sous-hyoïdiennes, carotidienne, sus-claviculaire que nous avons exposées avec détails ; cependant, en raison de l'importance que nous attachons à l'isolement des différentes couches de cette région, nous allons donner ici la manière de les préparer et de les présenter indépendamment des territoires factices qu'a créés l'anatomie topographique, nous allons autrement dit faire, le scalpel à la main, la synthèse du cou, après en avoir opéré l'analyse.

Nous supposerons que la peau, le peaucier et le dédoublement qui lui sert d'enveloppe sont relevés dans toute l'étendue de la région cervicale antéro-latérale, c'est-à-dire dans la région comprise entre les clavicules en bas, le bord inférieur de la mâchoire et le plancher de la bouche en haut, et deux lignes verticales correspondant aux apophyses transverses sur les côtés.

A. — Feuillet superficiel de l'aponévrose cervicale. — Nous sommes alors en présence d'un demi-cylindre aponévrotique qui recouvre le cou sans interruption dans les limites indiquées ci-dessus, et qui, partant supérieurement du bord inférieur de la mâchoire, jette un voile transparent :

(*a*) Dans la partie moyenne : sur les régions sus et sous-hyoïdiennes en constituant, sur la ligne médiane, la ligne blanche cervicale ;

(*b*) Latéralement et de haut en bas, sur la glande sous-maxillaire, sur le sterno-mastoïdien, le creux sus-claviculaire, le trapèze, pour se terminer superficiellement en arrière au sommet des apophyses transverses.

La préparation se trouverait donc ainsi faite, si ce n'était qu'un surtout aponévrotique ; mais ce surtout se dédouble en plusieurs points pour fournir des loges à des organes et à des muscles : à la glande sous-maxillaire qu'il enveloppe complètement, plus bas au sterno-mastoïdien, au trapèze.

Telle est la première couche qui passe sur la face antérieure de la clavicule pour se continuer avec le surtout aponévrotique du grand pectoral.

Préparation. — Pour montrer ces dispositions :

1° Pratiquer une incision verticale sur la ligne médiane, de la symphyse du menton à la fourchette du sternum, n'intéressant que la première couche aponévrotique ;

2° 2ᵐᵉ incision de l'aponévrose le long du bord inférieur de la mâchoire à droite.

3° Désarticuler la clavicule dans l'articulation sterno-claviculaire ; détruire les moyens de contention de son articulation externe par en bas, après avoir préalablement incisé l'insertion claviculaire du grand pectoral au ras de l'os ; luxer la clavicule en dehors en détruisant toutes les adhérences profondes et en relevant en même temps l'aponévrose cervicale sans ouvrir les gaînes des muscles qu'elle enveloppe ;

4° Rabattre le tout en dehors et en érignant les bords de l'incision de la loge sous-maxillaire la maintenir béante en y conservant la glande ; pratiquer deux fenêtres sur les loges des sterno-mastoïdien et trapèze pour y montrer les muscles.

5° A gauche sectionner l'aponévrose au ras de la clavicule qu'on laissera dans sa position.

Laisser intacte dans sa loge la glande sous-maxillaire de ce côté ;

Rabattre en dehors le plan musculo-aponévrotique composé de l'aponévrose superficielle, du sterno-mastoïdien et du trapèze.

D. — Feuillet moyen de l'aponévrose cervicale. — Au-dessous de la gaîne superficielle , il en existe une seconde à la partie supérieure : elle jette un voile sur le mylo-hyoïdien, en se fixant en haut à la ligne mylo-hyoïdienne, tapisse la loge parotidienne en fournissant des gaînes aux muscles styliens et s'insère à l'apophyse styloïde, redescend pour s'adosser en bas à la superficielle, contribue ainsi avec elle à clore et à isoler les deux loges sous-maxillaire et parotidienne et vient se fixer au bord supérieur de l'os hyoïde ; mais sa terminaison en ce point n'est qu'apparente, car, delà, va émaner uu nouveau voile, d'abord très mince, mais dont l'épaisseur augmentera en descendant, s'adossant à la couche superficielle en haut, s'isolant d'elle au fur et à mesure qu'elle descend puisqu'elle vient se fixer en bas à la face postérieure de la clavicule et qu'elle en est ainsi séparée par un espace prismatique à base inférieure, s'accolant enfin en dehors à la face profonde, trapézienne, de la couche superficielle. Comme la précédente du reste, ce n'est pas un simple surtout fibreux, c'est un tissu qui s'entrouvre pour envelopper des muscles ; en effet, elle fournit des gaînes aux sterno-hyoïdien, sterno-thyroïdien, omoplat-hyoïdien, au-dessous duquel elle est vraiment très épaisse.

Préparation du feuillet moyen. — Je conseillerai ici de préparer ce second feuillet exclusivement à gauche. En haut : ouverture par une incision verticale de la loge parotidienne, dont on enlèvera la glande en ménageant bien exactement l'adossement du feuillet profond à l'aponévrose superficielle, qui ferme, par en bas la loge parotidienne ; une incision horizontale pratiquée sur la loge de la sous-maxillaire, qui a été ménagée de ce côté, et au besoin, l'ablation de cette glande, permettront de constater l'indépendance des deux chambres glandulaires.

Au-dessous de l'hyoïde : conserver intacte l'aponévrose omo-claviculaire, montrer son adhérence à la clavicule ; enlever le tissu cellulo-graisseux interposé en bas à l'aponévrose superficielle, pratiquer au besoin une incision verticale sur la gaîne du sterno-hyoïdien pour montrer le muscle inclus ; poursuivre enfin, en dehors, et faire voir l'adossement, à l'enveloppe trapézienne, de la lame superficielle, aussi bien que le permettra la dissection de la première couche.

Un tissu lamello-ganglionnaire lâche et abondant qui se trouve placé au-dessous de l'aponévrose moyenne et environne les organes sous-jacents, permet par sa présence d'affirmer que l'on est au-dessous du feuillet moyen.

C'est derrière ce tissu adipeux ou cette masse de remplissage que se trouve le feuillet profond ou prevertébral, il masque les muscles prévertébraux, et applique le grand sympathique à la surface de ces muscles.

COUPE MÉDIANE ANTÉRO-POSTÉRIEURE DE LA TÊTE ET DU COU

Cette coupe très importante servira à plusieurs fins :
(*a*) A la préparation des fosses nasales ;
(*b*) A celle de la trompe d'Eustache ;
(*c*) A celle de la région tonsillaire ;
(*d*) A l'étude des rapports de la langue, du voile du palais, de pharynx, du larynx ;
(*e*) A la préparation de quelques-uns des nerfs crâniens.

On peut la pratiquer sur une pièce congelée ;
—   sur un cadavre bien frais ou injecté ;

Nous n'insisterons pas sur la coupe faite sur une pièce congelée. Cette question a été traitée d'ensemble à l'article : « Application de la congélation à l'étude de l'anatomie chirurgicale. »

Nous ne décrirons donc ici que la manière de pratiquer la coupe de la tête et du cou sur un sujet non congelé.

1° Raser le cuir chevelu ;

2° Tracer au scalpel le trajet ultérieur de la scie sur toute la boîte crânienne depuis la racine du nez jusqu'à la protubérance occipitale externe, un peu en dehors de la ligne médiane ;

(1) TILLAUX, 443, 447.

3° Inciser sur la ligne médiane, jusqu'au sommet des apophyses épineuses, toutes les parties molles du cou qui seront déprimées des deux côtés de manière à ne pas être machées par la scie ;

4° Pratiquer avec le scalpel la section des parties molles du visage, à quelques millimètres de la ligne médiane, de façon à laisser intacte d'un côté la cloison des fosses nasales ;

5° Opérer bien nettement la section des deux lèvres ;

6° Arracher une dent à chaque mâchoire là où portera le trait de scie ;

Sectionner également sur la ligne médiane, avec un scalpel bien tranchant, à longue lame, les parties molles du cou, jusqu'à la colonne vertébrale ;

7° Couper avec une pince tranchante le corps de l'os hyoïde ;

8° La tête étant alors bien fixée par un aide, l'opérateur, muni d'une scie à lame large, n'ayant pas trop de voie, commencera la section par la région frontale en appliquant le plat de la scie sur l'ongle du pouce de la main gauche comme guide. Quand la scie aura pénétré, il fera marcher l'instrument d'avant en arrière vers le sinciput de façon à scier le crâne et la face normalement, horizontalement, en suivant toujours avec une grande exactitude la direction de l'incision des parties molles.

9° Lorsque la section du crâne et de la face sera complètement achevée, moins celle de la mâchoire inférieure, on donnera un trait de scie sur la partie moyenne du maxillaire inférieur, on exercera des tractions sur la langue que l'on fixera en l'érignant et on la coupera bien nettement sur la ligne médiane avec un scalpel.

10° En écartant alors les deux moitiés de la mâchoire inférieure, on coupera au scalpel les quelques parties molles qui pourraient exister au devant du corps des vertèbres, en veillant autant que possible à bien tenir la ligne médiane du corps.

On portera la pièce sous une fontaine dont on graduera le jet, pour la dépouiller des bavures qui la souillent, mais pas assez fort pour entraîner la substance cérébrale.

Cette coupe qui se fait plus rapidement que nous ne mettons de temps à la décrire, sera excessivement utile dans une foule de cas :

Elle peut servir à la préparation et à l'étude non seulement de tous les organes qui se trouvent sur le trajet de la scie : Fosses nasales avec leur arrière cavité, bouche, voile du palais, pharynx, larynx, trompe d'Eustache, langue, etc... etc..., mais encore elle peut rendre de grands services dans la préparation de certains nerfs crâniens : nerf facial, nerf maxillaire inférieur et particulièrement le ganglion otique (Voir ces préparations).

RÉGIONS DE LA POITRINE

C. — Régions de la poitrine

I.
Régions des parois.

Région antérieure. — 1. Région sternale.

  — latérale. — 2. — costale.

  — inférieure. — 3. — diaphragmatique.

Annexe : Région mammaire.

II.
Régions de la cavité.

1. Région médiastine antérieure.

2. — — postérieure.

RÉGIONS DE LA POITRINE

Régions des parois

RÉGION ANTÉRIEURE. — RÉGION STERNALE

Nous serons très brefs d'indications :

1°. Double incision transversale, l'une supérieure, de 0, 12 environ suivant le bord supérieur du sternum ; l'autre inférieure, à deux travers de doigt de la pointe du même os, et se terminant au rebord des fausses côtes.

2°. Double incision verticale joignant les extrémités externes des précédentes incisions; relever, en même temps, la peau et le fascia sous-cutané.

3°. Relever d'un côté l'aponévrose qui recouvre le grand pectoral, ce qui revient à disséquer ce muscle et à en rabattre en dehors l'enveloppe aponévrotique ; on ménagera, à la surface du sternum, les fibres aponévrotiques entrecroisées, dépendant de l'aponévrose imusculaire voisine, et se confondant avec le périoste sternal.

4°. Du côté opposé : relever bien complètement le grand pectoral, montrer les intercostaux jusqu'à l'articulation des cartilages costaux avec la côte correspondante.

5°. Rechercher l'artère mammaire interne et, pour cela, exciser au besoin avec un scalpel la partie interne de quelques-uns des cartilages costaux.

RÉGION LATÉRALE. — RÉGION COSTALE

A. — Côté droit. — 1° En raison de l'épaisseur de la couche musculaire et de la variété des muscles, il faudra disposer des deux côtés du sujet si l'on veut montrer toutes les couches :

Préparation des muscles de la paroi thoracique compris entre les bords du sternum en avant, les muscles des gouttières en arrière, la première côte et la ceinture de l'épaule en haut, en bas la ligne courbe qui, partant de l'appendice xyphoïde, suit le rebord de la douzième côte et aboutit à la douzième vertèbre dorsale.

Le sujet est couché sur le dos, un billot sous les reins.

2° Relever la peau et le fascia sous-cutané ; les rabattre ou les exciser complètement, ce qui vaudra mieux. Je ne conseille pas pour cela de pratiquer des incisions sur les limites de la région ci-dessus indiquée ; on commencera par des incisions partielles que l'on prolongera au fur et à mesure des besoins de la dissection, afin de ne pas mobiliser le sujet inutilement.

3° On relèvera en même temps que les couches superficielles la toile aponévrotique légère qui recouvre tous les muscles, sous peine d'avoir ensuite de bien plus grandes difficultés et d'en mâcher la surface. Je ne saurais trop engager ici à se reporter aux principes généraux de dissection des muscles, et pour faciliter le travail, à moins qu'on ne désire expressément isoler chaque couche, à relever cette toile aponévrotique avec le fascia sous-cutané ; le scalpel marchera toujours dans le sens de la fibre musculaire que l'on met à nu ; le lambeau sera donc disséqué de haut en bas ou de bas en haut, la fibre étant généralement transversale, mais on ne se fera pas l'esclave des incisions cutanées ; c'est une servitude déplorable contre laquelle je ne saurais trop mettre en garde ici comme ailleurs et surtout en présence de régions aussi étendues que celle-ci, dans laquelle il n'y a aucun intérêt à conserver les couches superficielles.

4° Les premières incisions pourront être faites avec avantage, l'une le long de la clavicule, l'autre le long des articulations chondro-sternales ;

5° En haut et en avant, on découvrira les faisceaux du grand pectoral dont les insertions ostéo-cartilagineuses s'étendent de la deuxième à la sixième côte. Il est séparé en partie de ces côtes par le petit pectoral qui s'étend de la troisième à la cinquième ;

6° En avant et en bas, on mettra à nu les digitations du grand oblique qui s'insèrent à la face externe des huit dernières côtes en s'entrecroisant, les plus élevées, avec les digitations inférieures du grand dentelé, les plus basses, avec les quatre digitations du grand dorsal ;

7° Toujours en avant, entre le grand pectoral et le grand oblique, le grand droit de l'abdomen qui s'insère à la portion cartilagineuse des cinquième, sixième, septième côtes et à l'appendice xyphoïde.

Quand on aura mis à nu ces muscles ou portions de muscles, en prolongeant à son aise les incisions superficielles, on inclinera le sujet sur le côté opposé à celui que l'on prépare, et on le calera avec un ou deux billots.

On passera ensuite à la région postérieure : conserver le bras, quoiqu'il gêne ; cela est préférable à cause des insertions des muscles de la paroi à l'humérus ; mais il sera fortement élevé et fixé dans cette position , tant que l'on s'attaquera aux parties latérales de la poitrine ; puis, quand on préparera la partie postérieure de la région, on le portera dans l'abduction forcée en faisant saillir le plus possible le scapulum.

8° Les incisions superficielles se feront sur les limites supérieures et postérieures de la région ; on découvrira, en haut et en arrière, une portion du trapèze et le rhomboïde ;

9° En arrière et plus bas, le grand dorsal dont les digitations inférieures à la face externe des neuvième, dixième, onzième et douzième côtes, s'entrecroisent avec celles du grand oblique.

10° Entre le grand dorsal en arrière et le grand pectoral en avant, se trouve le grand dentelé dont les dix digitations s'insèrent aux côtes, suivant une ligne courbe à convexité antérieure, formant un véritable plastron latéral dont quatre des bandelettes musculaires inférieures s'entrecroisent avec celles du grand oblique. Ce muscle ne peut être complètement disséqué qu'en écartant fortement le bras du tronc, car toutes ses fibres se condensent pour venir prendre insertion au bord postérieur et à l'angle du scapulum.

B. — *Côté gauche*. — On commencera par dépouiller la paroi thoracique de ce côté de tous les muscles correspondant à ceux qui ont été disséqué du côté droit :

1° Enlever le membre supérieur gauche.

On se trouvera en présence des douze côtes séparées par les onze espaces intercostaux ;

2° Les côtes seront nettoyées, ruginées.

3° Il faut montrer :

Les intercostaux externes et internes ;

Les couches aponévrotiques qui les recouvrent ;

Les surcostaux, le petit dentelé inférieur ;

Les artères, veines et nerfs.

On laissera intact, dans l'un des espaces au moins, un intercostal externe s'étendant, en arrière, du point de contact de la côte à l'apophyse transverse et s'arrêtant en avant aux cartilages, recouvert de sa lame aponévrotique.

Dans l'un des autres espaces, un intercostal interne,

s'étendant du sternum à l'angle des côtes, également re-couvert de sa lame aponévrotique.

Rechercher l'artère intercostale qui, en arrière, est au milieu de l'espace du même nom et qui monte graduelle-ment vers l'angle de la côte supérieure et arrive à la gout-tière de cette côte.

Un rameau vers les deux tiers antérieurs, quitte le tronc artériel pour gagner le bord supérieur de la côte inférieure;

Le nerf intercostal situé au-dessous de l'artère, sert de point de ralliement pour la ligature de l'artère par le pro-cédé de M. Marcellin Duval (1).

L'ordre des vaisseaux et nerfs en allant de bas en haut est : le nerf en bas, l'artère au milieu, la veine au-dessus.

RÉGION MAMMAIRE(*chez la femme*)

La région mammaire n'est, en réalité, qu'un point parti-culier de la région costale.

1º Circonscrire la mamelle par trois incisions l'une supérieure, l'autre inférieure, la troisième interne.

2º Disséquer le lambeau cutané en ménageant le mamelon; le rabattre en dehors sur le bord externe.

Disséquer le fascia graisseux sous-cutané, en ayant soin de ménager les faisceaux conjonctifs et élastiques qui fixent à la clavicule la face profonde de la glande.

3º Ménager le réseau veineux riche et les extrémités des filets nerveux qui rampent à sa surface, ainsi que l'aponévrose qui voile les muscles limitrophes.

4º Préparer la glande mammaire. Injecter si c'est possible, les vaisseaux galactophores ; isoler avec ménage-

(1) M. MARCELLIN DUVAL, *Atlas général d'anatomie*, planche 5, figure 16.

ment les lobes de la glande, en séparer les masses graisseuses, volumineuses qui entourent les lobules glandulaires.

5° Sur le côté opposé on relèvera l'aponévrose et on préparera les muscles.

Cette préparation chez l'homme, n'offre qu'un intérêt très limité. Elle rentre dans la dissection des parois de la poitrine et de la région de l'aisselle (*voir ces deux préparations*).

RÉGION INFÉRIEURE. — RÉGION DIAPHRAGMATIQUE

Pour bien voir le diaphragme, il faut pouvoir le présenter sur deux sujets différents.

Sur l'un, on le préparera de manière à voir sa face inférieure ou concave ; on étudiera de ce côté ses insertions, les piliers, le trèfle aponévrotique, les artères diaphragmatiques inférieures ; sur l'autre, on montrera la face convexe, le nerf phrénique...

Dans les deux cas on se gardera bien d'ouvrir les cavités abdominales et thoraciques en même temps, mais seulement celle qui permet d'aborder le diaphragme par la face que l'on veut étudier, la cavité abdominale dans le premier cas, la cavité thoracique dans le second ;

A. — Préparation par la face concave. — Le sujet est sur le dos, un billot sous les reins ; il sera disposé de manière que la concavité du diaphragme soit bien éclairée.

1° Inciser crucialement l'abdomen ; le vider ; pour cela :

2° Rechercher l'œsophage et la veine cave ascendante ; les couper entre deux ligatures à trois ou quatre centimètres au-dessous du diaphragme ; enlever l'estomac et le paquet intestinal ;

3° Extraire le foie : Passer la main gauche à plat entre la face convexe de l'organe et le diaphragme, couper avec précaution le ligament suspenseur d'avant en arrière, puis les ligaments latéraux ; on pourra alors aborder facilement le ligament coronaire que l'on incisera dans le sens de sa longueur, de droite à gauche, en prenant la plus grande précaution pour ne pas percer le diaphragme, car dès lors la préparation serait manquée par introduction de l'air dans la poitrine ;

Cette manœuvre mettra à découvert la face concave du muscle que l'on abordera facilement en érignant les lambeaux des parois abdominales et en les portant fortement en dehors et en haut :

4° Décoller le péritoine plutôt avec le doigt qu'avec le scalpel ; frotter vivement avec les doigts, coiffés d'un morceau de linge, le centre aponévrotique du muscle ;

5° Poursuivre les insertions aux côtes : elles se font à la face interne des six dernières, où elles s'entrecroisent avec les digitations du muscle transverse ;

6° Montrer également l'insertion du muscle à la face interne de l'appendice xyphoïde ;

7° Préparer les piliers du diaphragme : le droit est situé presque sur la ligne médiane, plus fort, s'insérant aux deuxième et troisième vertèbres lombaires ; ils s'envoient l'un à l'autre une véritable anastomose musculaire ; un tendon réunit aussi leurs bords internes.

L'ouverture supérieure ainsi formée laisse passer œsophage et nerf pneumo-gastrique ; l'inférieure, l'aorte, le canal thoracique, la veine azygos.

Tous ces organes seront conservés et montrés à leur passage ; il est donc bien important de ne pas les couper trop bas.

Nous mentionnerons de suite l'orifice de la veine cave

ascendante, situé entre la foliole droite et la foliole moyenne du trèfle ; enfin les grands nerfs splanchniques qui traversent le pilier correspondant du diaphragme par un orifice particulier, pour gagner le ganglion semilunaire ; le petit splanchnique sort aussi par un trou particulier un peu en dehors du précédent, et un peu en dedans d'une arcade sous laquelle passe le tronc du grand sympathique lui-même.

8° On terminera par la préparation :

(*a*) Des arcades fibreuses qui partant des piliers au niveau de la deuxième vertèbre lombaire, vont se fixer de part et d'autre à la base des apophyses transverses de la première vertèbre lombaire : le rapport avec le sommet du psoas sera nettement dégagé.

(*b*) D'une deuxième arcade fibreuse, (ligament cintré), longue, grêle, horizontale, étendue de l'apophyse transverse des deux premières vertèbres lombaires au bord inférieur de la douzième côte ;

9° Si le sujet est injecté, rechercher les diaphragmatiques inférieures au nombre de deux, droite et gauche, naissant de l'aorte au-dessus du tronc cœliaque.

10° Rechercher également les rameaux inférieurs ou sous-péritonéaux du nerf phrénique à la voûte et sur les piliers.

B. Préparation de la face convexe. — Ouvrir le thorax, respecter l'abdomen ;

Une première incision cutanée, en ceinture, circonscrira le point où seront ensuite coupés les os. Partant de quelques centimètres au-dessus de l'appendice xyphoïde, elle se portera, en décrivant une courbe, au-dessus des insertions musculaires du diaphragme aux six dernières côtes.

— Les côtes seront coupées avec la pince de Liston, immédiatement au-dessus de ces insertions.

Trait de scie appliqué sur la colonne vertébrale au niveau de la douzième vertèbre dorsale, après avoir enlevé les poumons et le cœur.

Rechercher la distribution du nerf phrénique à la face convexe :

(*a*) Filets sous pleuraux, filets antérieurs ou mieux, antéro-latéraux ;

(*b*) Internes allant à la partie moyenne;

(*c*) Externes ou mieux postéro-externes.

II. — Régions de la cavité

RÉGION MÉDIASTINE ANTÉRIEURE

1° Incision supérieure transversale, de 0,10 de long, au niveau de la fourchette sternale, se prolongeant de chaque côté sur l'extrémité interne de la clavicule ;

2° Double incision verticale, dirigée de haut en bas et de dedans en dehors, suivant les lignes d'articulation des cartilages avec les côtes correspondantes : Ces incisions faites avec précaution, pour ne pas atteindre les parties intra-thoraciques, permettront d'énucléer complètement le plastron et de le rabattre de haut en bas, ou, si on le préfère, de l'enlever tout à fait par une incision courbe à concavité supérieure.

Ces incisions intéresseront la peau, le tissu sous-cutané, les couches aponévrotiques et musculaires, les cartilages costaux.

Elles seront faites nettement ; on veillera à la partie supérieure de la région, en rabattant le sternum, à ne pas sectionner ou atteindre les prolongements de l'aponévrose cervicale profonde sur les gros vaisseaux ;

3° Érigner les poumons et les porter en dehors ; après

incisions des plèvres, on pourra piquer avec des épingles le bord de section de la plèvre sur la coupe correspondante de la côte ;

4° Nettoyer et montrer les gros vaisseaux : de droite à gauche : la veine cave supérieure, l'aorte, l'artère pulmonaire ; on poursuivra la toile aponévrotique qui, de l'aponévrose cervicale profonde, se prolonge sur les gros vaisseaux. Je conseille pour bien distinguer cette toile, de pratiquer une petite incision verticale sur la partie moyenne du cou entre les deux clavicules. On montrera alors facilement l'extrémité inférieure de l'aponévrose superficielle passant sur la clavicule, l'extrémité inférieure de l'aponévrose profonde se fixant au bord postérieur, de cet os, enfin le troisième feuillet se prolongeant sur les vaisseaux de la base du cou, comme nous l'avons dit ;

5° Ouvrir le péricarde, montrer en bas son adhérence au diaphragme, en la conservant ;

6° Cela fait, rechercher le pédicule pulmonaire à droite et à gauche, en isoler les éléments en enlevant le tissu cellulaire et en détruisant les adhérences. On verra ainsi les rapports de la veine pulmonaire au-dessous de l'artère pulmonaire au-dessus de la bronche en arrière ;

7° On poursuivra le nerf phrénique dans toute sa longueur en conservant toutefois quelques adhérences avec les parties voisines afin de ne pas détruire ses principaux rapports ;

8° Montrer les deux nerfs pneumo-gastriques, à droite, entre le tronc veineux brachio-céphalique et le tronc artériel, à gauche entre l'artère sous-clavière et le tronc brachio-céphalique gauches ;

9° Sur la ligne médiane mettre à nu la trachée dans la poitrine et l'origine de sa bifurcation ; on conservera le lascis veineux qui s'étend à sa surface ;

10° Si l'on peut trouver la terminaison du nerf cardiaque antérieur on remontera de sa terminaison vers son origine.

RÉGION MÉDIASTINE POSTÉRIEURE

1° Pratiquer une coupe transversale de la cage thoracique, suivant un plan vertical, en faisant tomber tout le plastron antérieur et la moitié des arcs-boutants qui y prennent un point d'appui;

La section des parties molles de la cage thoracique se fera à l'aide d'un fort scalpel; la section des côtes mises à nu, avec la pince de Liston;

2° Isoler les poumons du cœur; — Enlever le cœur après avoir sectionné l'aorte entre la naissance du tronc brachio-céphalique artériel et la carotide gauche;

3° Décoller la face externe des poumons des parois internes de la cage thoracique; opérer la section de la trachée au-dessus de sa bifurcation;

4° Enlever les poumons.

On aura alors sous les yeux la moitié postérieure de la cage thoracique, la colonne vertébrale et des organes qui sont contenus dans le médiastin postérieur, l'œsophage et les nerfs pneumo-gastriques, puis de droite, à gauche, la veine azygos, le canal thoracique, et de chaque côté, en dehors des corps vertébraux, et encadrant les précédents vaisseaux, le tronc du grand sympathique;

4° Il faudrait pour que la préparation fut complète, conserver et montrer tous ces organes; mais l'œsophage en masque la majeure partie. On fera donc bien d'en enlever un fragment entre deux sections. Pour cela on le coupera à 2 ou 3 centimètres au-dessous de la section de la trachée et en bas à quelques centimètres au-dessus du diaphragme;

5° Puis on recherchera le canal thoracique : Ayant porté d'abord l'aorte à gauche, on apercevra entre elle et la veine azygos un cordon blanchâtre, à parois très minces ; c'est le canal thoracique, que l'on injectera en pratiquant une petite incision longitudinale dans le sens de sa direction et en y introduisant un tube à injection lymphatique.

6° Si on conserve l'œsophage, après l'avoir préalablement nettoyé et avoir mis en relief les pneumo-gastriques dans toute l'étendue de l'organe, on le soulèvera en l'érignant, et alors on isolera l'aorte, le canal thoracique, la veine azygos.

Le cordon du grand sympathique recouvert par les plèvres se trouvera au-devant des articulations costo-vertébrales croisant les vaisseaux intercostaux ; il y a autant de ganglions nerveux que de vertèbres dorsales.

Les anastomoses avec les nerfs intercostaux seront recherchées : elles sont courtes, grêles, souvent doubles, dirigées de bas en haut et de dedans en dehors ; elles conduisent à la préparation des nerfs intercostaux.

En procédant de bas en haut, on trouvera le nerf intercostal, l'artère, la veine, disposition importante à retenir pour la ligature de l'artère.

RÉGIONS DE L'ABDOMEN

<table>
<tr>
<td rowspan="2">D. — Régions de l'abdomen.</td>
<td>I
Régions des parois.</td>
<td>1. R. antéro-latérale.—Ombilic.
2. R. postérieure, R. lombaire.
3. Aponévroses de l'abdomen.</td>
</tr>
<tr>
<td>II
Régions de la cavité.</td>
<td>1. Région épigastrique.
2.   —   ombilicale.
3.   —   hypogastrique.</td>
</tr>
</table>

D. — RÉGIONS DE L'ABDOMEN

I. — Région des parois abdominales

Nous la diviserons en 2 parties : *Région antéro-latérale.*
Région postérieure.

RÉGION ANTÉRO-LATÉRALE

Au point de vue de la facilité de la préparation, nous traiterons successivement la *partie latérale* et la *partie antérieure*.

A. — Partie latérale
de la région antéro-latérale des parois abdominales.

Elle est limitée EN HAUT par le rebord inférieur des côtes ;

EN BAS par l'arcade de Fallope et par le pubis ; .

EN ARRIÈRE par le relief de la masse commune ; M. Tillaux préfère le bord postérieur du grand oblique.

Le sujet est couché sur le dos, légèrement incliné pour la dissection du grand oblique sur le côté opposé, et ainsi maintenu à l'aide de billots introduits sous les parties déclives.

Première incision longitudinale s'étendant de l'appendice xyphoïde à la symphyse du pubis, la deuxième de l'ombilic à la partie moyenne du rebord costal.

Les lambeaux cutanés seront disséqués et relevés en sens inverse.

On aura ainsi :

La peau ; le fascia lamello-graisseux (couche superficielle du fascia superficialis) ; le fascia lamelleux (ces deux feuillets pouvant être relevés ensemble) ;

L'aponévrose d'enveloppe du grand oblique, feuillet mince et très-adhérent.

Quand on sera sur ce dernier feuillet, procéder lentement et parallèlement à la fibre musculaire, et suivre dans toute sa longueur le faisceau que l'on aura mis à nu ; l'aponévrose d'insertion du grand oblique sera conservée intacte ; mais il ne faut pas oublier que c'est avec beaucoup de ménagements que l'on relèvera le feuillet d'enveloppe, qui, comme nous l'avons déjà dit, est très adhérent, si l'on ne veut érailler la fibre musculaire ; procéder avec précautions en approchant de l'arcade crurale, sur le bord antérieur de laquelle s'insère l'aponévrose du grand oblique.

La disposition du grand oblique à la partie inférieure de la région mérite d'être étudiée et montrée avec soin. Ses fibres aponévrotiques viennent s'insérer sur la lèvre antérieure de l'arcade crurale, ou ligament de Fallope, qui est formé partiellement des fibres du grand oblique épaissies, partiellement de fibres propres.

A la partie inférieure et interne existe un orifice de forme ovalaire, à grand diamètre oblique de haut en bas et de dehors en dedans, limité par deux bandelettes fibreuses que l'on appelle piliers externe et interne de l'anneau. C'est l'orifice inférieur ou externe du canal inguinal par où passent les éléments du cordon (*Voir préparation des organes génitaux*).

Si l'on ne se propose que la préparation des muscles de l'abdomen, on coupera successivement par le milieu, et perpendiculairement à leur direction, le grand oblique pour étudier le petit oblique, puis le petit oblique pour préparer le muscle transverse.

Mais si l'on se propose de voir à la fois toutes les couches et spécialement les feuillets profonds, fascia transversalis, fascia propria, je conseille alors de faire ce que j'indiquerai avec détail pour la préparation de l'aine, d'inciser transversalement la paroi abdominale au niveau de l'ombilic.

La paroi étant ainsi incisée, on remarquera tout d'abord avant d'aller plus loin, à la partie inférieure de la région hypogastrique, trois dépressions qu'il est important de connaître :

(a) *Dépression* ou *fossette inguinale externe*, qui répond à l'orifice interne ou supérieur du canal inguinal, située en dehors du cordon de l'artère épigastrique et par laquelle se font les hernies inguinales externes;

(b) *Fossette inguinale interne*, limitée en dehors par l'artère épigastrique et en dedans par le cordon de l'artère ombilicale, par laquelle se font les hernies directes.

(c) La fossette vésico-pubienne enfin, située en dedans du cordon de l'artère ombilicale.

Cela fait on isolera et relèvera successivement chaque couche en s'aidant d'une incision verticale antérieure, et on décollera le fascia transversalis qui n'existe à proprement parler que dans la partie sous-ombilicale de la région des parois, placé entre le transverse et le péritoine ; ou bien, et peut-être cela vaudra-t-il mieux, on pratiquera une incision verticale ou légèrement oblique de l'épine iliaque supérieure et antérieure au rebord des côtes, en détachant suffisamment par en haut les insertions costales, ce qui permettra d'affronter assez facilement la paroi profonde et le fascia transversalis.

On veillera avec soin à la disposition inférieure de ce fascia décrit différemment par les anatomistes : en dedans il se fixe sur le bord externe du muscle droit; puis se continue en arrière des muscles droits avec celui du côté opposé.

Il faudra, dans les parties externes de la préparation, montrer la continuité du fascia transversalis avec le fascia iliaca, le premier formant avec le second un angle plus ou moins ouvert en haut; dans la partie interne et inférieure, il forme, d'après la majorité des anatomistes, le septum crural.

Pour M. Richet (1) le fascia transversalis se diviserait en deux couches : la plus superficielle fibreuse ne serait que le fascia propria épaissi à sa partie inférieure; tandis que pour M. Tillaux (2) on doit montrer une couche de tissu cellulaire plus ou moins épaisse, couche sous-péritonéale située entre le péritoine et le fascia transversalis, couche qui d'après lui s'épaissirait en bas et formerait membrane; mais, par contre, le premier de ces anatomistes admet un 2me fascia transversalis, fascia celluleux auquel il applique la description que nous avons donnée plus haut pour le fascia transversalis proprement dit. Il y a là du reste, comme on peut s'en rendre aisément compte, plutôt différence de termes que différence réelle de description.

Je crois pour ma part que ce qui introduit avant tout ces

(1) Richet, p. 613.
(2) Tillaux, p. 624.

dissemblances, ce sont les variétés anatomiques suivant les sujets, tel feuillet étant épais chez celui-ci et presque nul chez cet autre ; c'est du reste l'avis de M. Richet. En tous cas, il sera procédé avec beaucoup de ménagements, en marchant de la partie profonde vers la partie superficielle, en rabattant successivement chaque couche d'avant en arrière, puis en les tendant ensuite quand elles seront bien isolées ; mais on ira toujours lentement, en se servant plus du manche du scalpel que de la pointe, pour éviter une perforation. Récemment, dans une préparation anatomique de la région qui m'était présentée par l'excellent chef des travaux anatomiques de notre école, M. le docteur Beaumanoir, il existait un dédoublement non douteux du fascia transversalis au niveau de l'orifice interne du canal inguinal et de l'entrée, dans le canal, des vaisseaux spermatiques, mais seulement en ce point : il y avait adhérence absolue en dedans entre les deux feuillets ; le feuillet profond se continuait avec le fascia iliaca.

En ce qui touche le mode de terminaison interne de ce fascia, quoiqu'on admette généralement qu'il forme au devant de l'anneau crural le septum crural, septum parfois très mince mais qui coiffe le doigt quand on le repousse dans l'entonnoir, nous devons cependant citer l'autre opinion qui admet que ce feuillet descend sur les vaisseaux fémoraux.

B. — Partie antérieure de la région antéro-latérale

Elle est constituée par les muscles grands droits, les muscles pyramidaux quand ils existent, et par les dédoublements aponévrotiques qui forment la gaîne des muscles droits.

La disposition si importante de la gaîne ne peut être

réellement étudiée avec fruit que sur une coupe horizontale de la région, dont nous indiquerons tout à l'heure l'exécution.

1° Je conseille ici de pratiquer du côté droit une incision verticale étendue de l'appendice xyphoïde au pubis, et située un peu en dehors de la ligne blanche. L'incision sera aussi superficielle que possible de façon à isoler le feuillet antérieur de la gaîne, qui sera relevé et érigné.

2° On fera de même pour le feuillet profond qui n'est que le dédoublement antérieur de l'aponévrose du petit oblique. En décollant ce feuillet, on se trouvera sur la fibre musculaire sillonnée transversalement par des intersections aponévrotiques adhérentes à la gaîne ; reconnaissons toutefois que ces deux feuillets antérieurs ne sont isolés qu'en dehors, car leur adhérence en dedans est intime.

Soulever légèrement le bord externe du muscle de manière à montrer la continuité des deux feuillets du petit oblique, formant les deux couches profondes antérieure et postérieure de la gaîne.

3° Du côté opposé pratiquer une incision longitudinale sur le milieu de la gaîne du muscle grand droit, le mettre complètement à nu depuis les insertions sternales et costales jusqu'au pubis.

4° Exciser nettement un fragment du muscle grand droit de 0,10 à 0,15 ; l'enlever de manière à montrer le fond de la gaîne.

L'OMBILIC

La région de l'ombilic, qui n'est qu'une dépendance de la région antéro-latérale des parois, est comprise entre les deux flancs, au-dessous de l'épigastre, au-dessus de l'hypogastre.

Elle offre une particularité, l'anneau ombilical, dépression cicatricielle formée par des faisceaux aponévrotiques aplatis qui se tassent, et, comme le dit M. Richet, se nattent avec ceux du côté opposé sur la ligne médiane au niveau de la ligne blanche et laissent dans leur entrecroisement un intervalle, anneau ombilical, bordé et circonscrit par elles.

La dissection devra mettre en relief trois choses :

1° Les couches de la région ombilicale ;

2° L'anneau ombilical ;

3° Les éléments qui le traversent.

1° — *Couches de la région ombilicale* : la peau ; le fascia superficialis ; faisceaux aponévrotiques dépendant des aponévroses de l'abdomen ; le péritoine.

2° — *Anneau ombilical.* — L'anneau est recouvert en avant par la peau et le fascia superficialis qui sont très adhérents aux éléments fibreux, surtout en bas.

L'anneau lui-même est constitué par des éléments fibreux, rubanés, qui en s'entrecroisant constituent un trou irrégulièrement quadrilatère, rubans fibreux sur lesquels, comme l'a établi Thomson, s'insèrent des fibres musculaires. — Par la partie postérieure (Richet, *Anat. méd. chir.*, p. 597) l'anneau est entouré par deux faisceaux de fibres curvilignes qui limitent supérieurement et inférieurement l'orifice, et s'entrecroisent de chaque côté.

Le péritoine est très adhérent en arrière. Au centre de l'anneau, peau et péritoine sont en contact.

3° *Éléments qui le traversent.* — Ouraque et vaisseaux ombilicaux (*artères et veines*) transformés en tissus fibreux. L'ouraque allant vers le sommet de la vessie ; les artères ombilicales s'enfonçant dans le bassin, la veine ombilicale, au contraire, suivant un trajet dirigé de bas en haut et gagnant le foie.

Pour mettre en relief ces dispositions :

1° Inciser transversalement la paroi abdominale sur la limite inférieure de la région épigastrique.

2° Enlever le tube intestinal, après l'avoir préalablement lié ;

3° Tendre la paroi abdominale, à l'aide d'une couture en surjet, sur un grand arc métallique dont les deux extrémités seront enfoncées dans un liège disposé sous le tronc ;

4° Disséquer et montrer successivement les couches ci-dessus :

Peau et fascia superficialis ;

Faisceaux aponévrotiques et aponévroses de l'abdomen dans leurs rapports avec les fibres musculaires qui s'y insèrent ;

Péritoine ;

Tendre avec soin chaque couche.

5° Isoler et montrer, à leur sortie de l'anneau, l'ouraque, les deux artères ombilicales, la veine ombilicale.

On pourrait par un autre mode de préparation, enlever complètement la partie ombilicale des parois abdominales sur une surface de 0,12 carrés environ ; isoler et tendre chaque couche dont l'adhérence ne serait conservée qu'au pourtour de l'anneau ; tendre et conserver également les éléments qui le traversent (*ouraque*, etc...). On aurait ainsi, après dessication, une pièce portative très commode pour l'étude.

RÉGION POSTÉRIEURE. — RÉGION LOMBAIRE

1° Mettre à nu l'aponévrose lombaire par une incision verticale passant sur le sommet des vertèbres, partant du sommet de la 10ᵉ dorsale pour aboutir à la 4ᵉ pièce du sacrum ; on fera tomber sur les deux extrémités deux incisions transversales, la supérieure s'étendant jusqu'au relief externe du grand dorsal.

2° Relever la peau et le fascia graisseux sous-cutané ; on se trouvera alors sur une couche aponévrotique très résistante : c'est l'aponévrose lombaire ; on la conservera intacte d'un côté. On pourra ouvrir de l'autre côté une fenêtre (1), et en pratiquant avec précaution l'excision d'un fragment du muscle on tombera sur le feuillet moyen de l'aponévrose du transverse qui masque le carré des lombes ; nous ferons du reste remarquer que ce feuillet ne pourra être préparé que par la région abdominale, après avoir enlevé les organes contenus dans la cavité abdominale et particulièrement le rein.

3° Préparer, entre les apophyses épineuses, les muscles intertransversaires.

4° En continuant la dissection de la peau et du fascia graisseux en dehors, on mettra à nu le triangle de J.-L. Petit par lequel se fait la hernie lombaire et qui est limité en arrière par le bord antérieur du grand dorsal, en avant par le bord antérieur du grand oblique, en bas par la crête iliaque.

Mais cette préparation ne permettra pas de voir complètement la manière dont est constituée en arrière la gaîne du muscle droit, disposition qui varie du reste dans les régions sus et sous-ombilicales.

Nous allons décrire actuellement la coupe horizontale du tronc au-dessus de l'ombilic, coupe qui permettra d'étudier les aponévroses de l'abdomen en avant et en arrière.

(1) TILLAUX. *Op. cit.*, p. 682.

APONÉVROSES DE L'ABDOMEN

1° Pratiquer une section nette de toutes les parties molles de la paroi abdominale à quelques centimètres au-dessus de l'ombilic ;

2° Prolonger cette incision en arrière jusqu'à la colonne vertébrale au niveau de la 2e vertèbre lombaire ;

3° Rechercher les bords de la section des feuillets aponévrotiques, les érigner, les tendre ; creuser en infundibulum les muscles dans leurs gaînes fibreuses, et enlever ainsi un segment du muscle de manière à pouvoir voir nettement la continuité des feuillets aponévrotiques et leurs attaches aux os, ce qui sera d'autant plus facile que, si l'on s'y est bien pris, la gaîne dépassera de 0,01 la surface de la coupe musculaire.

On verra alors :

En avant, la gaîne du grand droit constituée, au-dessus de l'ombilic par 4 feuillets : l'un antérieur, superficiel, formé par l'aponévrose du grand oblique, le 2e également antérieur, par l'aponévrose du petit oblique, ce dédoublement antérieur adhérent très fortement en dedans à l'aponévrose du grand oblique ; le 3e postérieur, formant la partie profonde de la gaîne des droits, constitué par le dédoublement postérieur de la même gaîne du petit oblique ; le 4e placé en arrière qui n'est que l'aponévrose antérieure d'insertion du muscle transverse.

Au-dessous de l'ombilic, le scalpel ne rencontrera pas la même disposition : comme nous l'avons déjà dit au commencement de la préparation de la paroi abdominale, le feuillet de l'aponévrose du transverse manque en ce point ; il est remplacé par une couche sous-péritonéale jetée en arrière sur la fibre musculaire, dont nous avons déjà parlé sous le nom de fascia transversalis.

En arrière, le muscle transverse se termine sur la fibre aponévrotique qui le fixe aux parties osseuses, à 0,07 du sommet des apophyses transverses, d'après **M. Tillaux**. .

Cette aponévrose ne tarde pas à se diviser en 3 feuillets :

(*a*) Le plus antérieur, le plus mince, se trouvera au-devant du muscle carré des lombes, dont il forme la gaîne, compris entre ce muscle et le rein : on le poursuivra jusqu'à son point d'insertion interne à la base des vertèbres transverses, entre cette base et le corps des vertèbres.

(*b*) Le 2ᵉ feuillet, feuillet moyen, très fort, est le plus court puisqu'il s'arrête au sommet des mêmes apophyses ; on le trouvera entre la face postérieure du carré des lombes et la face antérieure de la masse sacro-lombaire.

(*c*) Le 3ᵉ enfin, très fort aussi, qui, passant sur la face postérieure du sacro-lombaire, aboutit au sommet des apophyses épineuses et forme le feuillet antérieur de l'aponévrose lombo-dorsale.

M. Tillaux admet d'abord une première bifurcation de l'aponévrose du transverse dont le feuillet postérieur se divise lui-même en deux feuillets après 0,03 ou 0,04 de trajet ; ce n'est qu'un petit détail.

Il sera facile sur la coupe horizontale indiquée plus haut, de montrer ces dispositions.

II. — Régions de la cavité abdominale

Pour l'étude de la cavité abdominale, nous suivrons l'ancienne division en :

> Région épigastrique,
> —   ombilicale,
> —   hypogastrique.

RÉGION ÉPIGASTRIQUE

Elle comprend l'épigastre et les hypocondres ; elle est limitée inférieurement par une ligne horizontale menée par le bord inférieur des fausses côtes.

1° Incision cruciale de l'abdomen dont les lambeaux érignés seront fortement écartés en haut et en dehors, et maintenus, surtout les supérieurs, de manière que le champ de la préparation soit le plus étendu possible. On arrivera encore à un meilleur résultat en sectionnant les six dernières côtes, ou mieux en les rompant d'une manière sous-cutanée avec la pince de Liston, ce qui mobilisera la paroi;

2° Rechercher à droite le bord du foie que l'on érignera et que l'on portera en haut, après avoir également accroché et attiré en haut le ligament suspenseur ;

3° L'estomac sera par contre déprimé et porté en bas et à gauche. .

On apercevra alors : (a) L'épiploon gastro-hépatique ;

— (b) Les vaisseaux se rendant au foie et les conduits biliaires qui en émanent, limitant en avant l'orifice de Winslow dont les autres côtés sont formés par le duodénum à gauche, et par la veine cave ascendante en arrière.

4° Les vaisseaux et conduits biliaires seront bien nettement isolés.

On verra ainsi l'artère hépatique en avant, en rapport avec la veine porte, sur laquelle elle repose ; le canal hépatique est situé à droite des vaisseaux.

5° En soutenant également le cul-de-sac de la vésicule biliaire et en le portant en haut et à droite, on verra le canal cystique qui se porte de haut en bas et de droite à gauche sur une longueur de 0,03, et dont la réunion à angle aigu au conduit hépatique forme le canal cholédoque ; ce canal dirigé obliquement d'avant en arrière, de haut en bas et de droite à gauche, suit le bord gauche de l'épiploon gastro-hépatique, est en rapport avec la tête du pancréas en arrière et en haut et atteint la partie interne et moyenne du duodénum dans lequel il se jette après un trajet de 0,07, en même temps que le canal pancréatique à 0,15 au-dessous du pylore (Sappey).

6° Dépouiller les parties voisines du péritoine et du tissu graisseux lâche qui les enveloppe ; alors on aura sous les yeux, en allant de droite à gauche (Duval, pl. 1 bis, fig. 8), le canal hépatique, la veine porte qui est sur un plan plus profond, l'artère hépatique enfin, dont le tronc et les branches sont soutenues par la veine porte comme nous l'avons déjà dit.

7° En arrière de la petite courbure de l'estomac et sur un plan plus profond, on trouvera le pancréas couché transversalement sur la colonne vertébrale, au niveau de la 2ᵉ vertèbre lombaire, entre la rate à gauche et le duodénum qui l'embrasse et en encadre la tête à droite ; c'est sur le milieu de la face interne du duodénum que vient se jeter le canal pancréatique principal en même temps que le conduit cholédoque, comme nous l'avons dit ci-dessus, en un point développé en ampoule, grande caroncule (*ampoule de Vater*) ; le conduit accessoire se jette dans le duodénum à 0,02 plus haut (*petite caroncule*).

8° Le long du bord supérieur du pancréas suivre l'artère splénique et la veine splénique, qui est située sur un plan postérieur. Un chapelet de ganglions constants est situé devant les vaisseaux.

9° Érigner la rate en soulevant son bord antérieur et le portant à gauche : on verra la face interne de l'organe et le hile par lequel pénètrent les vaisseaux.

10° Au-dessous du pancréas, entre la tête et le corps, et au niveau de son bord inférieur, se trouve l'artère mésentérique supérieure.

11° Plus profondément enfin, l'aorte, le tronc cœliaque qui naît de l'aorte au-dessous des diaphragmatiques inférieures et que l'on ne verra nettement qu'après avoir enlevé le repli péritonéal gastro-hépatique et les branches nombreuses du plexus solaire qui le masquent à l'état normal, mais qui, quand ils sont enlevés, permettent de voir la division du tronc en trois branches :

Hépatique, coronaire stomachique, splénique.

12° A droite de l'aorte, la veine cave inférieure ; enfin sur la colonne vertébrale (2e *et* 3e *vertèbres lombaires*), les piliers du diaphragme.

RÉGION OMBILICALE

Comprenant l'ombilic et les deux flancs.

1° Même incision de la paroi que ci-dessus ; le premier organe que l'on voit est le grand épiploon étendu comme un tablier sur les organes de là région ;

2° Relever le grand épiploon de bas en haut ; l'étaler sur la région épigastrique. On verra alors les circonvolutions de l'intestin grêle encadrées par le colon transverse en haut et par les colons ascendant et descendant dans les flancs droit et gauche ;

3° Écarter les circonvolutions pour voir le mésentère qui se développe en éventail en prenant insertion de gauche à droite de la 2e vertèbre lombaire à la fosse iliaque droite.

4° Au-dessous et profondément à droite, la veine cave, à gauche, l'aorte et ses branches : les artères rénales un peu au-dessous de la mésentérique supérieure ; les artères

spermatiques qui ne naissent pas toujours au même point ;
l'artère mésentérique inférieure qui naît à 0,05 au-dessus
de la division de l'aorte en iliaques primitives ; toutes ces
parties seront dépouillées du tissu cellulo-graisseux lâche
qui les environne.

N'oublions pas l'origine du canal thoracique (*citerne de
Pecquet*) au niveau de la 2ᵉ vertèbre lombaire, où con-
vergent cinq gros troncs lymphatiques ;

5° Dans les deux flancs et profondément, en dehors du
péritoine, qui les applique au diaphragme et au carré des
lombes, les deux reins situés à droite et à gauche de la
dernière vertèbre dorsale et des deux 1ʳᵉˢ vertèbres
lombaires.

RÉGION HYPOGASTRIQUE

Comprend l'hypogastre et les fosses iliaques.

Préparation comme ci-dessus ; on verra alors :

(*a*) Dans l'hypogastre : le péritoine, l'épiploon, les
circonvolutions de l'intestin grêle ; plus bas, la vessie
qui évolue de bas en haut, obéissant à la quantité d'urine
qu'elle renferme ; quand elle est vide atteignant le détroit
supérieur, dépassant la symphyse pubienne de 0,02 quand
elle contient de l'urine en moyenne quantité ; de 0,03 à
0,04 quand elle est pleine, mais pouvant atteindre 0,08 à
0,010 dans des cas très rares du reste (*Sappey*). J'ai
sondé ces jours derniers un vieillard prostatique chez
lequel la vessie remontait à l'ombilic en formant une
énorme tumeur globuleuse de plus de 0,15 de hauteur

Chez la femme : sur la ligne médiane , l'utérus variant
également de volume et par conséquent de rapports suivant
son état de plénitude ; de chaque côté, les ligaments larges
et leurs replis ou ailerons.

Profondément la colonne vertébrale, au-devant de laquelle l'aorte, la veine cave ascendante.

Plus bas l'angle sacro-vertébral; la bifurcation de l'aorte, etc.

(*b*) Dans les fosses iliaques, *à droite* : le cæcum et la valvule de Bauhin ; les vaisseaux iliaques reposant sur le psoas iliaque ; *à gauche* : l'S iliaque du colon, les vaisseaux iliaques.

RÉGIONS DU BASSIN

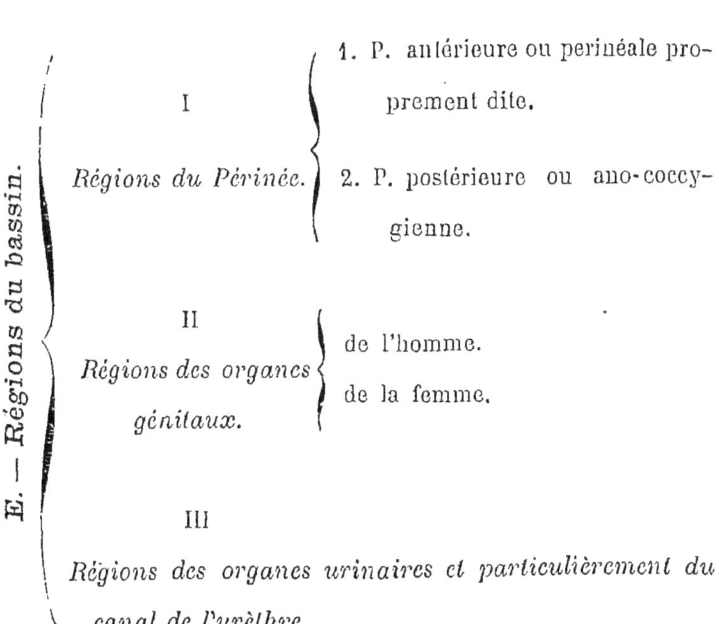

E. — RÉGIONS DU BASSIN

I. — Régions du Périnée *(chez l'homme)*

PARTIE POSTÉRIEURE OU PÉRINÉALE PROPREMENT DITE

Si l'on a le choix du sujet, éviter également trop de maigreur et trop d'embonpoint, mais préférer un embonpoint modéré à une maigreur excessive. Plus les aponévroses sont développées plus la préparation sera belle, plus aussi l'exécution en sera facile.

On fera bien d'injecter préalablement au suif le système artériel, si on le peut. La pièce étant exposée à une altération rapide, on se servira de préférence d'un sujet injecté par un liquide conservateur ; un courant à la liqueur Le Prieur lavera donc le système artériel et précédera l'injection réplétive.

Opérer la section du sujet en deux parties : Incision circulaire de toutes les parties molles de la paroi abdominale à quatre travers de doigts au-dessus du pubis ; l'incision sera prolongée, en suivant la crête iliaque, jusqu'à la colonne vertébrale ; seconde incision sur la ligne blanche permettant d'ouvrir largement la cavité abdominale et de vider le sujet. Le rectum sera incisé à 0,20 au-dessus de sa terminaison, entre deux ligatures. Veiller à ce que le feuillet péritonéal soit absolument intact au-dessous de l'incision circulaire ci-dessus décrite, c'est-à-dire sur le rectum, sur la vessie et dans le cul-de-sac vésico-rectal ; nous tenons spécialement à ce que le péritoine ne soit pas coupé trop court en avant ; il vaut mieux un excès d'étoffe que l'on excisera plus tard, s'il y a lieu.

Désarticuler dans l'articulation sacro-vertébrale.

Amputer les cuisses· régulièrement au 1|3 supérieur : coudre les lambeaux cutanés après avoir enfermé dans les moignons de l'étoupe phéniquée.

Porter la pièce sous une fontaine après avoir délié le rectum ; y faire passer un fort courant d'eau destiné à entraîner toutes les matières ; bien déterger ; raser les téguments. Nous recommandons en ce point au préparateur toute l'attention possible pour accomplir avec précision la manœuvre suivante :

Quel est l'écueil contre lequel chacun est venu se heurter ici ? la difficulté de montrer des loges et par conséquent de travailler au fond d'une région étroite à parois inextensibles. Nous y obvions de la manière suivante :

Nous faisons tenir fortement le bassin par un aide sur le bord d'une table à dissection et après avoir énucléé les adhérences celluleuses du rectum au sacrum, et avoir, au besoin, introduit dans l'intervalle ainsi créé une lame de carton coupée en coin pour protéger l'organe de la défécation, nous ouvrons à l'aide d'une scie une brèche en V dont les deux extrémités partent du bord supérieur de la crète iliaque, à 0,07 environ de la ligne médiane et dont les branches viennent aboutir à 0,015 ou 0,02 au-dessus de l'articulation sacro-coccygienne ; un coup de maillet d'avant en arrière sur le promontoire fera tomber le V de substance osseuse ainsi limité. On pourra régulariser le sommet de l'évidement à l'aide de la gouge et du maillet, s'il est nécessaire. (fig. 23-24).

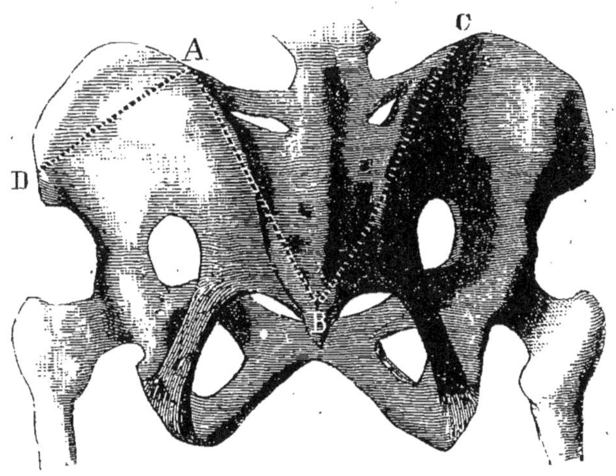

Fig. 23.

On se trouvera dès lors en présence d'une vaste échancrure par laquelle il sera aisé d'abaisser fortement l'am-

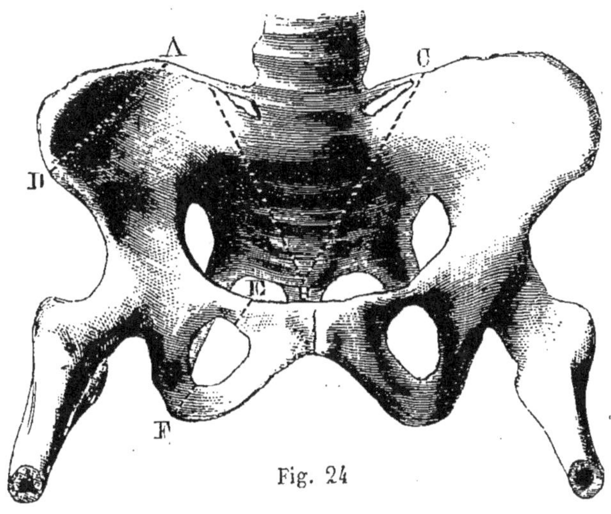

Fig. 24

poule rectale, régulièrement mais modérément bourrée

d'étoupe ou de coton, et maintenue elle-même par une ligature apposée sur la section de l'intestin. Cette ligature servira du reste à fixer le rectum à un clou enfoncé horizontalement dans la tranche verticale du liège sur lequel la pièce repose.

Faisant de nouveau fixer solidement le bassin par un aide, appliquer deux nouveaux traits de scie sur les bords supérieurs et latéraux des os des îles, de manière à faire tomber, de chaque côté, une portion de la fosse iliaque supérieure. En arrière, la scie portera à 0,02 en dehors du sommet du V, et en avant, sur le pubis, à 0,07 de la symphyse; elle passera un peu au-dessus du *fond* de la grande

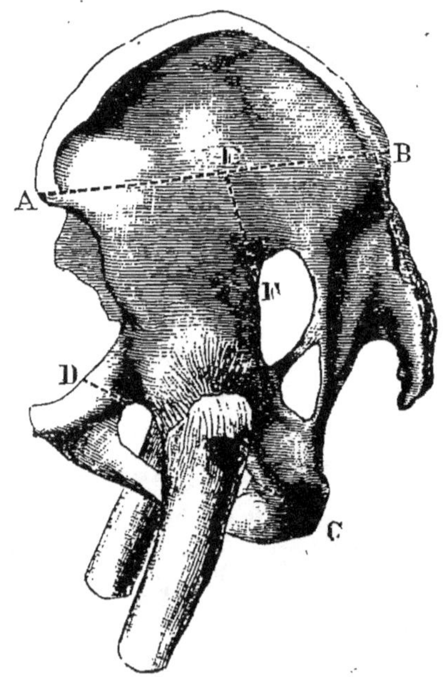

Fig 25

échancrure sciatique qui ne sera pas entamé sous peine de disloquer le bassin et de priver ainsi les organes intra-pelviens de leur moyen de soutien (fig. 25).

Ces coupes osseuses n'altèrent pas la forme du petit bassin ; toutes les parties molles qu'il importe de conserver gardent leurs points d'attaches, mais on s'est donné du jour.

Après avoir fait la toilette des bords du bassin, régularisé la section cutanée, nettoyé, érigné au besoin vaisseaux et nerfs qui s'y enfoncent, nous conseillerons au préparateur d'attaquer la région par la loge supérieure, c'est-à-dire par le bassin, et de réserver la préparation du périnée proprement dit, sous peine d'altérer et de froisser, avant la fin du travail, la partie délicate de la région périnéale inférieure et spécialement l'aponévrose superficielle du périnée.

Insuffler très modérément la vessie. Je conseillerai même de ne pas l'insuffler du tout au début, pour la dissection du péritoine, sous peine de remplir la cavité pelvienne et de masquer les autres organes.

A.—Étage supérieur du périnée.— La pièce étant immobilisée et disposée à contre-jour, attaquer le péritoine sur la paroi abdominale par une section transversale à quelques centimètres au-dessus du pubis ; relever le cul de sac antérieur ; détruire les adhérences de la séreuse à la vessie en procédant d'avant en arrière avec le tranchant d'un scalpel convexe et en veillant à ne perforer ni l'un ni l'autre ; conserver l'ouraque et au besoin les artères épigastriques ; aller ainsi jusqu'au fond du cul-de-sac vésico-rectal, c'est-à-dire jusqu'à la ligne d'adhérence transversale du cul-de-sac péritonéal, cloison transversale située entre la prostate et le rectum, qui, comme on le sait, maintient la forme du cul-de-sac et divise le bassin en deux loges, l'antérieure génito-urinaire, la postérieure rectale ; décoller cette couche aponévrotique de la face postéro-inférieure de la vessie, des vésicules séminales, de la prostate. On veillera bien dans cette opération à ne pas ouvrir les vésicules, car l'aponévrose est très adhérente et leur forme une véritable tunique. Grâce à la dépression du rectum en arrière et en bas dans la brèche sacrée, la dissection peut-être conduite jusqu'à l'aponévrose moyenne du périnée, ou ligament de Carcassone, dont le feuillet prostato-péritonéal n'est, en quelque sorte, qu'un dédoublement postéro-supérieur.

On passera dès lors à la loge rectale :

Relever le péritoine sur le rectum : à cet effet, pratiquer sur le péritoine, à la face antérieure du rectum, une incision transversale n'intéressant que la séreuse que l'on décollera complétement de haut en bas, en ménageant la forme de la loge rectale ; arrivé au niveau de la ligne d'adhérence à l'aponévrose prostato-péritonéale, on décollera celle-ci de la face antérieure du rectum aussi bas qu'il sera possible. On verra alors dans toute son étendue cette cloison aponévrotique transversale qui fixe par en haut le péritoine et le retient à la manière d'un ballon captif.

La loge rectale ainsi préparée, on reviendra à la génito-urinaire. Au point où est rendue la dissection, nous avons sous les yeux la vessie, les vésicules séminales et la face postérieure de la prostate à nu ; mais nous ne devons pas oublier que nous avons dans cette région trois loges secondaires que nous devrons montrer : la loge moyenne de la prostate et les loges latérales pour les releveurs de l'anus ; il les faut présenter avec les parties qui y sont incluses ;

On se rappellera que la loge prostatique est fermée latéralement par une lame aponévrotique antéro-postérieure dite aponévrose latérale de la prostate, à la surface de laquelle reposent de grosses veines, véritable sinus latéraux qu'il est très important de conserver et d'étudier au point de vue des inflammations dont ils sont parfois le siège. On incisera cette aponévrose latérale suivant son

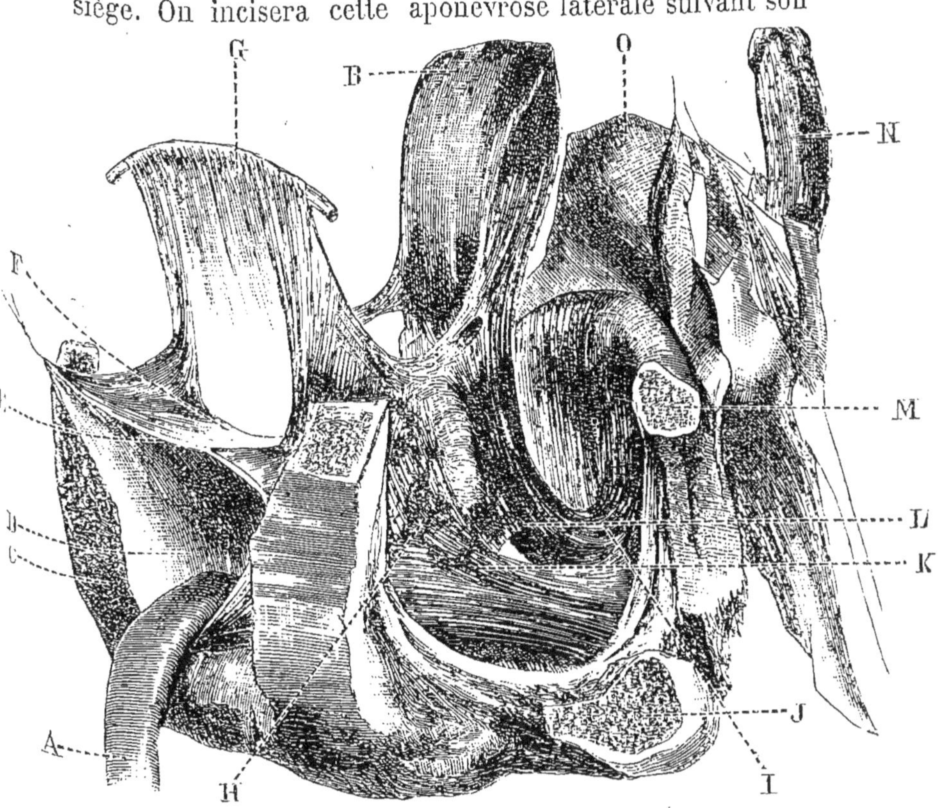

Fig. 26. (1)

Étage supérieur du périnée chez l'homme

A. Rectum. — B. Vessie modérément insufflée. — C. Coupe en V
du sacrum. — D. Loge rectale. — E. Péritoine rectal décollé et
soulevé. — F. Ligne d'adhérence de l'aponévrose prostato-péritonéale maintenant la forme du cul-de-sac vésico-rectal. — G. Péritoine vésical décollé des faces postérieure et supérieure de la vessie et tendu sur un arc métallique. — H. Plexus veineux. — I.
Muscle de Wilson. — J. Section de l'ischion. — K. Aponévrose
latérale de la prostate incisée le long de son bord supérieur, pour
montrer la prostate, l. — M. Section de la branche horizontale du
pubis pratiquée à 0,03 de la symphyse, en regard du trait de scie
donné sur l'os des iles ouvrant ainsi une large brèche latérale. —
N. Verge et ses enveloppes relevées et tendues. — O. Paroi abdominale.

(1) Cette planche ainsi que les planches, 28, 29 et toutes les

bord supérieur par une incision horizontale antéro-posté-rieure. Saisissant alors le bord de cette cloison avec la pince à dissection on la décollera avec la pointe du scalpel, de la face correspondante de la prostate à laquelle elle adhère. La glande se trouvera ainsi isolée. On pourra à volonté n'ouvrir la loge que d'un côté, ou bien faire la même opération des deux bords.

En nettoyant alors bien proprement l'aponévrose supé-rieure du périnée à la surface de l'obturateur interne, de l'ischio-coccygien et du releveur de l'anus, puis en enle-vant le tissu graisseux lâche qui recouvre en avant les li-gaments vésico-pubiens et frottant toute cette région un peu fortement avec le doigt coiffé d'une toile rude, on aura une préparation très convenable de la loge supérieure du périnée.

Mais on peut faire mieux : En effet, en décollant l'obtu-rateur interne et en faisant, par deux traits de scie, tomber la cavité cotyloïde, on pourra montrer la loge du releveur de l'anus, sa forme diaphragmatique, infundibuliforme, la terminaison antérieure des sinus veineux déjà étudiés, le muscle de Wilson. Pour cela, la main armée d'une petite scie à lame étroite, inciser d'un côté la branche horizon-tale du pubis à 0,05 de la ligne médiane, appliquer un ou deux traits de scie obliques sur la tubérosité de l'ischion au-dessous de la cavité cotyloïde (voir planche 26). Enfin un 3e trait d'arrière en avant sur la partie postérieure de l'os des îles dans là direction de la ligne *bb'* (voir la fig. 25)

Si l'on a eu soin préalablement d'enlever l'obturateur interne en l'incisant le long de l'insertion supérieure du releveur que l'on ménagera, on ouvrira ainsi une porte

coupes du cerveau ont été dessinées sur pièces préparées par l'au-teur, par l'habile dessinateur M. le Dr Dauphin.

latérale, de l'un des côtés, par laquelle on pourra voir complètement le releveur de l'anus et le poursuivre jusqu'à l'orifice anal, sorte d'infundibulum musculaire complété, en arrière, par l'ischio-coccygien, et dans lequel s'enfonce le rectum. Il sera du reste facile de montrer en avant le muscle de Wilson et les sinus veineux qui le traversent.

B.— Étage inférieur du périnée. — Ici plus que jamais la précision et la méthode sont nécessaires sous peine de compromettre la préparation :

La pièce placée sur un liège sera renversée de manière que le périnée s'offre directement aux yeux du préparateur comme un pupitre ; pour cela un petit billot de 0,05 à 0,06 de hauteur, placé sous le sacrum, exhaussera la pièce qui sera d'ailleurs immobilisée à l'aide de quelques fortes pointes enfoncées dans les manchettes cutanées des cuisses fortement portées dans l'abduction ; les bourses et la verge renversées sur l'abdomen ; les bourses tendues et érignées.

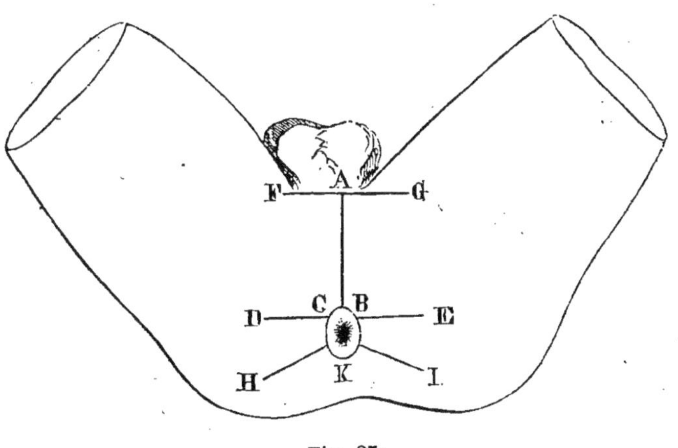

Fig. 27.

Première incision antéro-postérieure de la peau A B, B K (fig. 27.) sur la ligne médiane, s'étendant de la racine des bourses à la marge antérieure de l'anus, et de l'extrémité postérieure de l'anus à la pointe du coccyx ; deux incisions curvilignes contournant l'orifice anal sur les deux limites du point de continuité de la peau et de la muqueuse établissent un double trait d'union entre les deux précédentes incisions ;

Double incision transversale, l'une supérieure, F G à la racine des bourses, dont le centre sera à l'extrémité supérieure de l'incision verticale et les deux extrémités aux plis génito-cruraux ; l'autre postérieure D E, au-devant de l'anus, parallèle à la première et de même longueur qu'elle ;

Relever les lambeaux cutanés ; les rabattre en dehors, en battants de porte ; les érigner.

Incision et dissection des fascias graisseux et lamelleux qui seront tous deux relevés en couches distinctes. On se rappellera que le premier de ces feuillets est une dépendance du fascia superficialis ; que le deuxième se fixe par son bord externe à la branche ischio-pubienne ; que son bord supérieur s'amincit et se perd au niveau du creux ischio-rectal ; que le bord antérieur enfin se continue avec le tissu lamelleux qui double le scrotum.

Nous n'engageons pas les préparateurs à multiplier ici les couches à l'infini ; ce ne sont qu'artifices de scalpel que la nature elle-même n'a pas prévus ; mais nous attirons particulièrement l'attention sur la dissection du feuillet profond ou lamelleux sous lequel est l'aponévrose superficielle.

Cette aponévrose est une toile très mince, mais brillante, à la surface de laquelle se trouvent artères et nerfs superficiels du périnée et à travers laquelle, par transparence, on aperçoit les muscles ischio et bulbo-caverneux. On l'attaquera par la partie antérieure avec une grande lenteur en se servant plutôt du manche du scalpel que de la pointe ; on veillera, tout en cheminant, à ménager vaisseaux et nerfs superficiels. Si on l'attaque par la partie postérieure, on pénètre infailliblement dans la loge périnéale inférieure au niveau du bord postérieur du transverse, c'est-à-dire au niveau du point de réflexion de l'aponévrose superficielle. Le manche plat et mousse du scalpel est excellent pour mettre à nu cette portion ascendante qui va rejoindre le bord postérieur de l'aponévrose moyenne ; la loge est donc fermée en arrière et doit être montrée telle. On finira le nettoyage jusqu'au branches de l'ischion et du pubis où elle s'insère, en frottant un peu fortement avec une toile rude.

J'ai parlé des vaisseaux : ils sont dans l'épaisseur d'une toile conjonctive légère, sans graisse, mais très mince, que l'on peut assez souvent relever en couche distincte. Nous engageons à laisser vaisseaux et nerfs couchés sur l'aponévrose d'un côté, à droite, par exemple. A ce moment :

Pratiquer une incision antéro-postérieure sur le milieu de l'aponévrose périnéale inférieure, c'est-à-dire du sommet à la base du triangle aponévrotique ; autre incision transversale suivant le bord saillant du transverse superficiel du côté gauche ; relever le lambeau et le rabattre en dehors ; ouvrir les gaînes de l'ischio-caverneux, du bulbo-caverneux que l'on montrera dans leur loge ; nettoyer le fond du triangle formé par l'aponévrose moyenne du périnée ou ligament de Carcassone. Érigner et porter en arrière la portion réfléchie de l'aponévrose inférieure de manière à apercevoir le muscle transverse.

En dedans montrer nettement le bulbe ; mettre à nu le point où le canal traverse l'aponévrose moyenne.

On conservera, à la partie postérieure du triangle ischio-bulbaire, l'artère bulbaire qui en croise la base de dehors en dedans; cette branche servira de guide pour montrer la honteuse interne située en dehors, contre la branche de l'ischion, dans l'épaisseur de l'aponévrose moyenne. Si on ne trouve pas l'artère bulbaire dans l'aire du triangle, on la cherchera dans l'épaisseur de l'aponévrose moyenne.

Isoler la glande de Cooper : On la trouvera infailliblement en pinçant profondément les tissus avec le pouce et l'index gauches à la partie moyenne du triangle ischio-bullaire, dans le voisinage du bulbe et dans l'épaisseur de la même aponévrose ; on percevra la sensation d'un corps de la grosseur d'une lentille ou d'un pois noyé dans les tissus ambiants. On la recherchera à l'aide d'un scalpel très acéré et on ne peut manquer de la mettre à nu. Son canal excréteur est dirigé en dedans et a de 0,03 à 0,035 de longueur. Les deux conduits aboutissent quelquefois au même point (Voir *Préparation du canal de l'urèthre*).

RÉGION ANO-COCCYGIENNE

Pour préparer la partie postérieure de la région périnéale inférieure, c'est-à-dire la région ano-coccygienne, on relévera le lambeau cutané dans les limites des incisions (fig. 26) ; disséquer le sphincter anal en suivant fidèlement la courbe des fibres. Vider complètement le creux ischio-rectal jusqu'au releveur de l'anus que l'on doit montrer complètement par sa face inférieure ; faire voir la honteuse interne à son passage dans cette région. (Voir *Atlas de Paulet, de Béraud...*)

II. — Organes génitaux

Nous diviserons la préparation des organes génitaux en deux parties :

ORGANES GÉNITAUX EXTERNES
—   —   INTERNES.

La 1re comprend elle-même la préparation de la région pénienne et celle de la région scrotale.

ORGANES GÉNITAUX EXTERNES

(a) *Région pénienne* ou mieux *pubio-pénienne.*

1º Première incision transversale de 0,05 au-dessus de la racine de la verge. Seconde incision s'étendant du milieu de la précédente à l'extrémité de la verge qui a été préalablement érignée au niveau de l'orifice du prépuce et tendue ; elles ne doivent intéresser que la peau ; disséquer les lambeaux avec beaucoup de précaution pour ne pas les trouer, car les téguments sont très minces ; les érigner, les tendre ;

2º Incision du fascia superficialis sur les mêmes limites que les incisions cutanées ; il sera relevé de même et tendu ;

3º Au-dessous se trouve la couche dartoïque (*Muscle péripénien de M. Sappey*), qui sera relevée de même que les couches précédentes, mais à droite seulement, et on s'appliquera à montrer les fibres musculaires circulaires ou sphincter prépucial ; veiller à ne pas couper le rameau de la honteuse externe, les branches veineuses qui l'accompagnent, et quelques ramuscules nerveux superficiels, que l'on conservera intacts du côté gauche ;

4° La couche de nature musculaire étant relevée à droite, on se trouve en présence de la couche fibreuse de la verge qui n'est séparée de la précédente que par une légère couche celluleuse ; c'est le fourreau des corps caverneux dont on montrera la continuité en arrière avec le ligament suspenseur de la verge, et le point d'attache en avant autour de la couronne du gland. Sur la ligne médiane, couchés sur l'enveloppe fibreuse des corps caverneux, on trouvera l'artère, la veine et les nerfs dorsaux ; le nerf fournit plusieurs divisions qu'il faudra poursuivre. On trouvera généralement, à peu près vers la partie moyenne de la verge, une anastomose de la veine dorsale avec la veine honteuse interne ;

5° A ce moment, introduire une paire de ciseaux à pointes mousses par l'orifice prépucial jusqu'au fond du cul-de-sac qui marque le point de réflexion de la muqueuse du prépuce sur le gland, et on coupera jusqu'au cul-de-sac toute l'épaisseur du prépuce. On reprendra alors avec un scalpel acéré l'incision de la muqueuse sur le gland, là où se sont arrêtés les ciseaux, et on la prolongera jusqu'au méat ; relever la muqueuse qui couvre le tissu spongieux du gland.

Érigner les parties de manière à bien montrer les diverses couches en conservant à l'organe, et spécialement au prépuce, leur forme exacte ; on verra à droite les couches profondes à nu, les couches superficielles étant érignées et tendues ; à gauche on aura vaisseaux et nerfs superficiels à la surface du dartos.

On ne peut, dans cette préparation, montrer le canal de l'urèthre ; il sera du reste indiqué plus loin un procédé pour le préparer dans toute sa longueur ; mais si l'on tenait à démontrer sur la même pièce les enveloppes de la verge et les corps caverneux dans leurs rapports avec le canal, on tendrait la verge dans une direction perpendiculaire, on ne pousserait la dissection des couches de la face dorsale que sur la partie latérale du fourreau, et on attaquerait le canal de l'urèthre par la face inférieure (*Voir la préparation du canal de l'urèthre*).

B. — *Région scrotale*. — Rabattre la verge sur l'abdomen ; érigner et tendre le scrotum.

1° Incision verticale très superficielle sur le raphé des bourses, aux deux extrémités de laquelle deux incisions transversales, l'une à la racine de la verge, l'autre à la partie inférieure des bourses. Relever la peau et le fascia sous-cutané excessivement mince chez certains sujets, mêlé de graisse chez les sujets gras ;

(a) *A droite*. — 2° Inciser de haut en bas sur le testicule, avec beaucoup de précaution, la couche dartoïque (*fibres élastiques et fibres musculaires lisses*) ; la relever des deux côtés de l'incision, la suivre sur la ligne médiane où elle s'adosse à celle du côté opposé pour former la cloison des bourses ;

3° Incision et dissection de la tunique érythroïde (*crémaster*), que l'on relèvera en même temps que la tunique sous-jacente ou fibreuse commune sur laquelle elle repose et qui lui servira de substratum ; les fibres externes seront poursuivies jusque dans le canal inguinal ; on ne les verra donc qu'après avoir incisé la paroi antérieure de ce canal et érigné les bords de l'incision ; on pourra suivre les fibres internes jusqu'à l'épine du pubis ; quant à la dissection de la fibreuse commune on la continuera sur le cordon.

4° Lorsque l'on a incisé et relevé ensemble les deux précédentes enveloppes, on se trouve sur la tunique vaginale qui sera fendue également de haut en bas ; l'incision remontera jusqu'à son cul-de-sac supérieur ;

5° La tunique vaginale ouverte, on voit l'albuginée ou

enveloppe propre du testicule ; l'organe sera conservé dans sa loge (Tilloux, fig. 218, 219).

(*b*) *A gauche.* —6° Du côté opposé on mettra le cordon à nu, et on en isolera les éléments dans les parties scrotale et inguinale ; on s'arrêtera à l'anneau inguinal.

On incisera et montrera, en les tendant, les couches qui enveloppent le cordon : peau, dartos, crémaster et fibreuse et enfin l'enveloppe celluleuse qui relie les divers éléments.

On isolera :

(*a*) Le groupe vasculo-nerveux (1) qui est en avant du canal;

(*b*) Le groupe des vaisseaux et nerfs qui est en arrière.

A cet effet, en pratiquant le toucher des éléments du cordon entre le pouce et l'index, on a la sensation d'un cordon dur séparant deux groupes dont l'un, antérieur, plus volumineux, l'autre postérieur, plus grêle. Une incision longitudinale sur le trajet de ce cordon dur, intermédiaire aux deux paquets vasculo-nerveux, permettra de mettre à nu le cordon spermatique.

Montrer de ce côté les branches honteuses externes sus et sous-aponévrotiques.

ORGANES GÉNITAUX INTERNES

Après la préparation des organes génitaux externes, le bassin comme pour la préparation du périnée, sera complètement séparé des autres parties :

1° Des cuisses, par la désarticulation coxo-fémorale ;

2° Du tronc, par une section nette de toutes les parties molles qui forment la paroi abdominale, section circu-

(1) Tilloux, fig. 221.

laire effectuée au niveau des épines iliaques antérieure
et supérieure, et achevée par un trait de scie, au même
niveau, sur la colonne vertébrale.

Après avoir enlevé toutes les parties molles extérieures
(*Insertion des grands muscles de l'abdomen à la crête
iliaque, fessiers, insertions des muscles de la cuisse à l'ischion, etc...*) afin de dépouiller et de mettre à nu la paroi
osseuse du bassin, on appliquera de chaque côté, sur le bord
supérieur des os iliaques, deux traits de scie dirigés d'avant
en arrière.

Cela fait, deux nouveaux traits de scie seront appliqués sur
le sacrum, destinés comme dans la préparation, déjà décrite,
du périnée, à faire tomber un V osseux dont les branches
passent de chaque côté au-dessus des grandes échancrures
sciatiques, et dont le sommet aboutit un peu au-dessus de
l'articulation sacro-coccygienne qui doit servir de trait
d'union en arrière aux deux moitiés du bassin.

La pièce ainsi disposée ne doit être composée que des
organes génitaux externes (*scrotum et verge*) déjà disséqués, et des parties incluses dans le bassin (*rectum,
vessie, vésicules, aponévroses, vaisseaux et nerfs*) dont la
préparation va actuellement nous occuper. On veillera
particulièrement, au moment où l'on isole la pièce, à conserver intacts les culs-de-sac du péritoine, le canal déférent, etc., qu'un scalpel mal dirigé pourrait endommager.

Porter la pièce sous une fontaine, faire passer un courant d'eau dans le rectum, vider la vessie, bien éponger le
tout, puis la porter sur un liège, la fixer en l'orientant de
manière que l'intérieur du bassin s'offre naturellement aux
yeux du préparateur. Elle sera immobilisée dans cette position, sur le bord de la plaque de liège. Un premier arc
métallique surplombant la paroi abdominale antérieure,

permettra d'ériger verticalement ce qui reste de cette paroi. Je préfère la couture en surjet sur l'arc.

Le rectum qui a été incisé à 0,15 environ au-dessus de l'anus, sera déprimé en arrière et en bas dans la grande brèche en V pratiquée sur le sacrum et fixé par deux fortes épingles dans la tranche verticale du liège sous-jacent.

Inciser carrément le péritoine sur la paroi profonde de l'abdomen ; relever le cul-de-sac qu'il forme en avant de la vessie ; le décoller sur la face antéro-supérieure de cet organe, puis continuer cette dissection en arrière et en bas. Quand on sera arrivé à la ligne d'adhérence transversale du péritoine au bord supérieur de l'aponévrose prostato-péritonéale, adhérence qui maintient le cul-de-sac, on portera la vessie fortement en avant, en se gardant bien de l'insuffler, et on décollera les adhérences de la face antérieure de l'aponévrose prostato-péritonéale à la face postéro-inférieure du réservoir urinaire, à la face postérieure des vésicules séminales, auxquelles elle forme une véritable enveloppe propre (Voir Sappey), enfin à la face postérieure de la prostate ; cette dissection pourra, avec un peu d'habitude, et sans trop de peine, être conduite jusqu'au point d'adhérence du bord inférieur de l'aponévrose prostato-péritonéale au bord postéro-supérieur du ligament de Carcassonne ou aponévrose moyenne du périnée. On verra alors parfaitement la loge antérieure du bassin et les rapports précis des vésicules séminales avec la prostate.

Suivre de bas en haut et de dedans en dehors le canal déférent qui, à un moment donné, se recourbe d'arrière en avant pour côtoyer le détroit supérieur. La paroi abdominale étant tendue, comme il a été dit plus haut, on recherchera et on trouvera facilement l'orifice intérieur du canal inguinal ; on dédoublera la paroi abdominale de manière à voir bien nettement dans cette paroi le trajet du cordon dont les éléments seront écartés avec ménagement, mais pour les montrer dans leur position réciproque.

Nous nous rappellerons que, sur la face profonde, le feuillet péritonéal a déjà été relevé ; on trouvera au-dessous le fascia transversalis qui, en dedans, se fixe sur le bord externe du grand droit ; on en montrera en dehors la continuité avec le fascia iliaca, à angle plus ou moins ouvert dans la partie interne ; il forme le septum crural.

J'ai déjà dit à propos de la préparation des parois abdominales que l'on peut parfois constater le dédoublement du fascia transversalis, au niveau de l'orifice interne du canal inguinal et de l'entrée dans le canal des vaisseaux spermatiques, les deux feuillets adhérents d'une manière absolue l'un à l'autre en dedans ; on isolera ensuite d'arrière en avant, le transverse, le petit, le grand oblique.

Telles sont les parois que va traverser le cordon en se constituant un trajet que l'on nomme assez improprement canal, ce qui supposerait des parois propres et bien distinctes, comme le fait remarquer avec raison M. Richet.

En marchant d'arrière en avant, on trouvera l'orifice supérieur interne du canal inguinal, situé à 0,04 environ au-dessus de l'arcade crurale, orifice qui apparaîtra très nettement quand on aura rabattu le péritoine ; il a une forme elliptique que déprime le cordon en y pénétrant ; il est constitué par les éléments fibreux du fascia transversalis.

Ayant franchi cette porte, on retrouvera le cordon dans l'épaisseur des parois ou mieux entre l'aponévrose du grand oblique en avant, le fascia transversalis en arrière, auquel s'adossent les fibres du transverse d'abord, du petit oblique ensuite, fibres qui s'insèrent sur le bord postérieur et sur la partie profonde de la gouttière oblique (*arcade de Fallope*) qui constitue elle-même la paroi inférieure du canal.

Les éléments du cordon franchissent la paroi abdominale en la perforant ; l'orifice par lequel ils passent constitue l'anneau externe du canal inguinal, anneau ou orifice elliptique de 0,02 à 0,03 cent. oblique de haut en bas et de dehors en dedans, limité de chaque côté par des éléments fibreux condensés, qui ont reçu le nom de piliers externe et interne de l'anneau. Mais le cordon lui-même repose sur un surtout fibreux, recouvrant le pubis et s'insérant sur le ligament de Gimbernat ; c'est le ligament de Collés, aussi appelé pilier postérieur.

Quant aux piliers externe et interne, ils vont à la symphyse pubienne en entrecroisant leurs fibres.

Tel est le canal que suit le cordon.

Le cordon est lui-même composé de : (1)

Le canal déférent ;

L'artère déférentielle qui s'y accole ;

L'artère spermatique ;

L'artère funiculaire, branche de l'épigastrique ;

Des ramuscules veineux ;

Des branches nerveuses provenant du plexus lombaire.

D'après M. Richet, chemin faisant, le cordon se revêt de trois couches :

L'une qui provient du fascia transversalis ;

La deuxième fournie par le petit oblique et le transverse ;

La troisième qui provient de l'aponévrose du grand oblique.

(1) Voir Tillaux, fig. 221.

Région du périnée et des organes génitaux de la femme (1)

Si l'on a le choix, on préférera un sujet maigre à un sujet ayant de l'embonpoint ; une jeune femme à une femme âgée dont les muscles sont généralement petits et décolorés.

Isoler la pièce de façon à ne conserver que ce qui est indispensable à la préparation.

1° A cet effet on circonscrira tout d'abord, par une incision intéressant la peau et le tissu sous-jacent, les organes génitaux externes et l'anus :

La section passera à trois travers de doigt au-dessus du mont de Vénus, descendra de chaque côté à peu près à la même distance de la ligne médiane en encadrant les organes, et viendra se terminer en s'arrondissant à la pointe du coccyx ;

2° Opérer la section du sujet dans le sillon de la section cutanée abdominale en la prolongeant le long de la crête iliaque jusqu'à la colonne vertébrale. Vider l'abdomen après ligature de l'intestin à 0,20 au-dessus de sa terminaison ; trait de scie sur l'articulation sacro-vertébrale ;

3° Désarticuler les cuisses ;

4° Enlever toutes les parties molles pariétales et ne ménager que la partie des téguments et des parties molles circonscrite au début par l'incision indiquée. Plus on rasera l'os de près sur tout le reste de la surface osseuse, plus on aura de facilité à faire les coupes, plus aussi la pièce sera élégante ;

5° Faire tomber par deux traits de scie horizontaux la

(1) Consulter TILLAUX, fig. 225 ; —Consulter RICHET, pl. 4.

crète de l'os des îles suivant la ligne A B (fig. 28) ; (Voir également la fig. 27).

6° Par deux traits de scie en V allongé, sur le sacrum, appliqués tous deux en dedans des points d'insertion des ligaments utéro-sacrés, ouvrir une porte de 0,05 à 0,06 à la base et de 0,07 de haut environ ; veiller à ne pas

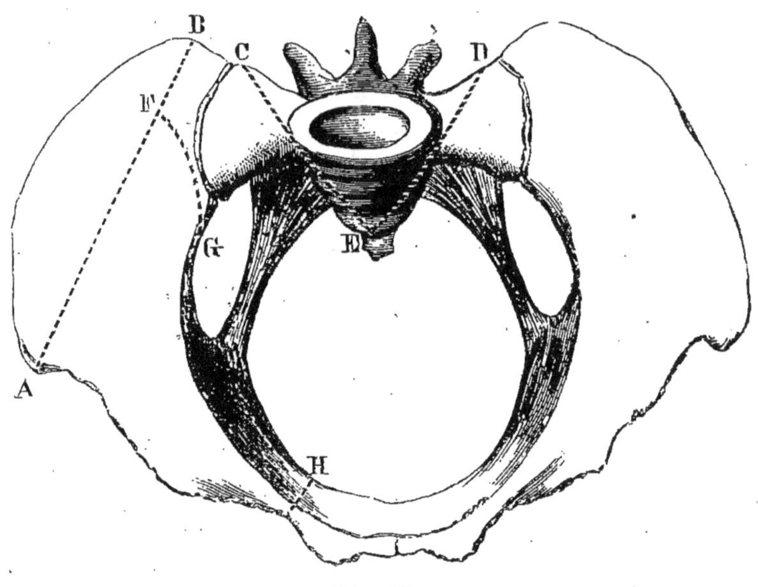

Fig. 28.

descendre trop bas pour ne pas disloquer le bassin ; — à l'aide d'un coup de maillet appliqué sur le promontoire, on fera tomber le fragment osseux ainsi limité. Afin que les traits de scie n'altèrent pas les parties molles, on pourra, pendant la section, intercaller une pièce de carton protectrice taillée en V entre le sacrum et le rectum (fig. 28);

(a) Région inférieure. — Commencer la préparation par le périnée que l'on fixera solidement sur un liège en tendant bien exactement la peau sur les limites de la section ; un petit billot peu élevé sera introduit à plat sous la pièce.

1° Incision médiane verticale qui, arrivée au vagin, se bifurque, et dont les deux branches circonscrivent l'orifice vaginal, sur les limites du point de réunion de la peau à la muqueuse.

Les deux branches se réuniront derrière la fourchette pour aller à l'anus qu'elles circonscriront comme le vagin et se rencontreront définitivement pour se terminer à la pointe du coccyx.

2° Après avoir pratiqué deux incisions transversales, l'une au-dessus du vagin, la deuxième entre le vagin et l'anus, on disséquera et rabattra successivement, en dehors, la peau et le fascia sous-cutané, puis l'aponévrose périnéale superficielle à la surface de laquelle rampent tous les vaisseaux superficiels du périnée.

La dissection de cette dernière couche devra être faite avec infiniment de ménagement : on n'oubliera pas que l'on est en présence d'un triangle limité en dedans par le bulbe du vagin recouvert lui-même par le constricteur, en dehors par le corps caverneux du clitoris recouvert par le muscle ischio-caverneux, en arrière par le transverse.

Il faudra décoller avec beaucoup de précaution le constricteur du vagin de la surface du bulbe vaginal ; agir de même vis-à-vis de l'ischio-caverneux et des corps caverneux qui seront isolés.

Ces muscles y compris le transverse sont d'une excessive minceur chez les femmes âgées ou débilitées.

3° Le lambeau postérieur sera relevé de même, d'abord sur le sphincter qui sera disséqué parallèlement à sa fibre, puis débarrassé des lobules graisseux avec les ciseaux.

4° Le creux ischio-rectal sera vidé de manière à mettre complètement à nu le releveur de l'anus que l'on verra par sa face inférieure.

5° En pinçant profondément les tissus entre le pouce et l'index gauches en arrière du bulbe du vagin, sur le trajet du transverse, on sentira obscurément un petit corps solide, élastique, noyé dans les tissus mous : c'est la glande vulvo-vaginale, qu'il sera assez facile d'isoler et de mettre à nu à l'aide d'un scalpel acéré.

(*b*) Région supérieure. — Le périnée étant préparé :

1° On attaquera le bassin par la partie supérieure : Je conseillerai, pour en finir avec les sections osseuses, d'ouvrir à ce moment une porte sur la partie latérale du bassin, d'un côté seulement. Pour cela appliquer un premier trait de scie sur le pubis à 0,02 de la ligne médiane après l'avoir dépouillé de ses parties molles. Puis en introduisant la petite scie étroite de Larrey par le trou sous-pubien, appliquer un trait de scie vertical sur l'ischion. (Voir fig. 23 et 24). Enfin donner un troisième trait de scie dirigé de haut en bas et d'arrière en avant dans la direction de la symphyse sacro-iliaque. L'insertion supérieure du releveur de l'anus sera décollée, puis érignée et tendue.

2° Cela fait, fixer la pièce sur un liège en l'érignant et commencer la dissection d'avant en arrière, en incisant le péritoine transversalement sur la paroi abdominale ; décoller successivement la séreuse d'avant en arrière sur l'avant, sur le fond puis sur la face postérieure de la vessie, de façon à voir bien nettement le cul-de-sac vésico-vaginal ; on arrêtera la dissection sur le fond de l'utérus qui sera accroché avec une érigne et tendu ; ménager là les adhérences, de manière à montrer les ailerons latéraux des ligaments larges, tout en conservant un point d'appui au péritoine.

3° Décoller de même en arrière le péritoine de la face antérieure du rectum ; isoler ainsi le cul-de-sac recto-utérin ; veiller aux ligaments utéro-sacrés ; il faut remarquer que le V du sacrum qui a été enlevé, doit, comme

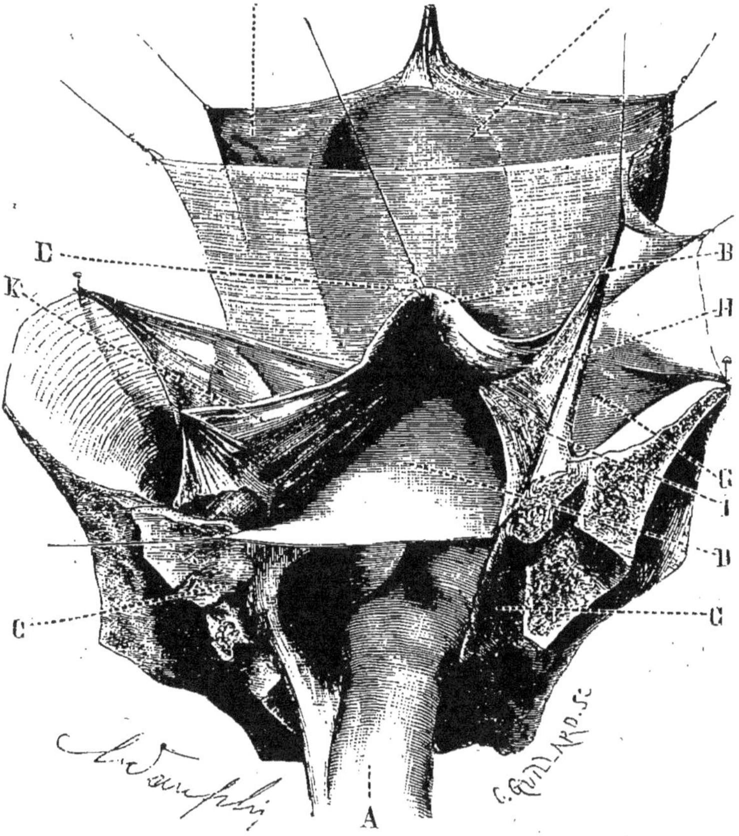

Fig. 29

Étage supérieur du périnée de la femme vu par derrière
et par en haut

A. Rectum dans sa loge, modérément bourré d'étoupes. — B.
Utérus érigné. — C. Coupes de l'os des îles et du sacrum dans
l'articulation sacro iliaque. — Les deux traits de scie tombent en
V sur l'articulation sacro coccygienne. — D. Cul-de-sac périto-
néal recto-utérin. — E. Cul-de-sac péritonéal vésico-utérin. —
F. Vessie ; on l'aperçoit plus bas par transparence à travers le pé-
ritoine qui se porte sur la face antérieure de l'utérus. — G. Ovaire
situé dans le double du ligament large dédoublé et maintenu
béant. — H. Ligament de l'ovaire. — I. Ligament de Douglas. —
K. Ailerons du ligament large laissés intacts et tendus. — L.
Face interne de la paroi abdominale recouverte par le péritoine. —
M. Ouraque.

nous l'avons dit, ne pas atteindre le point d'attache des ligaments utéro-sacrés.

D'un côté, à *droite* par exemple, on tendra en dehors

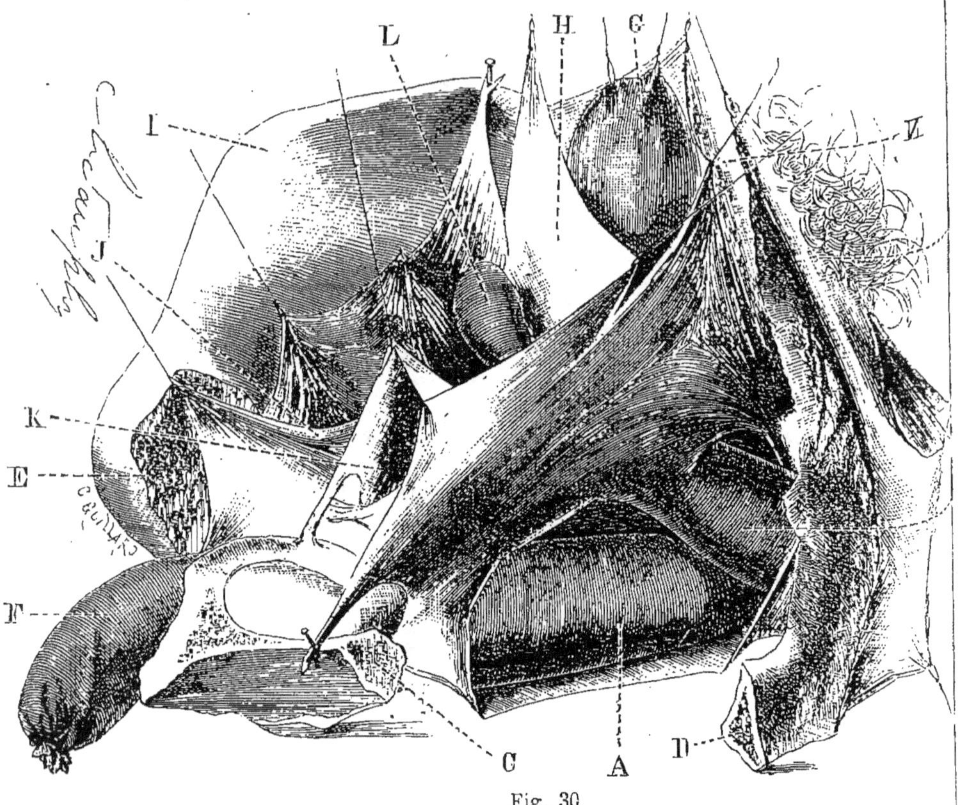

Fig. 30

Étage supérieur du périnée de la femme, vu par la face latérale droite.

A. rectum bourré d'étoupe dans sa loge ouverte latéralement. — B. Vagin bourré d'étoupe. — C, D. Brèche ouverte dans la partie latérale du bassin, destinée à montrer le bassin, le rectum, les culs-de-sac péritonéaux. — E. Brèche ouverte en arrière sur le sacrum pour montrer la loge rectale et pour déprimer le rectum F. — G. Vessie légèrement insufflée. — H. Péritoine décollé passant de la face postérieure de la vessie sur la face antérieure de l'utérus. — I. Aileron gauche de l'os des îles. — J. Ligament de Douglas (côté gauche). — K. Ligament large (côté droit) dédoublé et épinglé sur le bord droit du bassin. Dans le double se trouve l'ovaire. — L. Utérus. — M. Mont de Vénus. — N. Paroi abdominale antérieure les parties latérales externes du ligament large ; on recherchera le ligament rond, le ligament de l'ovaire, qui seront érignés. Cela fait on dédoublera le péritoine dont les deux feuillets rapprochés constituent le double dans lequel sont contenus les ligaments que nous venons d'indiquer, l'ovaire et la trompe.

En procédant de dehors en dedans, après avoir tendu le ligament de l'ovaire, on énucléera et isolera l'ovaire de manière à le bien voir, puis on recherchera le pavillon de la trompe dont la partie tubulée sera suivie jusqu'au corps de l'utérus.

Du côté opposé (*côté gauche*), tendre les trois ailerons du ligament large de manière à les bien montrer.

Pour terminer, on se reportera à la brèche osseuse latérale qui a été pratiquée à droite. Le releveur de l'anus sera bien tendu.

On introduira dans le vagin de l'étoupe jusqu'au museau de tanche, de manière à lui donner sa forme normale, et on s'appliquera à dégager complètement les culs-de-sac péritonéaux vésico-vaginal et recto-vaginal. (Voir fig. 30.)

La pièce sera montée sur un liège dans lequel on fera une brèche profonde qui permettra de montrer à la fois les organes génitaux externes et internes.

Elle sera immobilisée dans cette position (Voir la fig. 30.)

III. — Préparation du Canal de l'Urèthre

Pour faire une bonne préparation du canal de l'urèthre il faut avoir disséqué et connaître le périnée et les organes génitaux avec lesquels il est en rapport ou qu'il traverse ; c'est pour cela que nous donnons cette description après celle de ces régions.

Il faut aussi connaître la position, la division, les

rapports du canal, sous peine de s'égarer et de détruire ou déranger ce qu'il faut conserver.

Nous donnerons donc d'abord un résumé de l'anatomie du canal de l'urèthre qu'il sera indispensable de lire avant d'attaquer la préparation :

Portion prostatique,
—   membraneuse ou musculaire,
—   spongieuse.

L'une des parties de l'urèthre est profondément cachée et immobile, curviligne : l'autre visible superficielle, mobile, rectiligne.

La 1re, profonde, curviligne, est formée des portions prostatique, membraneuse, et partie postérieure de la spongieuse; elle est comprise entre le col de la vessie et le ligament suspenseur de la verge ;

La 2me, dans l'état ordinaire, mobile rectiligne, appelée pénienne, formée des 3/4 antérieurs de la portion spongieuse, est comprise entre le ligament suspenseur et le méat urinaire.

On appelle *angle* uréthral le sinus ouvert en bas qui correspond au ligament suspenseur.

Quand la portion mobile de la verge est redressée (érection ou redressement artificiel pendant le cathétérisme), l'urèthre est rectiligne depuis le méat jusqu'au-dessous de la symphyse (Richet), c'est-à-dire dans ses 3/4 antérieurs, puis décrit insensiblement une large courbure pour pénétrer dans la vessie (courbure des sondes).

Les points extrêmes de la portion fixe (col de la vessie et ligament suspenseur) sont sur une ligne perpendiculaire à l'axe de la symphyse, et ces deux points représentent les extrémités de la courbe que décrit le canal autour d'elle (Tillaux) (1); d'après le même anatomiste le sommet de la courbe se trouve sur l'axe prolongé de la symphyse pubienne.

D'après M. Sappey, le col vésical est à 0,03 de la symphyse, qui est elle-même coupée vers son tiers inférieur par une ligne horizontale menée par le col.

La hauteur du col vésical à la partie la plus déclive du canal est de 0,04;

La courbe uréthrale se relève alors de 0,01.

Ces chiffres sont des moyennes exactes prises sur de nombreux sujets, sauf modifications individuelles, qui, il faut l'avouer, sont nombreuses, et avec lesquelles il faut toujours compter.

La longueur de l'urèthe est encore plus variable suivant les sujets :

D'après Sappey . . . . 0,14 à 0,24
                (54 mensurations) moyenne 0,163
  —   Richet . . . . 0,14 à 0,16
  —   Tillaux . . . . 0,16 à 0,20
  —   Thompson (2) (moyennes) { sur le vivant 17,50 / sur le cadavre 21,50

Nous répétons que le canal se divise en trois portions :

(a) La portion prostatique qui s'étend du col vésical au sortir de la prostate, a 0,03 de long ; Thompson dit un peu plus de 0,03; elle traverse l'organe glandulaire à la jonction du 1/4 ou du 1/5 antérieur avec les 4/5 postérieurs (Richet, Sappey); il existe donc toujours une portion

----

(1) Voir TILLAUX. — *Op. cit.* fig. 234; LEGENDRE. — *Anatomie Homolographique.*

(2) THOMPSON.— *Traité des maladies des voies urinaires* p. 3.

de la glande en avant du canal, contrairement au dire d'Amussat, de Jarjavay.

(b) La portion membraneuse ou musculeuse située à 0,02 environ au-dessous de la symphyse (Tillaux), a de 0,012 à 0,016 de longueur ; d'après Thompson 0,018, pour la paroi supérieure, 0,015, pour l'inférieure ; elle s'étend du renflement prostatique au renflement bulbaire, jetée entre les deux à l'instar d'un pont tubulaire. Le point de jonction des portions membraneuse et spongieuse correspond à la partie la plus déclive du canal (Sappey).

Elle est entourée supérieurement par le muscle de Wilson entremêlé de sinus veineux là ou meurt le bec de la prostate et avant sa pénétration dans l'aponévrose moyenne *(profonde de Thompson)* ;

En arrière en rapport avec le rectum, dont elle est séparée par un angle à sinus inférieur, elle traverse ultérieurement, à 0,01 au-dessous du pubis, l'aponévrose moyenne du périnée tendue (1) entre les branches descendantes du pubis, comme le tuyau d'un poêle traverse une plaque rigide ; en rapport par conséquent en ce point avec le muscle de Guthrie qui est dans l'épaisseur de cette aponévrose, avec les glandes de Cooper, qui y sont également contenues ; En pinçant profondément cette région entre le pouce et l'index gauches, près de la limite postérieure du bulbe, on sent très bien la petite glande que l'on mettra à nu à l'aide d'un scalpel acéré et dont le conduit assez facilement isolable va au canal de l'urèthre, à la partie antérieure du bulbe. Ce conduit a environ 0,0035 de long.

Je reviens au muscle de Guthrie : C'est un écran tendu entre les branches du pubis auxquelles il adhère, écran musculaire doublé de tissu fibreux, constituant

(1) Voir TILLAUX, fig. 232 et 233.

ainsi l'aponévrose moyenne du périnée *(profonde de Thompson)*; cette aponévrose est appelée aussi fort improprement ligament de Carcassonne, terme qui devrait être abandonné : c'est en réalité une couche musculo-aponévrotique qui contient dans son épaisseur toute (Sappey, Thompson), ou presque toute *(Anger)* la portion musculaire de l'urèthre. M. Tillaux, sans se prononcer entièrement sous ce rapport, ne semble pas être de l'avis de MM. Sappey et Thompson. Ce dernier anatomiste est à cet égard très précis : « On peut regarder, dit-il, la portion membraneuse comme la partie de l'urèthre comprise entre les deux feuillets de l'aponévrose moyenne (1). »

La portion spongieuse a 0,12 à 0,14 quelquefois plus : Le canal possède ici une enveloppe érectile incomplète qui se renfle à ses deux extrémités ; Le renflement postérieur, le bulbe, situé au-dessous, l'antérieur le gland, situé au-dessus du canal.

Le bulbe est recouvert par le bulbo-caverneux, en rapport supérieurement avec la partie inférieure de la portion membraneuse de l'urèthre dont l'isolent les fibres du muscle de Guthrie ou transverse profond.

On appelle collet du bulbe la partie retrécie de l'urèthre au niveau de laquelle la portion spongieuse se continue avec la portion membraneuse (Tillaux).

Reste le renflement antérieur des corps caverneux, le gland, qui coiffe la partie supérieure du canal et l'extrémité antérieure amincie et effilée des corps caverneux.

Nous considérons deux cas dans cette préparation :

(A) Préparation du canal de l'urèthre seul ;

(B) Préparation de l'appareil urinaire.

(1) THOMPSON, *Op. cit.*

(A). — Préparation du canal de l'urèthre.

Le bassin sera isolé des autres parties comme pour la préparation du périnée, la section étant opérée à quelques centimètres au-dessous du pubis, les cuisses amputées ou désarticulées, les moignons cousus proprement. — *(Se reporter pour ces détails à la préparation du Périnée.)*

Je donnerai ici la manière dont mon ami, le professeur Cras, prépare le canal de l'urèthre ; son procédé peut se résumer de la manière suivante :

(a) Passer un cathéter dans le canal de l'urèthre ;

(b) Donner un trait de scie en avant sur la branche du pubis, en arrière sur la partie moyenne du sacrum, faire tomber la partie latérale du bassin ; après avoir préalablement détaché les insertions externes du releveur de l'anus (1) ;

On lavera le rectum ; on le remplira très modérément d'étoupe ou de coton puis on fixera la pièce sur un liège avec quelques pointes, et on immobilisera le pavillon de la sonde et la portion pénienne, à l'aide d'un lac, à un arc métallique : la verge sera ainsi tendue dans la position de l'érection ou du cathétérisme ;

Érigner ou même coudre en surget, sur un petit arc métallique, le bord de section du releveur anal de manière à rétablir artificiellement l'insertion détruite et tendre le muscle.

On s'attaquera d'abord à la partie profonde du canal de l'urèthre, c'est-à-dire à la portion prostatique et musculeuse.

Faire la toilette des bords du bassin, régulariser la

(1) La coupe générale que j'indique pour le périnée peut aussi, à très peu de chose près, être appliquée ici.

section cutanée, érigner au besoin vaisseaux et nerfs.. accrocher le fond de la vessie et le tendre ; mais nous ne conseillerons pas, pour le moment, d'insuffler l'organe, qui, par son volume, masquerait les parties profondes ;

Attaquer le péritoine sur la partie de la paroi abdominale conservée, par une section transversale à quelques centimètres au-dessus du pubis ; relever le cul-de-sac antérieur, détruire les adhérences de la séreuse à la vessie, conserver l'ouraque, procéder ainsi jusqu'au fond du cul-de-sac vésico-rectal, c'est-à-dire jusqu'à la ligne d'adhérence transversale du cul-de-sac péritonéal au bord inférieur de l'aponévrose prostato-péritonéale, cloison transversale située entre la prostate et le rectum qui maintient la forme du cul-de-sac et divise le bassin en deux loges : l'antérieure génito-urinaire, la postérieure rectale ;

Nous laisserons de côté la loge rectale, nous n'avons à nous occuper que de la loge vésico-prostatique : on décollera donc la face antérieure de l'aponévrose prostato-péritonéale de la face postéro-inférieure de la vessie, des vésicules séminales, de la prostate. On n'ouvrira pas les vésicules auxquelles l'aponévrose est très adhérente. Cette dissection sera ainsi conduite sur l'index et le médius de la main gauche, déprimant la face antérieure de l'aponévrose prostato-péritonéale, jusqu'à l'aponévrose moyenne du périnée dont le feuillet précédent n'est en quelque sorte que le dédoublement postéro-supérieur. Ce qu'il y a de sûr c'est que l'aponévrose prostato-péritonéale tombe perpendiculairement sur le bord postérieur de l'aponévrose moyenne et y prend insertion ; il n'est pas difficile en procédant avec lenteur et méthode d'arriver sur cette insertion transversale et de la mettre à nu.

Nous avons en avant de cette aponévrose trois loges

secondaires, sur la ligne médiane, la loge moyenne de la prostate ; sur les parties latérales, les loges des releveurs de l'anus.

On se rappellera que la loge médiane ou prostatique est une cavité irrégulièrement cubique dont nous ne connaissons, jusqu'à présent, que la face postérieure ; les deux faces latérales sont formées par deux lames aponévrotiques antéro-postérieures, aponévroses latérales de la prostate, ou pnbio-prostatiques, s'étendant de la face postérieure du pubis en avant, à l'aponévrose prostato-péritonéale en arrière, et au contact desquelles se trouve un gros plexus veineux, le plexus prostatique.

La face antérieure est en rapport avec les ligaments pubio-prostatiques qui sont en continuité de fibres avec les fibres musculaires de la vessie, et avec des veines volumineuses, plexus veineux de Santorini. Cette face sera dépouillée de son tissu cellulaire lâche, et frottée fortement avec une toile, afin de lui donner de l'éclat. Quant à la face latérale que l'on a sous les yeux, aponévrose pubio-prostatique, elle sera incisée le long de son bord supérieur. Saisissant alors la lèvre supérieure de cette cloison avec la pince à dissection, on en décollera la face correspondante de la prostate à laquelle elle adhère, puis on la déprimera de manière à voir bien nettement cet organe glandulaire, qu'il sera facile d'isoler complètement en poussant la dissection par en bas. On mettra ainsi à nu la prostate et par conséquent la portion prostatique du canal de l'urèthre jusqu'à l'aponévrose moyenne qui contient dans son épaisseur la portion musculeuse du canal tout entière, ou presque, comme nous avons déjà eu lieu de le dire.

Cette partie de la dissection sera d'autant plus facile que le cathéter, à demeure dans le canal, servira de conducteur.

On ménagera du reste, en arrière du pubis, le muscle de Wilson et le plexus de Santorini, situé dans l'angle formé par la symphyse et le bec de la prostate.

On se rappellera que le bulbe n'est pas visible de ce côté, puisque que l'écran musculo-fibreux nous en sépare ;

Cela fait, les deux parties profondes du canal de l'urèthre seront à nu.

Si l'on veut voir l'intérieur du canal, particulièrement de la portion prostatique, on pratiquera une incision sur la partie latérale de la glande, dans la direction du canal qui la traverse à la réunion de son 1/4 supérieur avec ses 3/4 inférieurs; la sonde sera encore pour cela d'un précieux secours.

On attaquera la troisième portion, la portion spongieuse, par la face inférieure ; la pièce sera redressée de manière à se présenter par la face périnéale ; et tout en pratiquant une porte, comme il a été dit plus haut, dans la préparation du périnée (voir ci-dessus) pour la loge périnéale inférieure, ouverture qui permettra de montrer le bulbe, le bulbo-caverneux, la glande de Cooper, etc., on prolongera l'incision médiane sur la face inférieure de la verge jusqu'à son extrémité, on rabattra latéralement les lambeaux de manière à montrer la portion spongieuse du canal de l'urèthre dans l'angle dièdre que lui forment les corps caverneux.

Le canal lui-même est formé d'une couche musculaire, d'une couche muqueuse, séparée l'une de l'autre par une couche de tissu cellulaire.

B. — Si l'on veut étudier la *paroi interne du canal de l'urèthre*, on ne pourra le faire que sur une préparation spéciale ; ce serait compromettre la précédente préparation que d'avoir la prétention d'en montrer la surface interne.

Voici comment l'on procédera :

1° Enlever complètement le canal de l'urèthre tout entier et la vessie à l'aide d'un coup de scalpel qui contournera les organes urinaires dans le bassin ; les isoler et détruire les adhérences qui les maintiennent dans leurs rapports avec les parties ambiantes. On procèdera avec assez de ménagements pour ne pas atteindre, d'une part, la prostate, de l'autre, la portion musculaire de l'urèthre.

2° Étendre la pièce ainsi obtenue sur un liège de manière à la faire reposer sur sa face inférieure ; la piquer avec des épingles ; la dépouiller de toutes les parties molles qui masquent les portions de l'urèthre que l'on veut étudier. Fendre le canal d'arrière en avant et de dehors en dedans, le long de la partie moyenne de sa face supérieure ; on fera bien pour cela d'introduire une sonde cannelée dans le canal par le col vésical et de procéder ainsi d'arrière en avant jusqu'au méat. Les bords de la section seront rabattus et piqués avec des épingles.

On pourra alors étudier les particularités de cette surface : le veru montanum, les orifices des conduits éjaculateurs, de la glande de Cooper... détails qui appartiennent à l'anatomie descriptive et que nous n'avons pas à étudier ici.

C. --- Si l'on voulait préparer complètement l'appareil urinaire, après avoir ouvert la cavité abdominale on enlèverait l'intestin et on conserverait les reins, les uretères, la vessie, etc.

PRÉPARATION DES RÉGIONS DES MEMBRES

F. — Régions du membre supérieur.

I.

Régions de l'épaule.
- Région du moignon de l'épaule.
- — scapulaire ou postérieure de l'aisselle.
- — antérieure de l'aisselle et creux de l'aisselle.

II.

Régions du bras.
- Région antérieure du bras.
- — postérieure du bras.
- — interne du bras.

III.

Région du coude.

IV

R. de l'avant-bras.
- antérieure.
- postérieure.

V.

Régions du poignet.
- antérieure.
- externe.
- postérieure.

VI.

R. de la main.
- face palmaire.
- — dorsale.

F. — RÉGIONS DU MEMBRE SUPÉRIEUR

I. — Régions de l'épaule

RÉGION DU MOIGNON DE L'ÉPAULE

1º Circonscrire le moignon de l'épaule par trois incisions : l'une verticale, de 0,12 à 0,15 de long, descendant de la clavicule, suivant l'espace deltoïdo-pectoral un peu en avant de lui, et s'arrêtant au niveau d'une ligne qui passerait par le mamelon ; les deux autres, horizontales ou à peu près, s'arrêtant toutes deux à une ligne verticale menée suivant le bord postérieur du bras.

2º La peau et le tissu graisseux seront relevés carrément et rabattus en arrière.

Le muscle deltoïde sera très proprement disséqué, c'est-à-dire que son aponévrose d'enveloppe sera relevée dans le sens des faisceaux musculaires et rabattue en arrière comme la peau ; on conservera la veine céphalique que l'on portera le plus possible en bas et en dedans ;

3º Pratiquer une fenêtre sur le deltoïde ; énucléer et couper par deux incisions transversales un fragment musculaire assez épais, en avant et en dehors, pour mettre à nu l'articulation ; érigner et porter fortement en dehors la partie postéro-externe du deltoïde qui sera conservée ;

On veillera bien à ne pas entamer les parties sousjacentes, capsule articulaire en haut, vaisseaux et nerfs circonflexes dans le bas, au niveau du col chirurgical de l'os.

4° La voûte osseuse et ligamenteuse formée par l'apophyse coracoïde, l'acromion, le ligament acromio-coracoïdien, le ligament coraco-claviculaire antérieur ou trapézoïde, sera préparée avec soin ; on apercevra plus profondément la capsule de l'articulation et le ligament accessoire ou coraco-huméral.

5° Il serait bien difficile d'ouvrir assez l'articulation pour mettre à nu et pour montrer les tendons des muscles qui s'insèrent aux trochanters ; mais on se rappellera que l'ordre d'insertion des tendons musculaires aux facettes du grand trochanter est le même que l'ordre dans lequel se trouvent les muscles à l'omoplate ; en allant de bas en haut : petit rond, sous-épineux, sus-épineux ;

On donnera un coup de scalpel sur la gaîne du tendon du biceps qui sera montré dans la gouttière bicipitale. On conservera le tendon du grand pectoral qui s'insère à la lèvre antérieure de la coulisse et les tendons du grand rond et du grand dorsal, le premier épais, plus court, s'insérant à la lèvre postérieure, le second très mince s'insérant au fond de la coulisse et plus haut que le grand rond.

RÉGION SCAPULAIRE

Elle comprend non seulement la préparation des cinq muscles qui composent la région, mais aussi celle des vaisseaux et nerfs qui s'y distribuent ; il faut y penser, en détachant le membre supérieur, sous peine d'altérer ces organes et de compromettre la préparation.

On prendra de préférence un sujet dont les artères seront injectées, sous peine de ne pouvoir suivre les vaisseaux et de ne point trouver leurs anastomoses.

1° Détacher du tronc, le membre supérieur, en arrière, ayant soin, de faire porter l'incision de la peau en dedans du bord interne du scapulum, de sectionner, au ras de leur point d'insertion, tous les muscles qui retiennent le bras, enfin de désarticuler la clavicule dans l'articulation sterno-claviculaire.

2° Couper au ras de l'os, l'insertion du deltoïde à l'épine de l'omoplate et le renverser en avant et en bas.

3° Scier la voûte acromio-coracoïdienne.

4° Fixer la pièce sur un liège, d'abord sur la face sous-scapulaire : on se trouvera alors en présence des muscles, sus, sous-épineux, petit rond.

La peau et le tissu graisseux étant relevés, on enlèvera la couche fibreuse qui recouvre le fosses sus et sous-épineuses et on poursuivra les muscles jusqu'à leur insertion aux facettes du grand trochanter ; le petit rond sera ensuite isolé jusqu'à la facette inférieure : On remarquera que les insertions de ces trois muscles se font à l'humérus dans le même ordre qu'au scapulum.

5° Rechercher et poursuivre immédiatement les vaisseaux :

(a) La scapulaire (1) supérieure qui après avoir gagné le bord postérieur de la clavicule est devenue horizontale, passe au-dessus et rarement au-dessous du ligament qui transforme en un trou l'échancrure coracoïdienne du scapulum, puis ensuite descend dans la fosse sus-épineuse,

(1) Voir la note au bas de la page 146.

et après avoir passé sur le bord antérieur de l'épine du scapulum, se termine dans l'épaisseur du muscle sous-épineux, en s'anastomosant avec la scapulaire inférieure et avec la cervicale transverse profonde (*scapulaire postérieure des auteurs*).

(*b*) La cervicale transverse profonde, après avoir passé sous le bord antérieur du trapèze, descend sous sa face profonde, se retrouve au niveau de l'angle postéro-supérieur de l'omoplate dont elle suit jusqu'à l'angle inférieur le bord spinal, en s'y anastomosant avec la scapulaire inférieure.

(*c*) La scapulaire inférieure, scapulaire commune enfin, dont les rameaux de la branche interne seront suivis jusqu'à l'angle inférieur du scapulum où elle s'anastomose; puis la branche externe qui donne plusieurs rameaux : le rameau sous-scapulaire ou antérieur se répand, en se ramifiant, dans la fosse sous-scapulaire ; le rameau sous-épineux ou postérieur, dans la fosse sous-épineuse, et enfin le rameau interne, que l'on recherchera entre le grand et le petit rond et qui descend jusqu'à l'angle inférieur en s'anastomosant avec la scapulaire postérieure et avec la branche interne de la scapulaire inférieure.

6° La branche nerveuse sus-scapulaire fournit au sus et sous-épineux : On la trouvera au-dessous du ligament coracoïdien par où elle pénètre dans la fosse sus-épineuse ; on la recherchera à son passage dans la fosse sous-épineuse, où elle pénètre, en contournant le bord antérieur de l'épine de l'omoplate.

7° La pièce sera alors retournée ; on dépouillera le sous-scapulaire de son aponévrose d'enveloppe et on nettoiera l'insertion du muscle au petit trochanter.

Rechercher :

(*a*) La branche antérieure de la scapulaire inférieure dans la fosse sous-scapulaire ;

(*b*) La branche nerveuse supérieure du sous-scapulaire, qui pénètre le muscle par son bord supérieur ;

(*c*) La branche inférieure du sous-scapulaire qui, après avoir pénétré la portion inférieure du muscle, s'y ramifie de bas en haut ;

(*d*) La branche du grand rond.

Il faut reconnaître que ces branches nerveuses ne pourront être suivies que si le bras n'a pas été détaché du corps.

RÉGION DE L'AISSELLE

Cette région peut être attaquée de deux manières :

Le procédé classique qui consiste à détruire la paroi antérieure de l'aisselle est très inférieur à celui que nous décrirons qui, en ménageant la forme de la région, conserve les rapports intacts.

Le sujet est couché sur le dos, un billot sous le cou, le bras porté dans l'abduction fait un angle droit avec le tronc et est immobilisé à l'aide de lacs. On orientera le sujet de façon que les rayons lumineux éclairent directement le fond de l'aisselle.

Première partie de la préparation. — Paroi antérieure. — 1° Les téguments ayant été rasés, pratiquer à deux travers de doigt en arrière du relief du bord inférieur du grand pectoral, et parallèlement à ce bord, une première incision de 0,16 de long environ, puis une deuxième incision de même longueur que la première, à 0,015 en arrière. La peau étant très mobile devra être bien fixée de la main gauche. On isolera ainsi un pont cutané aux deux extrémités duquel on fera tomber quatre incisions : *deux supérieures*, la première en dehors, partant de l'extrémité externe du pont cutané se dirigeant vers l'extrémité externe de la clavicule, un peu en dehors de l'interstice deltoïdo-pectoral ; la deuxième en dedans, s'étendant de son extrémité interne au bout interne de la clavicule (de 0,08 environ de longueur) ;

Deux inférieures : la première de 0,10 de long, de l'extrémité externe de la lèvre inférieure de la bandelette cutanée vers l'axe du bras ; la deuxième parallèle à la première, de même longueur qu'elle, à l'autre extrémité de la même bandelette. (Voir fig. 18.)

2° Ces incisions permettront de relever en sens inverse deux lambeaux cutanés à peu près rectangulaires.

On disséquera dans le même sens que la peau la couche lamello-graisseuse sous-jacente ;

3° Décoller de haut en bas l'aponévrose du grand pectoral, sur le pont cutané comme base. Veiller à ne la point perforer, car elle est très mince ; on pourra pour ce motif, et sans aucun inconvénient pour le résultat définitif, relever cette couche avec la lamello-graisseuse, mais alors toutes deux seront disséquées de haut en bas ;

4° Incision du grand pectoral, à 0,05 ou 0,06 de l'insertion de l'humérus ; on veillera en coupant les fibres profondes du muscle à ne pas atteindre la face profonde de la loge aponévrotique.

Enucléer les deux portions du grand pectoral et les rabattre l'une en dehors, l'autre en dedans. On coupera pour cela l'insertion supérieure à la clavicule en rasant l'os ; le préparateur aura alors sous les yeux l'aponévrose du petit pectoral, très résistante en dedans et en haut où elle s'insère à la clavicule, plus délicate en dehors où il mporte de procéder avec précaution si on ne veut la détruire ; elle adhère en bas à la bandelette cutanée ; c'est cette couche qui, se réfléchissant sur le bord inférieur du petit pectoral, maintient par son adhérence à la peau la forme du creux de l'aisselle ; c'est cette adhérence qui lui a fait donner le nom de « Ligament suspenseur de l'aisselle ; » la détruire serait donc compromettre la démonstration d'un point qu'il faut montrer pour le bien faire comprendre ; ce serait substituer une aisselle factice à la structure réelle de la région. Si l'on tenait à éviter la bandelette cutanée, on pourrait arriver à un résultat identique en rabattant le lambeau cutané de haut en bas jusqu'à la ligne d'adhérence du ligament suspenseur à la peau ; mais nous ne voyons pas d'avantage sérieux à procéder ainsi ; nous donnons donc la préférence au premier mode ;

5° Pratiquer sur le tiers externe de l'aponévrose du petit pectoral une fenêtre de 0,04 environ ; détruire les adhérences de la couche aponévrotique avec le muscle à l'aide du manche du scalpel introduit à plat entre les deux ; on apercevra en arrière du bord supérieur du petit pectoral un feuillet mince, mais assez résistant ; c'est le feuillet profond de la gaîne du petit pectoral dont il est aisé de montrer l'adossement à la face profonde du feuillet superficiel au-dessus du bord du muscle ; les deux feuillets ainsi accolés vont à la clavicule où ils adhèrent ;

6° Rechercher et poursuivre le tronc artériel acromio-thoracique qui, naissant à angle aigu de l'axillaire, croise le bord supérieur du petit pectoral derrière lequel on le trouvera en déprimant un peu en bas et en dehors ce même bord supérieur du petit pectoral. On suivra la branche acromiale du côté de l'acromion où elle se bifurque, et, en dedans, la branche thoracique ;

7° Montrer dans l'angle externe le ligament coraco-claviculaire interne très résistant signalé et étudié par M. Marcellin Duval ; plus profondément, la veine et l'artère axillaire ; enfin, dans le sillon deltoïdo-pectoral, la veine céphalique au contact des fibres internes du deltoïde bien nettoyées ; cette veine sera isolée de bas en haut jusqu'à son confluent dans la veine axillaire ; nous signalerons toutefois les cas (1) où la veine céphalique monte au-devant de la clavicule et s'ouvre dans la veine jugulaire externe ou encore les cas où, arrivée au sous-clavier, elle monte au-devant de lui et abandonne alors la région de l'aisselle pour aller se jeter dans la veine sous-clavière ;

8° Tendre les couches avec de petites érignes.

Deuxième partie. — Creux de l'aisselle. — 1° Rabattre le second lambeau cutané de haut en bas ;

2° Disséquer et rabattre dans le même sens et séparément la couche sous-jacente lamello-graisseuse et l'aponévrose axillaire ;

3° Dépouiller le creux de l'aisselle des tissus conjonctifs à larges mailles, tissus graisseux, et des ganglions qui l'encombrent. La quantité de tissu adipeux variera avec l'embonpoint des sujets. Comme vaisseaux et nerfs y sont plongés, on procédera avec précaution, à petits coups, avec des ciseaux mousses coupant bien de l'extrémité ; on fera bien cependant de conserver un ou deux ganglions qui pourront être remis en position pour la démonstration de la région ;

4° Porter toute son attention sur le paquet vasculonerveux qui traverse diagonalement le sommet de l'aisselle pour se rendre au bras. La fenêtre ouverte à la paroi antérieure servira de guide et éclairera le sommet de la région. Vaisseaux et nerfs sont du reste situés à la jonction du 1/4 ou du 1/3 antérieur avec les 3/4 ou les 2/3 postérieurs du bras. On isolera les divers éléments sans détruire toutes les adhérences, afin de sauvegarder les rapports ;

(1) M. Duval, *Op. cit.*, p. 128.

car il ne faut pas présenter tous ces nerfs comme autant de cordes indépendantes, ce que font souvent les débutants qui poussent les dissections trop loin. C'est un mérite dans les préparations anatomiques, de savoir s'arrêter à temps ;

5° Poursuivre toutes les branches vasculaires et nerveuses qui émanent des troncs principaux et spécialement les branches collatérales du plexus brachial ; on n'oubliéra pas les filets des premiers nerfs intercostaux au nombre de deux ou trois, se bifurquant souvent pendant leur trajet, passant sous le bord inférieur du petit pectoral, traversant diagonalement les tissus de remplissage de l'aisselle et se portant en bas et en dehors à la face interne du bras ;

6° Fouiller l'aisselle à fond, jusqu'à son sommet, c'est-à-dire jusqu'à la partie concave de l'apophyse coracoïde ; on rencontrera spécialement dans ce trajet, le rameau nerveux du grand dentelé qui gagne la paroi thoracique, la branche sous-scapulaire qui se porte en arrière, etc. ;

7° Terminer la préparation en nettoyant les reliefs musculaires qui bordent l'aisselle en arrière et en bas ; ébarber avec des ciseaux et régulariser tout ce qui nuit à l'ensemble, spécialement la coupe des aponévroses. Il ne restera plus qu'à tendre et érigner les feuillets de la manière la plus favorable et je puis assurer que l'on aura une fort belle pièce.

II. — Régions du bras

RÉGION BRACHIALE ANTÉRIEURE

1° Double incision transversale, aux deux extrémités de la région, réunies en leur milieu par une incision longitudinale.

Relever et rabattre de chaque côté les deux lambeaux cutanés doublés du fascia sous-cutané ;

2º Inciser de même l'aponévrose brachiale de façon à ouvrir la loge antérieure, tendre les deux lambeaux en les érignant ; cette loge est limitée de chaque côté par les cloisons intermusculaires interne et externe, qui seront conservées ; l'interne se fixe en haut à la lèvre antérieure de la coulisse bicipitale, à l'empreinte du deltoïde, puis à la crête osseuse sus-épicondylienne ; l'interne suit le bord interne de l'os, perforée pour le passage du nerf radial, de l'humérale profonde, du nerf cubital, rapports qui seront gardés. On verra le biceps dont on arrêtera la préparation par en bas, à deux travers de doigt au-dessus du pli du coude ; au-dessous et en bas le brachial antérieur ; en dedans et sur un plan plus profond le coraco-brachial ; en dehors et en bas la partie supérieure du long supinateur et du premier radial externe ;

3º En ce qui touche les vaisseaux et nerfs, les rapports doivent être conservés avec les plus grandes précautions :

L'artère brachiale est située entre le coraco-brachial et le biceps en avant, le vaste interne du triceps et le brachial antérieur en arrière ;

4º Le nerf médian est placé en avant de l'artère humérale dans presque tout son trajet, excepté en bas où il est interne.

Le nerf médian n'est pas externe à la partie supérieure, il est ordinairement antérieur et interne (1).

On aura donc bien soin pour cette préparation, afin de ne pas déplacer les rapports, de laisser au bras sa direction normale et de le fixer dans cette position ; après avoir relevé la peau et l'aponévrose, on ouvrira avec précaution

____

(1) M. Duval, *Op. cit.*

la gaîne en procédant de dedans en dehors; c'est le nerf qui apparaît le premier. Si par hasard, comme le fait remarquer M. Marcellin Duval, le nerf est réellement externe en haut, il y a anomalie; il devient, plus bas, postérieur à l'artère, ce qui ne l'empêche pas encore, dans ce cas, de se placer, tout à fait en bas, au côté interne du vaisseau. Ces faits qui reposent sur l'observation, aux amphithéâtres de Brest et de Cherbourg, de plus de 300 sujets faite par l'anotomiste distingué dont nous citons ici les recherches, sont d'une importance capitale au point de vue opératoire. Le préparateur aura donc bien soin de ne pas trop isoler vaisseaux et nerfs et d'appliquer plus que jamais les principes que nous énonçons au commencement de ce *manuel*. Conserver les adhérences celluleuses, ne pas pousser trop loin les dissections, en deux mots : savoir s'arrêter.

PRÉPARATION DE LA RÉGION POSTÉRIEURE DU BRAS

1° Double incision transversale aux deux extrémités de la région, réunies en leur milieu par une incision longitudinale;

2° Dissection de la peau et du fascia sous-cutané, qui seront rabattus ;

3° Incision sur les mêmes limites et dissection de l'aponévrose antibrachiale ;

4° On recherchera immédiatement de chaque côté les cloisons intermusculaires interne et externe : le triceps brachial sera alors isolé dans sa loge. On mettra à nu l'insertion inférieure à l'olécrane, la triple insertion supérieure, l'externe et l'interne aux faces correspondantes de l'os, la moyenne, celle de la longue portion, à l'omoplate au-dessous de la cavité glénoïde; pour atteindre cette insertion, la longue portion passe entre le petit et le grand rond et divise ainsi en deux parties le triangle formé par ces deux muscles et par l'humérus ; c'est dans le quadrilatère limité par le petit rond en haut, le grand rond en bas, l'humérus en dedans et la longue portion du triceps en dehors que l'on trouvera l'artère circonflexe postérieure qui sera montrée ; le préparateur devra donc ménager avec soin ce rapport ;

5° Rechercher, à la partie interne de la loge, le nerf cubital qui descend ensuite le long de la cloison intermusculaire interne ;

6° On trouvera également en dedans et profondément le nerf radial accompagné de l'humérale profonde ; il perfore la cloison intermusculaire interne, entre ainsi dans la loge postérieure, contourne la gouttière de torsion de l'os dans laquelle on le trouvera, et gagne plus bas la cloison intermusculaire externe.

RÉGION DE LA FACE INTERNE DU BRAS

La région de la face interne du bras s'étend du bord inférieur du grand pectoral à deux travers de doigt au-dessus du pli du coude.

1° Mener deux incisions transversales sur les limites indiquées plus haut, et en réunir le milieu par une incision verticale ;

2° Rabattre les deux lambeaux cutanés l'un en avant, l'autre en arrière ; les épingler sur un liège ;

Relever et épingler de même le fascia superficialis sans atteindre l'aponévrose brachiale ;

3° Pratiquer une incision sur la gaîne du biceps ; décoller le biceps dans sa loge de manière à montrer, en la laissant intacte, la cloison intermusculaire interne ; l'érigner et la tendre ;

Relever l'aponévrose du brachial antérieur, la tendre également ;

Rechercher la gaîne des vaisseaux, la fendre ; en tendre les bords sans déranger les parties incluses : montrer les rapports de l'artère humérale entre ses veines satellites, le nerf médian qui, en haut, incline en dedans, est antérieur dans une grande partie du trajet de l'artère, et devient interne en bas ; il est contenu dans la même gaîne que le vaisseau.

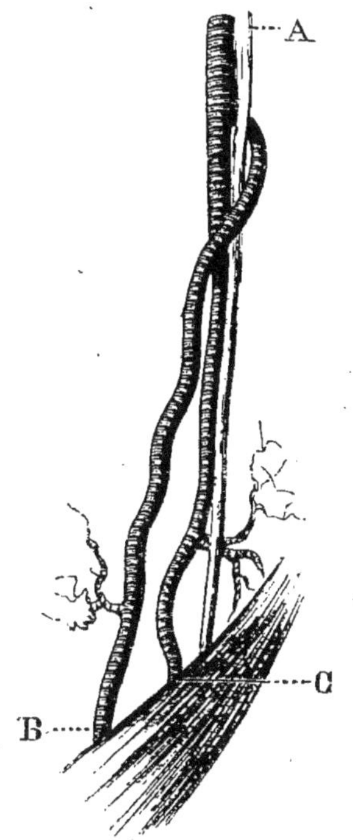

Fig. 31 (1).

Anomalie n° 1. — B. Radiale flexueuse croisant rapidement le nerf et la cubitale.—C. Cubitale ;—elles passent toutes deux derrière l'expansion aponévrotique du biceps.—A. Nerf médian.

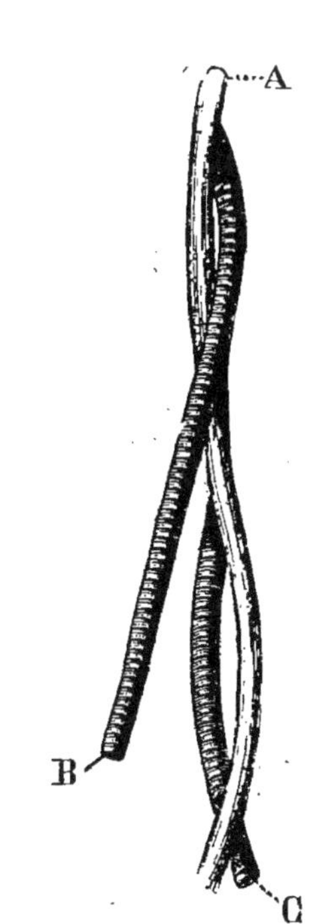

Fig. 32.

Anomalie n° 2. — Autre variété.

A. Nerf radial. — B. Artère radiale. — C. Artère cubitale.

(1) Ces cinq planches d'anomalies artérielles ainsi que les fig. 20, 21, 22 sont empruntées à l'atlas d'anatomie de M. M. Duval.

Nous donnerons ici, d'après M. Duval un résumé des anomalies dont cette artère et le nerf sont le siège, anomalies qu'il faudra connaître au point de vue opératoire comme au point de vue des préparations de la région. On peut rattacher à cinq types principaux les anomalies de l'humérale.

Anomalie nº 1. — Bifurcation prématurée de l'humérale, ou mieux, la radiale se détache prématurément, l'autre branche appelée par certains auteurs humérale serait plus justement nommée cubitale. La radiale naît de la partie postéro-interne du tronc commun. Elle suit un trajet dirigé de haut en bas, d'arrière en avant et de dedans en dehors et croise l'autre branche en passant au-devant d'elle et du nerf médian, le nerf étant ainsi intermédiaire aux deux. La radiale ainsi devenue plus superficielle, quoique très rarement sous-cutanée, côtoie le bord interne du biceps et de son tendon qu'elle croise. Elle passe avec la cubitale dérrière l'expansion aponévrotique de ce tendon ; au-devant se trouve la médiane basilique. (Voir les fig. 31, 32, 33.)

C'est le plus souvent vers la partie moyenne du bras que la bifurcation a lieu ; elle peut avoir lieu à 0,01 au-dessus de l'épitroclée. L'anomalie nº 1 est la plus fréquente des anomalies de l'humérale.

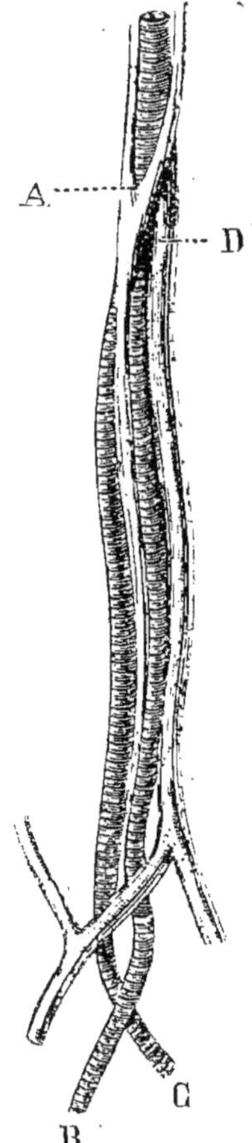

Fig. 33.
Anomalie nº 1. — Bifurcation prématurée. L'entrecroisement des vaisseaux se fait très bas. Au-dessus de l'entrecroisement on trouve de dehors en dedans la cubitale, le médian la radiale.
A. Nerf radial ; — ses deux origines. — B. Artère radiale. — C. Artère cubitale.

Anomalie n° 2(1).—La cubitale est sous-aponévrotique et superficielle dans la plus grande partie de son trajet. Moins volumineuse que la radiale, elle se détache d'un point variable de l'humérale, quelquefois de l'axillaire, et passe au-devant de la radiale qu'elle croise à angle aigu et de dehors en dedans.

Elle descend presque verticalement le long de la face interne du bras et de la région antéro-interne de l'avant-bras, puis reprend à la partie inférieure sa position ordinaire et se termine par l'arcade palmaire superficielle ; située au pli du bras à 0,04 en dehors de l'épitrochlée, elle passe au-devant des muscles qui s'attachent à cette éminence au lieu de passer derrière eux comme dans l'anomalie n° 1.

Les branches importantes, qui émanent ordinairement de la cubitale, sont fournies par la radiale ; celle-ci accompagnée du nerf médian représente l'humérale. Ce tronc se divise au-dessous du pli du bras en radiale et en interosseuse qui donne les récurrentes cubitales.

Nous remarquerons, contradictoirement à ce que disent certains anatomistes, que la cubitale n'est sous-aponévrotique que dans l'anomalie n° 2 que l'on ne confondra donc pas avec l'anomalie n° 5. — Le n° 2 est du reste moins fréquent que le n° 1.

Anomalie n° 3 (2). Origine prématurée de l'interosseuse. M. Duval pense avec Broca que cette interosseuse est le tronc principal du membre et qu'elle représente l'humérale, car ses rapports sont ceux de cette artère et c'est elle qui après avoir fourni l'humérale profonde, la collatérale interne, les récurrentes radiales et cubitales se termine par l'interosseuse. Le vaisseau qui a été pris pour l'artère du bras est, au contraire, anormal. C'est le tronc commun de la radiale et de la cubitale qui ont toutes deux une origine prématurée.

Anomalie n° 4 (3). — Vaisseaux aberrants. Comme le fait remarquer le même auteur, la nature, dans ses désordres qui ne sont qu'apparents, suit encore des règles : Un vaisseau aberrant, dit-il,

____

(1) M. Duval. *Op. cit.* p. 114.
(2)   —   —   p. 115.
(3)   —   —   p. 115.

est celui qui se trouve dans un lieu où il ne doit point exister de vaisseaux, et qui, provenant d'un tronc artériel, vient rejoindre ce tronc ou se jeter dans l'une de ses branches. Dans l'espèce, les vaisseaux aberrants, d'après Meckel, sont des rameaux qui naissent

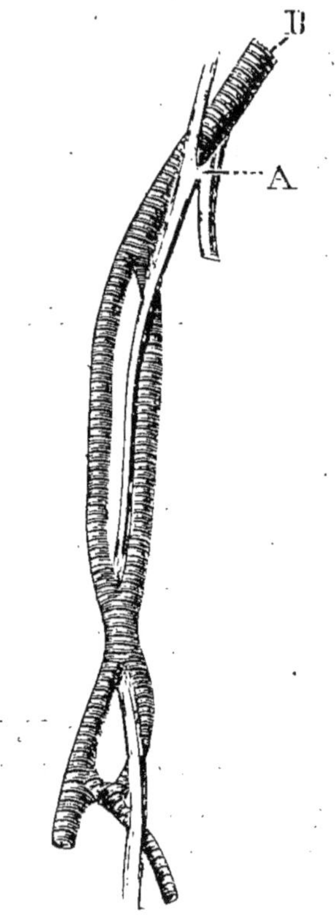

Fig. 34.

Anomalie de l'A. Humérale n° 24.

Le vaisseau aberrant s'abouche dans la cubitale.

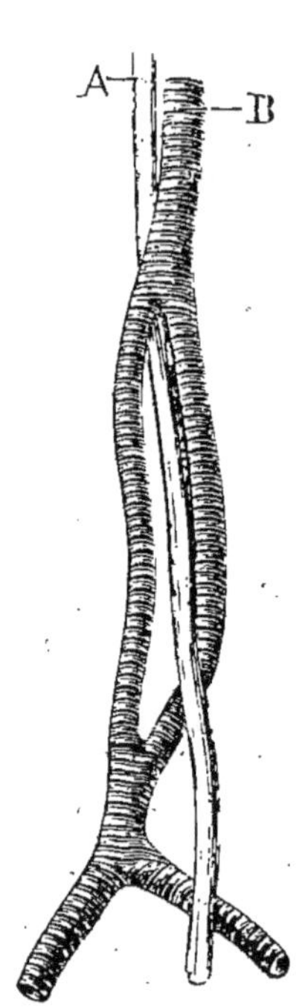

Fig. 35.

Anomalie n° 4. — Bifurcation prématurée de l'humérale, mais ses deux branches se réunissent plus bas en formant un espace elliptique dans lequel passe le nerf médian.

de la partie supérieure de la brachiale et se terminent, soit dans son extrémité inférieure, soit dans une branche des artères de l'avant-bras, plutôt dans la radiale. Cruveilhier (1) compare cette

<hr>

(1) CRUVEILHIER: *Anat. descrip.* tom. II.

anomalie au mode d'anastomose par canal collatéral, inusité pour les artères, fréquent pour les veines (fig. 34-35).

Anomalie n° 5. — Signalée par M. Deville : c'est un canal sus-épitrochléen, en partie osseux, en partie fibreux, existant sur l'humérus gauche. Deux exemples cités.

Anomalie du nerf médian (1). — Nous avons dit que dans la majorité des cas le nerf médian qui, en haut, incline en dedans, est antérieur dans une grande partie du trajet de l'artère et devient interne en bas. Mais il n'est pas rare de le voir devenir postérieur à l'humérale dans une plus ou moins grande étendue. Souvent alors il est externe en haut, mais il est interne en bas ; le nerf s'enroule autour de l'humérale après avoir occupé le côté interne et antérieur de l'axillaire, mais quelquefois, très rarement, le nerf est externe dans la 1/2 inférieure du bras ; enfin la réunion des racines externe et interne du médian peut se faire bien au-dessous du point habituel soit devant, soit derrière l'axillaire ou l'humérale.

III. — Région du oude

RÉGION DU PLI DU COUDE

1° Pratiquer à 0,05 au-dessus du pli cutané, dit pli du coude, et à la même distance au-dessous deux incisions transversales dont la longueur sera la moitié de la circonférence du membre ; elles intéresseront seulement la peau.

Section verticale joignant le milieu des deux précédentes;

Disséquer les deux lambeaux cutanés qui seront rabattus chacun de leur côté. Arrêter la dissection quand on sera sur les verticales menées par l'épicondyle et par l'épitrochlée ;

2° Relever dans les mêmes limites la couche de tissu

(1) M Duval. *Op. cit.* p. 118.

cellulaire sous-cutané, chose facile quand elle est très

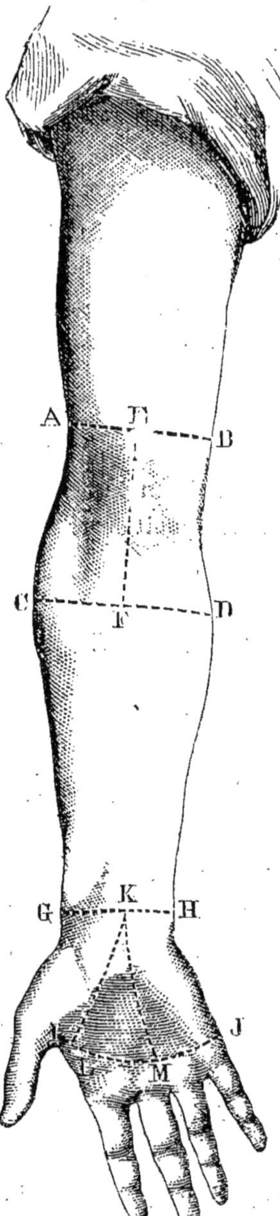

Cette planche est destinée à montrer les incisions cuta‑nées pour la préparation du pli du coude et de la main (face palmaire).

A B, C D, E F, incisions cutanées pour la préparation du pli du coude.

G H, I J, K L, K M, inci‑sions pour la préparation de la main (face palmaire).

Fig. 36.

épaisse ; mais comme dans sa partie profonde se trouvent

le réseau veineux et les branches nerveuses superficielles, on veillera à ne pas les atteindre. Si elle est mince comme chez les sujets émaciés, on ne l'aura qu'en lambeaux ;

3° Préparer le réseau vasculo-nerveux : — bifurcation de la veine dite médiane, en médiane céphalique en dehors et médiane basilique en dedans, puis constitution de la céphalique et de la basilique par l'adjonction des veines radiales en dehors, cubitales en dedans.

On trouvera généralement cette bifurcation, dont la position précise n'est pas fixe, à un travers de doigt en dessous du pli. On isolera l'anastomose volumineuse avec les veines profondes. Le nerf musculo-cutané émergeant entre le biceps et le brachial antérieur ne tarde pas à se diviser en rameaux dont les uns seront trouvés en arrière, les autres en avant de la veine médiane céphalique.

Le brachial cutané interne suit la cloison interne du bras dans le voisinage de la céphalique ; on en poursuivra les rameaux, très nombreux du reste, en avant de la médiane basilique et sur le 1/3 interne de la région.

Si l'on ne dispose que d'un membre, on pourra user de l'artifice suivant qui permettra de conserver, en la relevant, toute la couche vasculo-nerveuse, et de montrer les parties profondes : — Tailler une bandelette cutanée de quelques millimètres sur les limites supérieures et inférieures de la région, qui, servant d'encadrement à la couche cellulaire sur laquelle reposent vaisseaux et nerfs, permettra de relever le tout et d'en rabattre la couche, en dehors par exemple, après l'avoir incisée de haut en bas sur la limite interne de l'incision cutanée. Lier la branche de communication avec le système veineux profond ; couper au-dessous de la ligature.

4° Dégager aussi complètement que possible l'insertion du biceps. — Conserver l'expansion aponévrotique ;

montrer sa continuité avec l'aponévrose antibrachiale ;

5° Pratiquer une incision le long de la cloison intermusculaire interne ; tendre cette cloison ;

6° Ouvrir la gaîne qui contient l'artère ; montrer par une fenêtre ouverte sur la gaîne, l'artère avec ses veines satellites, mais conserver le pont aponévrotique sous lequel elle passe ; mettre en relief ses rapports avec le nerf médian ;

7° Ouvrir la gaîne du biceps par une incision transversale à deux travers de doigt au-dessus du pli du coude ; en décoller la face profonde avec le manche du scalpel introduit à plat entre l'aponévrose enveloppante et la fibre musculaire ; on verra ainsi par l'incision la fibre musculaire, les bords de la fente étant érignés ;

8° Ouvrir également la gaîne du long supinateur, dont l'aponévrose sera érignée de manière à montrer le muscle ; le long supinateur sera fortement attiré en dehors de manière à faire voir profondément le nerf radial et l'artère récurrente radiale :

9° Conserver en dedans le ganglion sus-épitrochléen ;

Si l'on adopte la modification que j'ai indiquée ci-dessus pour relever la couche vasculo-nerveuse, on pourra au besoin, pour la démonstration, la remettre dans sa position normale afin de conserver les rapports du réseau veineux avec les vaisseaux profonds ; mais il m'est arrivé sur la même pièce, tout en maintenant la couche superficielle vasculo-nerveuse très complètement disséquée, de montrer la couche profonde au-dessous et à travers ses mailles ; la chose n'est pas impossible en y mettant de la patience toutefois ;

10° J'engagerais le préparateur dans ce cas à tailler dans l'aponévrose antibrachiale un lambeau quadrilatère à base supérieure, retenu en haut à l'expansion du biceps et dont les fibres se confondent avec les siennes ; le bord libre du lambeau sera taillé sur les limites de l'incision inférieure de la peau, les deux bords latéraux sur les bords externe et interne de la région antibrachiale ; en soulevant et érignant les angles inférieurs de ce lambeau à la surface duquel seront vaisseaux et nerfs superficiels, on pourra montrer au-dessous le massif des muscles épitrochléens ;

11° Nettoyer le V profond que limitent les masses musculaires interne et externe ; l'insertion du biceps sera poursuivie jusqu'à la tubérosité bicipitale ; on montrera la communication des deux plans veineux, la terminaison de l'artère humérale, sa bifurcation, etc..., etc...

C'est à ce dernier mode auquel nous joignons les indications données ci-dessus pour la partie supérieure de la région, que nous donnons la préférence.

IV. — Régions de l'avant-bras

AVANT-BRAS (FACE ANTÉRIEURE)

Les limites de la région sont représentées par deux lignes passant l'une à deux travers de doigt au-dessous du pli du coude, l'autre à deux travers de doigt au-dessus du pli radio-palmaire.

1° Les limites de la préparation devraient donc être représentées par deux incisions transversales menées suivant ces indications.

Mais l'anatomie, et aussi le préparateur, ne s'accommodent pas toujours de ces divisions factices ; la région de l'avant-bras en est un exemple. Si elle a cédé une partie de ses droits aux régions du coude et du poignet quand il s'est agit de les limiter, elle les reprendra quand il s'agit de sa préparation à elle-même. Nous pratiquerons donc l'incision transversale supérieure de la peau au niveau du pli du coude, ce qui facilitera beaucoup, comme nous le verrons, la dissection des couches ;

2° Relever deux lambeaux cutanés, l'un externe, l'autre interne, qui seront rabattus tous deux, l'un en dedans, l'autre en dehors. En relevant la peau, on veillera à la couche cellulo-graisseuse sous-cutanée qui contient dans son épaisseur vaisseaux et nerfs superficiels ;

Chez les sujets gras on pourrait rabattre comme feuillet distinct la lame la plus superficielle de la couche cellulo-graisseuse ; mais il vaudra généralement mieux la sacrifier à l'élément vasculaire et nerveux qu'elle contient.

3° Isoler le réseau veineux superficiel de l'avant-bras.

Rechercher la médiane commune des auteurs classiques qui, comme l'a fait remarquer M. Marcellin Duval, serait mieux nommée radiale principale, car cette veine provient presque toujours de l'extrémité inférieure du bord radial, et gagne plus haut la partie moyenne de l'avant-bras, les veines ou la veine représentant la médiane allant alors se jeter dans la cubitale. Quelle que soit la disposition qu'elles affectent, on les apercevra aisément par transparence ; elles seront poursuivies de bas en haut jusqu'aux limites de la préparation en promenant le scalpel à plat dans le sens de leur direction, après les avoir érignées par une de leurs extrémités, ou encore avec des ciseaux en soulevant la veine avec une pince à dissection et en coupant le tissu cellulaire sur les limites et dans la direction de la paroi vasculaire ;

4° Les branches nerveuses demanderont plus de précautions, surtout chez les sujets qui ont le pannicule graisseux développé ;

On recherchera de dehors en dedans :

(a) Les rameaux du musculo-cutané qui passent à

cheval sur la veine médiane céphalique, mais dont les rameaux antérieurs suivent la direction de la gouttière radiale. Les filets en seront poursuivis jusqu'à l'éminence thénar ; on trouvera l'anastomose avec le brachial cutané interne vers la partie moyenne de l'avant-bras et une anastomose avec un rameau perforant du radial, à quelques centimètres au-dessus du poignet ;

(*b*) Les branches du brachial cutané interne qui sont à cheval sur la médiane basilique et qui s'anastomosent avec le musculo-cutané (déjà indiqué) ; une autre anastomose avec un rameau perforant du cubital se trouvera au-dessus du poignet ;

(*c*) Enfin à 0,04 environ au-dessus du pli radio-carpien s'observe le point d'émergence du rameau perforant du médian, le palmaire cutané ;

5° Quand toutes les branches veineuses ou nerveuses seront bien nettoyées, et qu'elles reposeront sur une aponévrose antibrachiale bien nette, on pratiquera transversalement la section de toute la couche, à deux travers de doigt au-dessous du pli du coude. On l'incisera également en bas et en dedans sur les limites de la peau et on rabattra la couche en dehors en l'épinglant sur un liège ; on pourrait encore, et peut-être avec avantage, au lieu d'inciser l'aponévrose et les nerfs au ras de la section cutanée, détacher en haut, en bas et en dedans une lanière de peau de 0,01 qui, encadrant ainsi aponévroses, vaisseaux et nerfs, leur servirait de soutien et en protégerait les extrémités ;

La couche superficielle des muscles de l'avant-bras se trouvant naturellement à nu par la dissection de l'aponévrose antibrachiale, on en achèvera le nettoyage ;

6° Travailler à fond la gouttière radiale : prendre successivement les muscles long supinateur, premier et second radial externe de haut en bas, les isoler, détruire les adhé-

rences celluleuses qui les unissent, mais conserver leur adhérence profonde à la gaîne postérieure de l'avant-bras, ou
aponévrose antibrachiale postérieure ; ils resteront ainsi
accolés en arrière comme les feuillets au dos d'un livre.

En détruisant les adhérences internes du 2e radial, on
mettra à nu le court supinateur ainsi que la branche
du radial qui le traverse ; on s'appliquera à montrer nettement l'insertion inférieure de ce muscle en regard de la
direction de celle du rond pronateur qui se fait plus bas.
L'artère radiale sera mise à nu et isolée avec ménagement
de ses veines satellites.

La direction générale de la radiale est la direction de la
gouttière antibrachiale, entre les muscles qui s'insèrent à
l'épitrochlée en dedans et à l'épicondyle en dehors ; en
écartant fortement les bords de la gouttière, on montrera
la radiale reposant de haut en bas sur le court supinateur, le rond pronateur, les insertions au radius du fléchisseur superficiel, le long fléchisseur du pouce, le bord externe
du carré pronateur. La branche antérieure du nerf radial
est en dehors de l'artère, très rapprochée en haut, mais
s'éloignant d'elle en bas, n'étant pas contenue en ce point
dans la gouttière des deux tendons des long supinateur
et grand palmaire, mais derrière le tendon du long supinateur, et séparé d'elle par un feuillet aponévrotique ;

7° Passer au massif des muscles épitrochléens ; les isoler
les uns des autres, les dépouiller de tout tissu cellulaire et
graisseux, puis après avoir dégagé l'épitrochlée, la faire
sauter d'un coup de gouge appliqué sur sa base et détruire quelques adhérences musculaires profondes de manière à pouvoir rabattre en bas et en dehors tout le paquet
des muscles grand et petit palmaires, fléchisseur superficiel
et rond pronateur ; isoler bien complètement les adhérences profondes au ligament interosseux ;

8° On pourra alors suivre aisément dans leur trajet le nerf médian, l'artère cubitale et ses veines satellites, l'artère interosseuse, le nerf cubital ; mais on commencera par préparer la gouttière cubitale comme on l'a fait pour la radiale ; c'est-à-dire, le fléchisseur profond en dehors et en arrière, en dedans le cubital antérieur ; isoler les uns des autres les faisceaux du fléchisseur profond et pousser la dissection jusqu'au ligament interosseux, où l'on séparera son insertion de celle du fléchisseur sublime ; on en profitera pour préparer l'interosseuse antérieure que l'on montrera dans cette gouttière musculaire jusqu'au carré pronateur.

Quant au cubital antérieur il est resté absolument intact et sans aucun déplacement grâce à son insertion olécranienne d'une part et à l'appui que lui donne le cubitus de l'autre ; on dégagera et on montrera bien nettement son attache inférieure au pisiforme ;

9° Quand la gouttière cubitale sera ainsi mise à découvert, l'artère cubitale apparaîtra à 0,02 au-dessous du pli du coude, vers la partie moyenne de cette région, passant sous la masse des muscles épitrochléens et gagnant, après un trajet oblique de haut en bas et de dehors en dedans, la gouttière cubitale limitée en dehors par les faisceaux les plus internes du fléchisseur et en dedans par le cubital antérieur ;

En arrière l'artère est en rapport en haut avec le brachial antérieur puis avec le fléchisseur commun profond des doigts ; tout à fait en bas avec le bord interne du carré pronateur ;

En avant le rond pronateur, le fléchisseur superficiel, le cubital antérieur ; plus bas le tendon du cubital antérieur recouvrant quelques fois l'artère, d'autres fois situé en dedans de l'artère que l'on peut alors sentir battre.

On se rappellera en tout cas que deux feuillets aponé-

vrotiques recouvrent et séparent l'artère de la peau : l'aponévrose antibrachiale superficielle d'une part, d'autre part
un feuillet aponévrotique profond, qui, mince en haut, très
fort en bas, passe sur le fléchisseur commun profond et
accole le vaisseau à ce muscle.

On n'oubliera pas non plus la position du nerf médian
qui croise l'artère cubitale de dehors en dedans ;

Puis le nerf cubital qui venant de la région postéro-interne aborde l'artère au moment ou elle devient verticale
et suit son côté externe jusqu'au poignet ; M. Marcellin Duval ne l'a rencontrée en dehors qu'une fois sur
300 sujets (1).

LOGE POSTÉRIEURE DE L'AVANT-BRAS

1° Double incision transversale coupée par le milieu
par une incision longitudinale ; relever la peau ; le faire
avec précaution pour conserver les rameaux cutanés du
brachial cutané interne en dedans, du musculo-cutané en
dehors, et quelques ramuscules veineux ;

2° Section de l'aponévrose d'enveloppe sur les mêmes
limites extrêmes que la peau, mais elle sera relevée sur
l'un des bords latéraux pour pouvoir conserver à sa surface rameaux veineux et nerveux. — On l'épinglera sur
un liège. On veillera à ne pas morceller la fibre musculaire là où il y a des adhérences ; on s'arrêtera aux cloisons intermusculaires interne et externe qui prennent
insertions sur les faces latérales du radius et du cubitus;

3° On sera alors sur la couche musculaire superficielle
qui est composée de quatre muscles : à la partie supérieure
de la région, l'anconé ; puis de dehors en dedans : l'ex-

(1) M. Duval, *Op. cit.*, tableau n° 3, page 103.

tenseur commun des doigts, l'extenseur propre du petit doigt et le cubital postérieur;

4° On ne pourra voir la couche profonde composée également de quatre muscles, le long abducteur, le long extenseur, le court extenseur du pouce et l'extenseur propre de l'index qu'en coupant en leur milieu et bien nettement, les trois muscles précédents, et on relèvera les segments en haut et en bas, en en décollant, dans l'étendue nécessaire, les adhérences profondes : les insertions de la région sous-jacente seront alors bien complètement poursuivies et les muscles apparaîtront dès lors comme les feuillets d'un livre, disposés de champ l'un à côté de l'autre ;

5° On recherchera l'interosseuse postérieure qui, après avoir traversé le ligament interosseux, descend verticalement entre le long abducteur du pouce en dehors et le court supinateur en dedans, accolée au ligament interosseux, recouverte par les muscles de la couche superficielle, s'anastomosant en bas avec l'interosseuse antérieure. — Peu après avoir traversé le ligament interosseux, on se rappellera qu'elle fournit la récurrente radiale antérieure qui se porte en haut, en arrière et en dehors, entre le cubital postérieur et l'anconé, en donnant des rameaux aux muscles et à l'articulation ;

6° Reste la branche postérieure du nerf radial qui traverse le court supinateur en décrivant un mouvement spiroïde en bas et en arrière ; placée plus bas entre les deux couches musculaires, et enfin reposant sur le ligament interosseux, elle donne dans ce trajet des rameaux musculaires aux muscles des deux couches.

V. — Régions du Poignet

On ne pourra montrer toutes les couches que si l'on dispose de deux poignets.

A. — Région antérieure

1° Double incision transversale, à deux travers de doigt au-dessus et au-dessous de l'interligne de l'articulation radio-carpienne, n'intéressant que la peau. Incision suivant le bord externe du poignet réunissant les extrémités externes des deux précédentes ; rabattre en dedans la peau disséquée ;

2° La couche cellulo-graisseuse sous-jacente contient dans son épaisseur vaisseaux et nerfs ; on mettra à nu :

(*a*) Le réseau veineux superficiel d'où naissent plus haut les veines médiane et radiale ;

(*b*) Les filets terminaux de la branche radiale antérieure du musculo-cutané ;

(*c*) Les filets terminaux de la division externe de la branche antérieure du brachial cutané interne, après son anastomose avec le musculo-cutané ;

(*d*) Sur la ligne médiane, la branche cutanée du nerf médian.

Ces vaisseaux et nerfs seront dépouillés du tissu cellulaire qui les environne ou qui les masque ; le procédé de nettoyage sera celui que nous avons déjà indiqué, pour le coude et pour l'avant-bras, où ce tissu est du reste plus abondant. Ils reposeront alors sur l'aponévrose du poignet qui n'est que la terminaison inférieure de l'aponévrose de l'avant-bras, venant s'insérer au bord supérieur du ligament annulaire ; celui-ci n'est lui-même, à proprement parler, qu'un épaississement de cette aponévrose inséré en dehors à la partie inférieure du radius, au scaphoïde et au trapèze, et en dedans au pisiforme et à l'os crochu. Il donne insertion en bas à l'aponévrose palmaire.

3° Ouvrir avec précaution des fenêtres sur l'aponévrose antibrachiale, de dehors en dedans :

Sur le tendon du long supinateur ;

— du grand palmaire, — du petit palmaire ;

— du fléchisseur commun des doigts sous lequel le fléchisseur profond ;

— du cubital postérieur.

On constatera :

(a) Que le long supinateur vient s'insérer à l'apophyse styloïde du radius après avoir glissé dans une gaîne particulière ;

(b) Que le tendon du grand palmaire compris d'abord dans un dédoublement aponévrotique passe sous le ligament annulaire en avant, le trapèze et le scaphoïde en arrière ;

(c) Que le petit palmaire s'insère au ligament annulaire et par son intermédiaire à l'aponévrose palmaire dont il peut être considéré comme le muscle tenseur ;

(d) Que le cubital antérieur s'insère au pisiforme après avoir glissé lui-même dans un dédoublement aponévrotique ;

4° Entre le tendon du grand supinateur qui est son satellite en dehors, et celui du grand palmaire en dedans, on trouvera l'artère accompagnée des veines radiales ; elle est sous-aponévrotique en ce point, mais une seule toile aponévrotique la sépare de la peau ; en arrière elle repose sur l'os, ou sur le bord externe du carré pronateur, rapport limité le plus souvent au bord externe du muscle. La branche antérieure du radial est située en dehors, non dans la gouttière des deux tendons déjà nommés, mais sous le tendon du long supinateur et toujours à une petite distance de l'artère ;

5° Entre les tendons du fléchisseur sublime et le tendon du cubital antérieur on trouvera l'artère cubitale ; mais ici deux couches aponévrotiques recouvrent l'artère : la 1re dépendant de l'aponévrose antibrachiale, analogue à celle qui recouvre la radiale ; puis au-dessous une 2e couche qui est jetée comme un pont sur la gouttière cubitale entre les tendons du fléchisseur sublime et celui du cubital antérieur. La branche antibrachiale du nerf cubital est située en dedans et voisine de l'artère ; il est nécessaire dans une préparation du poignet de faire ressortir des rapports si importants au point de vue des blessures et de la ligature des artères ; on remarquera du reste que les deux nerfs encadrent les deux vaisseaux.

Nous ne ferons que mentionner les interosseuses.

Le nerf médian occupe la ligne médiane toute en inclinant un peu en dehors.

B. — *Région externe du poignet*

Cette petite région mérite par son importance chirurgicale d'être préparée et étudiée séparément.

Elle est limitée supérieurement par une ligne transversale passant immédiatement au-dessus de l'extrémité inférieure du radius et inférieurement par une 2e ligne menée par l'articulation carpo-métacarpienne du pouce.

1° Pour la préparer on ouvrira une porte de 0,06 à 0,07 qui pivotera autour de l'une des deux lignes précédentes.

On trouvera sous la peau la branche superficielle du nerf radial qui, après avoir croisé le long abducteur et le court extenseur du pouce, va fournir des rameaux sous-cutanés. On y rencontrera également la céphalique du pouce qui provient de la réunion de la collatérale externe de l'index et des deux collatérales du pouce.

2° On relèvera l'aponévrose antibrachiale en procédant du bord radial au bord cubital : on aura le tendon du long abducteur du pouce et du court extenseur qui sont contenus dans des gaînes dépendant du ligament annulaire postérieur, et qui après avoir croisé plus haut les deux radiaux, vont s'insérer, le 1er à l'extrémité supérieure du 1er métacarpien, le 2e à l'extrémité supérieure de la première phalange.

3° En dedans de ces tendons accouplés, celui du long extenseur, qui passe également dans un dédoublement du bracelet fibreux du carpe et qui continue son trajet de haut en bas et de dedans en dehors, en croisant les tendons des radiaux pour aller s'insérer à l'extrémité supérieure et postérieure de la 2e phalange. — On ne les poursuivra pas du reste jusqu'à leurs insertions ; on s'arrêtera sur la limite inférieure de la région ; sous le tendon du long extenseur on apercevra ceux des muscles radiaux qui se portent aux extrémités supérieures du 2e et 3e métacarpiens.

Dans l'intervalle excavé limité d'une part par les tendons des court-extenseur et long abducteur en dehors, de long extenseur en dedans, et appelée tabatière anatomique, se trouve l'artère radiale qui après avoir contourné le bord radial au-dessous de l'apophyse styloïde croise la partie externe de l'articulation radio-carpienne et pénètre dans la tabatière anatomique au-dessous des deux premiers tendons accolés et en traverse la *partie inférieure* (Farabeuf). D'après M. Tillaux l'artère radiale serait en ce point séparée de la peau par deux couches aponévrotiques.

C. — *Région postérieure du poignet*

Limitée par deux lignes transversales qui, comme pour la région antérieure, passeront à deux travers de doigt au-dessus et au-dessous de l'interligne articulaire.

Relever sur l'un des bords la peau doublée du tissu adipeux ; mais cette dissection sera menée avec beaucoup de ménagement, car elle ne doit pas atteindre les rameaux veineux superficiels et les rameaux nerveux de la région qui sont nombreux : le rameau cutané dorsal du nerf radial, le rameau cutané du nerf cubital, un rameau du musculo-cutané qui croise obliquement la région dorsale pour s'anastomoser avec le rameau cutané du nerf radial et du cubital, enfin des ramuscules terminaux du brachial cutané interne qui ont contourné le bord cubital de l'avant-bras pour descendre dans la région.

On pourrait ici, pour permettre d'étudier les couches profondes, tout en conservant cette couche aponévrotique sur laquelle reposent les nerfs, tailler une bandelette cutanée transversale de 0,01 de hauteur sur la limite supérieure de la préparation, et alors, rabattre de haut en bas la toile aponévrotique du poignet avec les rameaux veineux et nerveux, encadrée ainsi dans la bandelette cutanée supérieure qui servira de soutien ; on sera obligé de détacher latéralement ses adhérences au bord radial en dehors, au pyramidal et au pisiforme en dedans.

Mais ce serait mettre à nu tous les tendons et détruire leurs gaines. En principe, je ne le conseillerai pas, car c'est supprimer les moyens de fixité des tendons, c'est mobiliser toutes ces cordes et en détruire les rapports. Je crois donc qu'il sera préférable d'ouvrir de haut en bas les principales gaines en y pratiquant des fenêtres longitudinales :

Une première fenêtre sur le conduit ostéo-fibreux de l'extenseur commun des doigts et de l'extenseur propre de l'index, située en dehors ;

Une 2ᵉ sur la gaîne fibreuse de l'extenseur propre du petit doigt ;

Une 3ᵉ en dedans, sur la gaîne ostéo-fibreuse du tendon du cubital postérieur.

V. — Régions de la main (1)

MAIN

Nous conseillons d'injecter préalablement la main, d'après les principes généraux des injections partielles.

Immobiliser la pièce en la fixant sur un liège à l'aide de deux pointes enfoncées dans les parties molles de l'avant-bras ; la main sera largement ouverte, les doigts fixés à l'aide de pointes ou de fortes épingles ; introduire sous le pouce un petit taquet de liège qui, en le soulevant, donnera plus de mobilité aux parties molles et en rendra la dissection plus aisée.

A. — *Paume de la main.* — 1° Première incision transversale de la peau, rectiligne, sur les limites de la paume de la main et de l'avant-bras un peu au-dessous du sillon cutané.

Deuxième incision transversale, curviligne, à concavité supérieure, suivant le pli digito-palmaire.

Double incision longitudinale, la première joignant le milieu des deux précédentes, dans l'axe du médius, la deuxième dirigée du milieu de la première vers le bord radial de l'index.

____

(1) TILLAUX, fig. 171 et suivantes. — BÉRARD, *Atlas.*

2° Relever en forme de porte à deux battants les deux lambeaux cutanés extrêmes, doublés de la couche graisseuse ; on sacrifiera la languette intermédiaire aux deux incisions longitudinales après l'avoir disséquée.

En accomplissant ce temps on se rappellera :

(*a*) Que l'aponévrose palmaire étant l'épanouissement du tendon du petit palmaire, on conservera cette disposition en coupant ce tendon à quelques centimètres au-dessus du poignet ;

(*b*) Qu'il existe des adhérences intimes entre la couche profonde du derme et l'aponévrose palmaire au niveau des plis de la main et que si l'on ne procède avec lenteur, on percera la peau ;

(*c*) Que si l'aponévrose palmaire est très épaisse dans sa partie moyenne, elle est très mince sur les éminences thénar et hypothénar et qu'ici c'est l'aponévrose qu'il faut craindre de perforer ; le scalpel marchera toujours parallèlement à la direction de la fibre aponévrotique, de la partie moyenne de la racine de la main vers la périphérie ;

(*d*) Qu'il existe deux lames aponévrotiques placées de champ, se détachant des bords de l'aponévrose palmaire superficielle, se continuant profondément avec les bords latéraux de l'aponévrose palmaire profonde, séparant la main en trois loges, disposition qu'il faudra conserver ;

(*e*) En découvrant la couche aponévrotique de l'éminence hypothénar, on n'oubliera pas la présence du palmaire cutané dont les fibres sont transversales et qui sera disséqué dans ce sens ;

(*f*) On évitera de couper les filets vasculaires et nerveux superficiels surtout le rameau palmaire cutané provenant du médian qui traverse l'aponévrose antibrachiale à quelques centimètres au-dessus du poignet, entre les tendons du grand et du petit palmaire et passe au-devant du ligament annulaire ;

(*g*) Sur le bord inférieur de l'aponévrose palmaire, on suivra avec la pointe du scalpel, les bandelettes fascicu-lées qui se bifurquent et que l'on mettra à nu jusqu'à leur point d'attache ;

(*h*) On veillera bien à ne pas couper les tractus fibreux transversaux qui solidarisent les précédentes bandelettes et qui forment entre ces dernières un pont sous lequel passent vaisseaux et nerfs.

3° Relever l'aponévrose palmaire :

(*a*) Dans sa partie moyenne dont on conservera la con-tinuité avec le tendon du petit palmaire ; détruire l'adhé-rence à la cloison externe, mais conserver l'adhé-rence interne et l'insertion du palmaire cutané ; rabattre la couche aponévrotique et le palmaire cutané en bas et en dedans, mais ne pas rompre le filet nerveux que l'on n'aperçoit réellement qu'au moment où l'on renverse le muscle, car il le pénètre par sa face profonde et se divise souvent en deux branches ;

(*b*) Dans ses parties latérales sur les éminences thénar et hypothénar, mais de manière à conserver toujours à ces trois parties de la main l'aspect de trois loges indé-pendantes ; je conseille d'inciser ces loges sur leur partie moyenne et de rabattre deux lambeaux aponévrotiques.

Préparer le contenu de la loge moyenne (pour ne pas scinder les descriptions et pour faciliter la préparation, nous suivrons jusqu'à leur terminaison dans les autres loges les vaisseaux et nerfs qui naissent dans celle-ci) :

1° Arcade palmaire superficielle que l'on trouvera sur le prolongement de la ligne du bord interne du pouce porté dans l'abduction, ou bien, d'après une autre indi-cation moins précise, entre les deux plis les plus élevés de la paume de la main ; on poursuivra immédiatement, en partant de sa convexité, les artères digitales, au nombre de quatre, dont on recherchera les ramuscules aux parties voisines, et spécialement aux lombricaux. On isolera bien leur passage sous les arcades fibreuses déjà préparées ; on montrera leurs anastomoses avec les interosseuses antérieures puis leur division, pour constituer les collatérales.

2° Le nerf médian qui donne la branche de l'éminence thénar que l'on reconnaîtra à son trajet rétrograde pour gagner la base du faisceau musculaire où il se ramifie. Les nerfs collatéraux qui, à 0,01 avant la racine des doigts, fournissent un rameau anastomotique aux branches dorsales provenant du radial et du cubital.

3° Les tendons fléchisseurs et les lombricaux : pour préparer ces derniers on écartera successivement les tendons des fléchisseurs les uns des autres et on mettra en relief leur insertion aux tendons profonds; on poursuivra les trois derniers à travers l'orifice de l'aponévrose palmaire, jusqu'au tendon de l'interosseux correspondant ; quant au supérieur il se termine au bord de l'interosseux dorsal.

4° Il serait impossible de poursuive plus profondément la dissection de la main, si l'on n'avait recours à un artifice qui consiste :

A sectionner les tendons fléchisseurs à l'avant-bras, à les faire glisser de haut en bas dans le canal ostéo-fibreux où il sont logés, et à les rejeter du côté des doigts. Cette manœuvre permettra dès lors de préparer :

(a) L'arcade palmaire profonde, située à 0,01 au-dessus de l'arcade superficielle; mais pour la bien voir il faudra relever la toile aponévrotique qui constitue l'aponévrose palmaire profonde, ainsi que le tissu lamello-graisseux lâche qui la recouvre : se garder cependant de détruire les adhérences latérales. On poursuivra donc assez facilement les branches descendantes aux espaces interosseux, ascendantes au carpe et perforantes qui traversent la partie supérieure de l'espace interosseux, mais que l'on ne pourra préparer qu'à la condition de soulever légèrement l'arcade.

(*b*) La branche profonde du nerf cubital qui se détache un peu au-dessous du pisiforme ; on la suivra sous le court fléchisseur, puis au-devant des métacarpiens jusqu'à l'adducteur du pouce ; on montrera les trois filets aux muscles court fléchisseur, abducteur et opposant du petit doigt (*loge de l'éminence hypothénar*) les filets aux deux lombricaux internes et aux interosseux.

(*c*) Les interosseux se trouveront naturellement préparés par la dissection de l'aponévrose profonde.

On repassera alors les tendons fléchisseurs dans la gaîne ostéo-fibreuse du carpe en ayant bien soin de ne pas changer les rapports.

5° *Préparation de la loge de l'éminence thénar.* On isolera l'abducteur qui est en dehors du court fléchisseur qui est en dedans. Le court fléchisseur cotoie le tendon du long fléchisseur et l'engaîne partiellement ; il faudrait écarter et même couper par le milieu ces muscles pour voir l'opposant du pouce en dehors, l'adducteur en dedans.

6° *Préparation de la loge de l'éminence hypothénar.* On séparera la ligne cellulaire qui marque l'interstice des muscles abducteur en dehors, court fléchisseur en dedans sous lequel l'opposant. On montrera à leur court passage dans cette loge l'artère cubitale et le nerf. J'ai parlé plus haut des filets nerveux qui vont aux muscles.

B. — *Préparation des doigts.* — 1° *Index.* — Incision de la peau sur la ligne médiane ; la rabattre des deux côtés en même temps que la couche graisseuse sous-cutanée, la piquer sur un liège. Tout en relevant la couche graisseuse on veillera aux vaisseaux et nerfs collatéraux qui seront nettement disséqués et dont on montrera les anastomoses. Conserver quelques corpuscules de Pacini.

Mettre à nu le plus complètement possible par la dissection des couches précédentes la gaîne fibreuse des doigts dont on montrera :

(*a*) L'adhérence latérale au bord des phalanges ;

(*b*) Les faisceaux entrecroisés au niveau des jointures ;

(*c*) L'adhérence et la terminaison à la partie supérieure de la troisième phalange ;

On ébarbera avec des ciseaux courbes tout ce qui nuira à la netteté de la surface et surtout de la direction de ses fibres ;

2° *Médius*. — Même préparation à cette exception que la gaîne fibreuse sera fendue de sa base à son sommet pour montrer la disposition des tendons fléchisseurs ;

3° *Auriculaire*. — Section des fléchisseurs après avoir ouvert la gaîne. Préparation des articulations des pha-·langes entre elles ;

4° *Annulaire*. — Section antéro-postérieure du doigt dans son épaisseur à l'aide d'une petite scie : cette section sera précédée de l'incision bien nette des parties molles sur la ligne médiane, avec le scalpel ;

5° *Pouce*. — Coupe horizontale du pouce passant par le milieu de la première phalange pratiquée d'abord circulairement sans mâchure avec le scalpel ; un trait de scie étant ensuite appliqué sur la phalange au niveau de la rétraction des parties molles.

C. — *Face dorsale.* — Première incision, transversale, rectiligne, sur la limite de l'avant-bras ;

Deuxième incision curviligne, suivant la racine des doigts ;

Troisième incision médiane, réunissant le milieu des deux précédentes.

Rabattre en dehors les lambeaux. Les piquer sur un

liège. —Cette dissection sera faite de manière à ménager le réseau veineux très riche et les nerfs qui rampent au-dessous. Il sera possible avec un peu d'adresse, de montrer à travers les mailles vasculaires la couche aponévrotique sous-jacente ainsi que les tendons extenseurs et les expansions fibreuses qu'ils s'envoient ; mais si l'on veut montrer les tendons extenseurs, leurs expansions et les interosseux dorsaux très nettement, nous conseillerons alors de rabattre sur la face dorsale des doigts un lambeau quadrilatère comprenant la peau, le tissu qui la double ou couche celluleuse dans laquelle rampent veines et nerfs qui seront alors nettement sectionnés suivant la ligne transversale du carpe.

RÉGIONS DU MEMBRE INFÉRIEUR

G. — Régions du membre inférieur.

I *Régions de la hanche.*	1. Région fessière. 2. — obturatrice. 3. — de l'aîne.
II *Régions de la cuisse.*	1. Région antérieure. 2. — interne. 3. — postérieure.
III *Régions du genou.*	1. Région antérieure ou genou. 2. — postérieure ou creux poplité.
IV *Régions de la jambe.*	1. Région antéro-externe. 2. — postérieure.
V *R. du cou-de-pied.*	1. Région interne. 2. — externe.
VI *Régions du pied.*	1. Région dorsale. 2. — plantaire.

G. — RÉGIONS DU MEMBRE INFÉRIEUR

I. — Régions de la hanche

RÉGION FESSIÈRE

Elle est limitée, en haut, par le bord supérieur de la crête iliaque ;

En bas, par le relief du bord inférieur du grand fessier qui forme le pli de la fesse ;

En avant, par une ligne qui, passant par l'épine iliaque antéro-supérieure et par le grand trochanter, rencontre le rebord inférieur du grand fessier ;

En arrière, par la crête sacrée.

Le sujet repose sur le plan antérieur, un billot sous l'abdomen, le membre du côté que l'on va préparer dans l'abduction et la rotation en dedans.

1° Incision traversant diagonalement la région fessière, étendue de la dernière vertèbre lombaire au grand trochanter et intéressant la peau, le tissu graisseux très épais sous-jacent et le feuillet aponévrotique mince et adhérent qui recouvre directement la fibre du muscle et en enveloppe les faisceaux. Cette aponévrose se relève facilement après avoir été incisée longitudinalement dans le sens de l'un des faisceaux et sur les mêmes limites que la fesse ; on saisira le lambeau à pleine main, de la main gauche, et on promènera le tranchant du scalpel dans toute la longueur de chaque faisceau non sur sa crête, mais sur sa base ; ne pas procéder ainsi, c'est laisser à la surface de la fibre musculaire des fragments aponévrotiques, et la déchiqueter ; veiller à ne pas entamer le feuillet superficiel du dédoublement aponévrotique par lequel se fait l'insertion du muscle au grand trochanter ;

2° Inciser le grand fessier par le milieu et perpendiculairement à sa fibre ; relever les deux lambeaux musculaires ; rejeter l'un en haut et en dedans, l'autre en bas et en dehors ; isoler bien complètement le tendon d'insertion inférieur et montrer la principale synoviale de glissement ;

3° Préparer le moyen fessier comme le grand, l'inciser de même, en rabattre en haut et en bas les deux moitiés ; le petit fessier apparaîtra dans la fosse iliaque externe, mais les muscles grand et moyen fessiers ne pourront être relevés qu'avec ménagement, car il importe beaucoup de ne pas rompre les branches vasculaires et nerveuses qui sillonnent la région et dont nous parlerons plus bas.

On verra alors, s'étageant au-dessous du bord inférieur du petit fessier et de haut en bas, le pyramidal, le jumeau supérieur, l'obturateur interne, le jumeau inférieur, le carré crural, dont les insertions au grand trochanter seront dégaées. Au-dessous de ces derniers se trouve le tendon de l'obturateur externe que l'on isolera s'il est possible ;

4° Inciser le petit fessier perpendiculairement à sa fibre ; rabattre en bas sa moitié inférieure ; la fosse iliaque externe et l'articulation de la hanche, la partie supérieure de la grande échancrure sciatique, le petit ligament sacrosciatique, etc., etc., apparaîtront alors nettement ;

5° Rechercher l'artère fessière au moment où elle émerge du bassin, entre le bord supérieur du pyramidal et le bord inférieur du petit fessier ; quand celui-ci sera incisé, on la trouvera dans la partie la plus élevée de la grande échancrure sciatique.

Elle se divise presque immédiatement après sa sortie du bassin en deux branches l'une superficielle entre le moyen et le grand fessiers se dirigeant d'une manière générale vers l'épine iliaque antérieure et supérieure, en décrivant une légère courbure à concavité inférieure ; la branche profonde, entre le moyen et le petit fessier ; on en suivra autant que possible le rameau inférieur qui, placé également entre les deux fessiers moyen et petit, marche vers l'articulation de la hanche, où l'on essaiera de mettre à nu son anastomose avec l'ischiatique, ce qui sera facile si l'on a un sujet injecté ;

6° L'artère ischiatique que l'on trouvera dans la partie inférieure de l'échancrure par où elle émerge, au-dessous du bord inférieur du pyramidal, au-dessus du petit ligament sacro-sciatique et du bord supérieur du carré crural, en dehors de la honteuse interne, en dedans du grand nerf sciatique ;

7° La honteuse interne qui forme une anse à concavité antérieure, en dedans de l'ischiatique, embrassant l'épine sciatique ;

8° Le grand nerf sciatique que l'on trouvera à son émergence entre le bord inférieur du pyramidal et le bord supérieur du jumeau supérieur, croise les muscles trochantériens situés au-dessous, et se place en dehors de la tubérosité de l'ischion ;

9° Les nerfs fessiers et honteux interne qui suivent les artères, le nerf honteux interne étant plus rapproché des parties superficielles que l'artère.

RÉGION OBTURATRICE

Je citerai textuellement M. Richet pour établir les limites de cette région :

Elle comprend toutes les parties molles qui reposent sur la portion horizontale de l'os coxal, c'est-à-dire sur le pubis, l'ischion et le trou obturateur ; située en dedans de l'articulation coxo-fémorale, entre elle et le pli périnéo-fémoral, recouverte par les parties molles de la face interne de la cuisse, à laquelle on est obligé d'emprunter pour la constituer ;

Limites profondes
- en dehors : articulation coxo-fémorale ;
- en dedans : branche ischio-pubienne ;
- en avant : bord inférieur de l'arcade pubienne ;
- en arrière : face antérieure de la tubérosité ischiatique.

M. Richet pour la séparer superficiellement de la face interne de la cuisse, tire à deux travers de doigt au-dessous du pli fémoro-périnéal une ligne horizontale qui vient couper le droit interne et les muscles qui s'insèrent à la tubérosité de l'ischion.

On montrera successivement :

1° La couche cellulo-graisseuse sous-cutanée ;

2° L'aponévrose fémorale ;

3°
- Les muscles droit interne, 3ᵉ adducteur ;
- Petit adducteur profond et le 2ᵉ adducteur superficiel ;

4° Obturateur externe ;

5° Couche ostéo-fibreuse formée par le squelette et la membrane obturatrice ;

6°   Obturateur interne ;

7°   Vaisseaux et nerfs obturateurs gagnant l'orifice interne du trou sous-pubien, en allant de haut en bas :

Le nerf obturateur,
L'artère obturatrice.

RÉGION DE L'AINE

Les anatomistes ne s'entendent pas sur les limites de la région.

Si l'on consulte les articles récents : M. Tillaux (*Anatomie topographique*) ; Guyon (*Aîne, Dictionnaire encyclopédique*) ; M. Richet (*Anatomie chirurgicale*), ou les traités plus anciens (Velpeau, Jarjavay, Malgaigne), on constate un désaccord qui jette le préparateur dans l'indécision.

Ce qui est certain, c'est que la région de l'aîne n'est pas une région virtuelle ; ce n'est pas une ligne, pas plus que la région du coude, du creux poplité, etc..., et, d'autre part, il n'y a pas plus de motifs pour y faire entrer une portion de la cuisse qu'une partie de la paroi abdominale. Tout en reconnaissant donc ce qu'auront fatalement de conventionnelles, les limites attribuées à une région qui n'est à la surface, que le point de rencontre de deux autres, et qui ne doit sa personnalité qu'à certaines dispositions que les téguments ne trahissent pas, nous croyons qu'au point de vue de la préparation anatomique on doit y faire entrer : sur la paroi abdominale, le canal inguinal ; sur la région crurale, l'entonnoir crural ; sur l'une et sur l'autre toutes les parties attenantes à ces deux points très importants d'anatomie chirurgicale, en ne mesurant pas au millimètre l'endroit précis où seront pratiquées les incisions, mais en les traçant assez largement pour en faciliter la dissection et la démonstration. Nous nous réservons aussi de reparler de ces parties en donnant la préparation de l'abdomen et de la cuisse.

Ceci posé, sauf de légères modifications, voici comment l'on procédera :

Section circulaire complète des parois du ventre, passant au niveau des épines iliaques antérieures et supérieures.

Vider le sujet en évitant de léser le péritoine sur la paroi profonde de l'abdomen au-dessous de la section circulaire des parties molles. Appliquer un trait de scie sur la colonne vertébrale au niveau de la dernière lombaire, après avoir préalablement placé un billot sous les reins. On donnera à la préparation plus d'élégance et à soi plus de facilité dans l'exécution, en pratiquant l'amputation des deux cuisses au tiers moyen ; coudre les manchettes cutanées. Fixer fortement la pièce sur un liège à l'aide de pointes enfoncées dans les parties molles de l'extrémité des cuisses; coudre en surjet, à l'aide d'une très grosse aiguille, le bord de la section cutanée abdominale de manière à la bien tendre, sur un arc en fil de laiton dont les deux extrémités enfoncées dans le liège affleureront les limites supéro-latérales de la pièce ; on peut encore enfoncer les deux extrémités de l'arc métallique dans deux trous de vrille pratiqués sur les deux os iliaques au voisinage des épines antérieures et supérieures, après avoir scié obliquement les ailes des os iliaques suivant une ligne allant de 0,05 en arrière de cette épine au milieu du sacrum.

Côté droit. — *Incisions cutanées* : trois incisions (Voir fig. 37.) :

1º La première horizontale, A B partant de l'épine iliaque antérieure et supérieure, aboutissant à la ligne médiane à trois travers de doigt au-dessus de la racine de la verge ;

La deuxième verticale, B C, C′ B′, partant de l'extrémité interne de la précédente, descendant au pubis, contournant par une courbe à concavité interne la racine de la verge, puis de nouveau descendant verticalement dans l'axe de la précédente, à trois travers de doigt au-dessous du pli inguino-crural ;

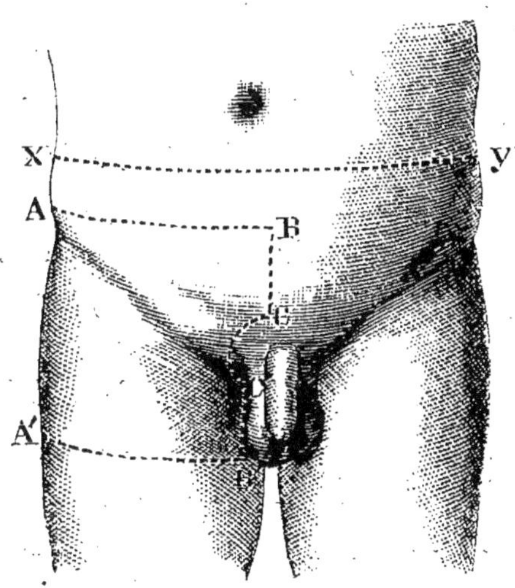

Fig. 37.

La troisième horizontale, A'B' de l'extrémité inférieure de la seconde à la ligne verticale abaissée de l'épine iliaque antérieure et supérieure.

On a circonscrit ainsi un large lambeau cutané à base externe qui sera relevé seul, renversé en dehors, tendu et érigné ou bien piqué sur une plaque de liège avec de longues épingles ;

2° Deuxième lambeau comprenant la couche superficielle fascia superficialis, taillé sur les mêmes limites et relevé du sur la même base que le précédent, le scalpel l'attaquera avec beaucoup de précautions pour ne pas entamer la couche suivante ;

3° Dissection de la couche profonde du fascia, ou couche lamello-ganglionnaire. Relever ce feuillet, c'est aussi disséquer l'aponévrose fémorale et la partie perforée de cette aponévrose, le fascia crébriforme. En raison des difficultés que présente cette dissection, surtout sur la partie moyenne, M. Guyon insiste sur la nécessité de l'attaquer à la cuisse par la partie externe, si on veut avoir intact le fascia crébriforme sous-jacent. Ce conseil est excellent et doit toujours être suivi. Cette couche à la cuisse comme à l'abdomen, sera donc rabattue, de bas en haut à la cuisse, et de haut en bas à l'abdomen sur l'arcade de Fallope comme base, et tendue comme les feuillets d'un livre entrouvert.

La partie abdominale est facile à isoler, mais à la cuisse la dissection en est assez difficile et demande beaucoup de ménagement. On reconnaîtra donc d'abord l'aponévrose fémorale recouvrant les muscles de la région externe ; procéder ensuite avec lenteur en se servant autant du manche mousse du scalpel que de la pointe pour détruire les adhérences celluleuses. Couper les vaisseaux lymphatiques qui font communiquer les ganglions superficiels de la couche que l'on enlève avec les ganglions profonds à travers des trous qui ont fait donner à cette portion de l'aponévrose fémorale le nom de fascia crébriforme ; cependant on fera bien de ménager un ou deux ganglions avec leurs vaisseaux, qu'on laissera couchés à la surface du fascia.

Il est presque impossible d'obtenir un feuillet lamello-ganglionnaire régulier. La veine saphène qui se trouve logée dans son épaisseur en est en partie la cause, car elle doit être conservée et isolée et cela au détriment de la couche qui l'enveloppe.

5° On conservera également les branches nerveuses qui proviennent du plexus lombaire et qui s'étalent sur l'aponévrose fémorale.

6° Montrer le point précis où la veine saphène perfore le sommet de l'entonnoir pour se jeter dans la veine fémorale.

7º Terminer l'énucléation de ce feuillet ganglionnaire en dedans sur l'adducteur moyen ; avec le doigt coiffé d'une compresse, on exercera quelques fortes frictions sur la couche aponévrotique de la cuisse pour lui donner son aspect brillant en la dépouillant de tout tissu adipeux.

Pendant toute cette dissection, veiller surtout à ne pas tomber dans la fosse ovale qui est de création factice ; attention également au repli saillant d'Allan Burns qui n'existe en réalité que virtuellement tant que le scalpel n'a pas détruit la continuité des aponévroses.

Il faut donc montrer la continuité absolue entre le fascia lata, le fascia crébriforme, et le ligament de Fallope.

8º Revenons à la partie abdominale : après y avoir relevé le feuillet profond du fascia superficialis, on se trouve en présence de l'aponévrose du grand oblique sur laquelle on observera généralement une légère toile. C'est le fascia d'enveloppe du grand oblique que l'on fera bien de relever en couche distincte. Veiller au cordon et à l'orifice ou anneau par lequel il traverse la paroi ; montrer les piliers externe et interne de l'anneau, ménager la sous-cutanée abdominale.

Côté gauche. — Portion crurale : mêmes incisions :

1º Relever à la fois la peau et les deux couches du fascia ; les rabattre en dehors. On s'inquiètera peu d'obtenir cette couche intacte, mais il faut mettre nettement à nu au-dessous de l'arcade de Fallope la partie crébriforme de l'aponévrose fémorale, au-dessus l'aponévrose du grand oblique ;

2º Détacher l'adhérence du fascia crébriforme à l'arcade de Fallope ; le couper également sur son bord interne dans sa continuité [avec l'aponévrose qui recouvre le moyen adducteur ; rabattre en dehors le fascia crébriforme en conservant l'adhérence de son bord externe à la gaine ne du couturier. On a alors sous les yeux l'entonnoir crural dans lequel pénètre la veine saphène également conservée ;

3° Ouvrir avec précaution et de haut en bas la gaîne des vaisseaux ; montrer la veine, l'artère fémorale, conserver et érigner la cloison qui sépare l'une de l'autre. Poursuivre les honteuses externes ; grâce aux couches conservées, on montrera la 1re, sous-cutanée et la 2e, sous-aponévrotique, dans leurs rapports normaux ;

4° Ouvrir de haut en bas, et sur une étendue de plusieurs centimètres, les gaînes aponévrotiques du couturier en dehors, du moyen adducteur en dedans ; en érigner les bords pour les maintenir béantes ;

5° Fendre de même la gaîne du petit adducteur en dedans et profondément, la gaîne du psoas iliaque en dehors ; montrer le nerf crural dans cette dernière gaîne ; tendre le feuillet aponévrotique qui sépare le nerf crural de l'artère fémorale pour faire voir qu'il n'est pas dans la même gaîne que les vaisseaux ;

6° Si l'on a affaire à un sujet maigre, on pourra en écartant les muscles profonds, montrer la capsule de l'articulation coxo-fémorale ;

On peut procéder de ce même côté, d'une autre manière : Au moment où fascia lata et fascia crébriforme sont nettement mis à nu par l'ablation des couches superficielles, on pourra inciser carrément le fascia lata en dehors, en dedans et en bas, le première incision portant en dehors sur l'aponévrose dn tenseur ou muscle fascia lata, en dedans, sur la gaîne du droit interne, l'incision inférieure joignant les extrémités inférieures des deux incisions précédentes et comprenant en même temps que l'aponévrose la veine saphène et les filets nerveux.

Cette couche aponévrotique sera alors relevée sur l'arcade

de Fallope comme base. Cette dissection qui sera faite avec beaucoup de précaution mettra naturellement à nu le moyen adducteur en dedans, le couturier en dehors, mais sans entamer la fibre musculaire. On se gardera bien aussi d'ouvrir la gaîne du moyen adducteur en dehors, la gaîne du psoas en dedans, c'est-à-dire des deux muscles qui forment profondément tapisserie au triangle de Scarpa; mais après avoir relevé et érigné par les angles le lambeau quadrilatère du fascia lata, on ouvrira les gaînes musculaires susdites par de petites fenêtres ou incisions verticales ; on fera de même sur les gaînes vasculaires : artère, veine fémorale ; cette manière est peut-être plus élégante que la précédente, mais je la crois moins anatomique.

Portion abdominale. — Inciser l'aponévrose du grand oblique sur les limites de l'incision cutanée; la relever en l'isolant de l'aponévrose du petit oblique jusqu'à l'arcade de Fallope ; les écarter avec le manche du scalpel de manière à suivre le cordon dans tous ses rapports avec la paroi abdominale ; suivre la branche abdominale du plexus lombaire ; montrer les éléments du cordon jusqu'au seuil des bourses sans descendre trop bas ; disséquer le crémaster.

Partie profonde à droite. — Nous supposerons la pièce disposée comme il a été déjà dit : La paroi abdominale sera tendue sur un arc métallique dont les deux extrémités seront enfoncées dans un liège ou mieux dans la surface de la section du bord postérieur des deux ailes des os iliaques, sciés suivant deux lignes qui, partant à 0,04 des épines iliaques antérieures et supérieures, passent au-dessus des grandes échancrures sciatiques et vont se rencontrer sur le milieu du sacrum.

La paroi abdominale elle-même aura du reste été sectionnée transversalement, un peu au-dessous de l'ombilic.

Nous devons sur la partie profonde de la paroi abdominale, entre l'intestin et le muscle transverse, trouver le feuillet pariétal du péritoine et le fascia transversalis séparé du péritoine par le feuillet cellulaire sous-péritonéal.

Après avoir relevé le péritoine pariétal; on décollera le fascia transversalis qui n'existe, à vrai dire, que dans cette portion sous-ombilicale des parois ;

On veillera soigneusement à la disposition inférieure de ce fascia décrit différemment par les anatomistes ;

Il se fixe en dedans sur le bord externe du muscle droit.

On devra dans la partie inféro-externe de la préparation montrer la continuité du fascia transversalis avec le fascia iliaca, le premier formant avec le second un angle plus ou moins ouvert en haut; dans la partie interne et inférieure il forme, d'après la majorité des **anatomistes**, le septum crural.

Nous insistons sur cette disposition : Pour M. Richet, le fascia transversalis se diviserait en deux couches : la plus superficielle fibreuse ne serait que le fascia propria épaissi à sa partie inférieure ; la plus profonde, feuillet cellulaire, auquel il applique la description du fascia transversalis proprement dit. On ne décrit généralement qu'une couche, mais on admet en outre un fascia cellulaire sous-péritonéal, plus ou moins épaissi situé entre le péritoine et le fascia transversalis.

Il sera en tout cas procédé à cette dissection avec beaucoup de ménagements en marchant de la partie profonde vers la partie superficielle, en rabattant successivement chaque couche d'avant en arrière, puis en les tendant ensuite quand elles seront bien isolées ; mais en marchant toujours lentement, en se servant plus du manche du scalpel que de la pointe, afin d'isoler sans perforer.

Dans une préparation anatomique de la région que j'observais récemment, pratiquée par **M.** le **D^r**. Beaumanoir, il existait un dédoublement non douteux du fascia transversalis au niveau de l'orifice interne du canal inguinal et de l'entrée dans le canal des vaisseaux spermatiques, fait signalé par M. Richet ; mais le dédoublement n'existait qu'en ce point. Il y avait adhérence complète en dedans, entre les deux feuillets, le feuillet profond se continuant du reste avec le fascia iliaca.

On admet généralement que le fascia forme au-devant de l'anneau crural le septum crural, septum qui coiffe le doigt quand on le repousse dans l'entonnoir et qui, recouvre aussi la hernie crurale.

Nous devons noter cependant l'opinion qui admet que ce feuillet descend dans l'entonnoir devant les vaisseaux fémoraux...

Pour notre part, nous admettons l'existence du septum crural ; il faudra donc le rechercher quoiqu'il faille toujours tenir compte des autres descriptions qui ont été données ; il ne nous répugne pas du reste le moins du monde d'admettre des dispositions différentes suivant l'embonpoint des sujets.

A l'entrée de l'entonnoir, on laissera en place un ganglion.

On nettoiera les vaisseaux : l'artère obturatrice, les vaisseaux circonflexes, l'épigastrique enfin, dont on montrera la disposition et les rapports.

On se rappellera qu'elle naît de l'iliaque interne en dedans et en avant, à 12 milimètres environ au-dessus du bord supérieur de l'arcade crurale ; c'est donc là qu'on devra la chercher tout d'abord : on mettra à nu sa direction en anse, embrassant dans sa concavité supérieure la courbe du canal déférent, immédiatement en arrière du fascia transversalis. On la suivra ainsi jusqu'au bord externe du droit de l'abdomen. On n'oubliera 'pas du reste qu'elle naît souvent par un tronc commun avec l'obturatrice.

Tout en pratiquant cette dissection il sera bon de conserver aux parties leur forme et leurs rapports et de montrer les trois fossettes par lesquelles se font les hernies :

(*a*) Fossette inguinale externe répondant à l'orifice interne ou supérieur du canal inguinal, située en dehors du cordon de l'artère épigastrique et par laquelle se font les hernies inguinales externes ;

(*b*) Fossette inguinale interne, limitée en dehors par l'artère épigastrique et en dedans par le cordon de l'artère ombilicale, par laquelle se font les hernies directes ;

(*c*) Fossette vésico-pubienne située en dedans de l'artère ombilicale.

Partie profonde à gauche. — Du côté gauche, relever :

(*a*) Le péritoine, moins sur la ligne médiane ; on le rabattra en dedans antéro-postérieurement ;

(*b*) Le fascia transversalis ;

(*c*) L'aponévrose du muscle transverse qui, perforée par les éléments du cordon, sera isolée de celle du petit oblique ;

(*d*) Débarrasser complètement l'anneau du septum crural (Cloquet) et du ganglion qui souvent le bouche ; cela fait il sera aisé de montrer :

(*e*) Le ligament de Cooper, sorte de surtout du corps du pubis et sa continuité avec

(*f*) Le ligament de Gimbernat.

On aura donc ainsi d'arrière en avant de ce côté :

Le péritoine et le fascia propria ;

Le fascia transversalis ;

L'aponévrose du muscle transverse ;

Le petit oblique et son aponévrose ;

L'aponévrose du grand oblique ;

et dans leurs rapports avec ces couches :

Le canal inguinal ;

Le cordon et ses éléments ;

L'artère épigastrique, etc...

On nettoiera enfin des deux côtés le fascia iliaca recouvrant la partie iliaque du psoas, et, dans la limite du possible, la bandelette ilio-pectinée ; c'est plutôt à gauche qu'elle sera montrée.

II. — Régions de la cuisse

LOGE ANTÉRIEURE DE LA CUISSE

Décrire la préparation de la région antérieure de la cuisse, c'est redire partiellement ce qui a déjà été dit dans la préparation de l'aîne (portion crurale) et ce qui sera dit de la loge interne de la cuisse ; car il est impossible de commencer la dissection des vaisseaux fémoraux au sommet du triangle de Scarpa et de les abandonner avant l'anneau du grand adducteur ; nous voyons donc ici encore, à côté d'avantages qui ne sont pas douteux, l'inconvénient de ces divisions en territoires factices ; mais si l'on a bien compris notre idée, nous ne nous en sommes fait l'esclave qu'autant qu'elles ne blessent ni l'anatomie, ni la chirurgie, ni la raison.

Nous avons montré la nécessité de ne pas limiter la région de l'aîne à la ligne qui réunit la région du ventre et de la cuisse ; mais que signifierait une région antérieure de la cuisse dans laquelle on ne ferait entrer qu'un tronçon de l'artère fémorale, la partie moyenne de cette artère ? Nous serons donc fatalement amené à reprendre ces vaisseaux à leur origine. Où en est du reste l'inconvénient ? Si l'on n'en fait pas une question de mots, il est nul ;

voilà pourquoi nous reparlerons ici du triangle de Scarpa :

1° Double incision transversale aux deux extrémités du membre, réunies en leur milieu par une incision longitudinale.

Rabattre en dehors et en dedans les deux lambeaux cutanés ;

2° Relever la couche superficielle du fascia superficialis ; on fera bien d'en faire deux lambeaux qui seront rabattus l'un sur l'abdomen, l'autre sur la partie inférieure de la cuisse ; cette manière de procéder me semble nécessaire en raison de la dimension de la couche, et de la nécessité de l'attaquer en dehors à la partie supérieure, afin d'avoir l'aponévrose intacte au niveau des vaisseaux (*voir la Préparation de l'aine*).

Ce qui complique cette dissection c'est la nécessité de conserver les branches nerveuses, superficielles de la cuisse et de les poursuivre à la surface de l'aponévrose fémorale.

Montrer à la partie supérieure l'abouchement de la saphène dans la fémorale.

La couche profonde du fascia superficialis ou lamello-ganglionnaire sera relevée également avec beaucoup de ménagement et rabattue aussi sur l'arcade de Fallope. On aura alors sous les yeux et dans toute sa netteté le fourreau aponévrotique de la cuisse avec les petites perforations qu'il présente au niveau de l'entonnoir crural et qui ont fait donner à cette partie de l'aponévrose fémorale le nom de fascia crébriforme.

Nous nous rappellerons les muscles qui, appartenant à la région antérieure, sont recouverts par l'aponévrose : le couturier, le pectiné, les trois adducteurs, le droit interne, le triceps-fémoral ; mais cette région ainsi conçue aurait peu d'intérêt si elle n'était pas parcourue par les gros vaisseaux qui lui donnent une importance si grande au point de vue opératoire.

A la partie supérieure les muscles limitent un espace triangulaire, à base supérieure, que parcourent l'artère et la veine fémorales.

Cet espace angulaire, don la base est constituée par l'arcade de Faloppe, est formé en dehors par le couturier, en dedans par le moyen adducteur.

Dans le fond apparaît un autre triangle inclus dans le premier, limité en dedans par le pectiné, en dehors par le psoas iliaque. Chez les sujets un peu musclés les deux bords de ce deuxième triangle se touchent et forment un lit à l'artère fémorale.

J'ai cité ci-dessus les autres muscles ;

Le petit et le grand adducteurs occupent la partie interne ;

Les biceps fémoral, droit antérieur, vaste interne, vaste externe forment à l'os une gaîne musculaire.

L'artère fémorale part du milieu de l'arcade fémorale, c'est-à-dire d'un point situé à égale distance de l'épine iliaque antérieure et supérieure et de la symphyse pubienne, et se dirige vers le condyle interne ; elle coupe en deux l'angle du sommet du triangle de Scarpa et repose sur les deux muscles qui forment le triangle profond.

Plus bas l'artère est recouverte par le couturier qui est successivement en rapport avec elle par son côté interne, sa face postérieure, son bord externe.

Au delà, l'artère aborde le canal que lui offre le troisième adducteur, portion qui fait réellement partie de la région interne de la cuisse et que nous décrirons en parlant de cette région.

Le but du préparateur sera de tout montrer sans rien détruire.

Je conseille donc :

1° D'inciser le fascia crebriforme et de le renverser sur l'arcade de Fallope ;

2° D'ouvrir la gaîne des vaisseaux, de montrer les rapports relatifs de l'artère et de la veine, celle-ci étant située en dedans puis en arrière ; d'érigner la cloison qui sépare les vaisseaux ;

3° De fendre superficiellement la gaîne du couturier et du moyen adducteur et de montrer les muscles dans leurs gaînes ;

4° D'agir de même pour le psoas ; de rechercher le nerf crural qui se trouve dans cette gaîne, mais de bien montrer la cloison de séparation avec les vaisseaux ;

5° De relever partiellement les aponévroses sur les trois portions du triceps, de manière à faire voir la fibre musculaire en érignant les bords des incisions aponévrotiques.

RÉGION INTERNE DE LA CUISSE

La région interne de la cuisse n'est à proprement parler que l'espace compris entre le point où l'artère fémorale s'enfonce sous le couturier jusqu'au moment où elle devient postérieure en passant à travers l'anneau de l'adducteur. Quoique la région interne de la cuisse soit à vrai dire plus étendue, elle n'offre de réel intérêt qu'entre ces deux points.

Quel est donc le but de cette préparation ? Montrer la large gouttière comprise entre le psoas et le vaste interne du triceps en dehors et en avant, et les adducteurs de la cuisse en dedans et en arrière, dans laquelle sont couchées l'artère et la veine fémorales et qu'obture une bandelette aponévrotique assez résistante, jetée comme un pont sur le fond de la gouttière et la transformant en un véritable canal prismatique (*canal de Hunter*).

Pour bien montrer cette région et spécialement cette disposition anatomique, la cuisse étant couchée sur sa face externe et bien fixée sur un liège, on pratiquera deux incisions transversales sur la face interne du membre, à 0,25 environ l'une de l'autre, et on les réunira en leur milieu par une incision longitudinale. On veillera en pratiquant cette incision longitudinale, à ne pas atteindre la saphène interne.

Relever la peau et le tissu graisseux sous-cutané ; les rabattre de chaque côté, les piquer sur un liège ; on comprendra dans le lambeau des ramuscules veineux assez volumineux contenus dans son épaisseur.

Inciser l'aponévrose fémorale, la rabattre en laissant à sa surface la veine saphène interne.

On aura alors sous les yeux, par transparence, trois muscles dans leurs gaînes :

(*a*) Le couturier qui traverse la région vers sa partie moyenne ;

(*b*) En haut et en avant, le triceps (*vaste interne*) ;

(*c*) En bas et en arrière, le droit interne ;

Je conseillerai de s'occuper d'abord de la gaîne du couturier : elle sera fendue longitudinalement, les bords en seront érignés après avoir décollé l'aponévrose de la face antérieure du muscle.

On pourra ici enlever avec précaution un fragment du couturier, de 0,10 environ, de manière à mettre à nu le pont sous lequel sont les vaisseaux (*voir Farabeuf, Lig. art.*, p. 101) pont qui forme en quelque sorte le fond de la gaîne du muscle. Pour cela la gaîne du couturier sera de préférence incisée le long de son bord interne et érignée de bas en haut ; le muscle décollé avec ménagement dans le même sens sera également érigné ou même soulevé temporairement.

On aura alors sous les yeux un pont étroit, très résistant, jeté sur deux reliefs musculaires : en haut, le relief du vaste interne ; en bas, celui du troisième adducteur, masqués eux-mêmes par des toiles aponévrotiques.

Pratiquer un petit pertuis sur la partie supérieure du pont, là ou il est mince et celluleux, et l'inciser sur la sonde cannelée du haut en bas, dans ses 3/4 supérieurs. Érigner les deux bords de l'incision ; le couturier repoussé en haut se trouvera naturellement soutenu par le bord supérieur du pont aponévrotique tendu.

C'est derrière ce pont, dans la gouttière prismatique et triangulaire, dont il forme l'un des côtés, que se trouvent d'abord l'artère fémorale puis, derrière elle, la veine fémorale qui gagnera bientôt la partie postérieure de l'artère, toutes deux encore enveloppées par des gaînes propres.

L'artère et la veine seront disséquées bien nettement jusqu'à l'anneau du troisième adducteur au seuil duquel les vaisseaux devenant poplités, seront abandonnés.

Avant d'inciser la paroi antérieure du canal de Hunter on remarquera un pertuis par lequel sort le nerf saphène que l'on poursuivra jusqu'à la limite inférieure de la préparation ainsi que la grande anastomotique.

Isoler les branches perforantes que donnent artère et veine.

On pourra sur les limites de la préparation ouvrir les gaînes du droit interne en bas, du vaste interne en haut et en érigner les bords ; on aura ainsi une préparation anatomique dans laquelle tous les rapports seront sauvegardés.

RÉGION POSTÉRIEURE DE LA CUISSE

Elle s'étend du pli de la fesse à une ligne horizontale menée à 0,10 au-dessus de l'articulation du genou.

1° Ouvrir une large porte à deux battants et relever la couche cutanée et cellulo-adipeuse ; veiller aux branches du petit fessier ;

2° L'aponévrose fémorale ;

3° Préparer avec soin les muscles :

Biceps, 1/2 tendineux, 1/2 membraneux, le groupe des adducteurs.

(a) Groupe superficiel : La longue portion du biceps se porte en dehors et en bas ; le 1/2 tendineux et 1/2 membraneux en bas et en dedans enveloppés supérieurement par une gaîne, qui leur est commune, mais ayant chacun leur gaîne inférieurement.

Dans la gouttière musculaire formée par les deux groupes se trouve le grand nerf sciatique.

(b) Groupe profond : Courte portion du biceps, vaste interne et grand adducteur, séparés par une lame aponé-vrotique de la couche superficielle ;

4° On y recherchera en haut la terminaison de l'artère ischiatique et des circonflexes, puis la fémorale profonde qui par ses anastomoses fait communiquer les vaisseaux de la cuisse avec l'iliaque interne (1).

On trouvera entre les deux couches les perforantes, branches de la fémorale profonde ;

5° Le grand nerf sciatique occupe la gouttière ischio-trochantérienne, en arrière du carré crural sur lequel il repose, en avant des fessiers et des muscles biceps et demi-tendineux, compris dans la gaîne de ces deux derniers muscles.

(1) RICHET, *Loc. cit.*, p. 1023.

III. — Préparation du genou

La préparation du genou se compose de deux préparations distinctes :

1º Préparation de la région antérieure du genou;

2º   —   du creux poplité.

Fixer le genou dans l'extension :

1º Deux incisions transversales un peu moindres que le diamètre du membre, l'une à 0,10 au-dessus, l'autre à 0,08 au-dessous de l'interligne articulaire fémoro-tibial.

Incision verticale réunissant le milieu des deux premières ;

Relever séparément la peau et le fascia superficialis sous forme de lambeaux rectangulaires qui seront tendus et piqués sur un liège ; veiller à ne pas pousser trop loin la dissection pour que les lambeaux conservent partout la largeur des incisions initiales ; conserver au-dessous, c'est-à-dire à la surface de l'aponévrose, des rameaux cutanés provenant du rameau perforant du crural, du fémoro-cutané, et du saphène interne ;

2º Incision, sur les limites précédentes, de l'aponévrose du genou qui n'est qu'une dépendance en haut de l'aponévrose fémorale, en bas de l'aponévrose jambière. L'incision médiane au-dessus de la rotule n'entamera pas les fibres du triceps ; au-dessous du même os, elle n'intéressera de même que la couche aponévrotique, mais sur la rotule, elle ira jusqu'à l'os ;

3º Relever la couche aponévrotique avec précaution :

(*a*) Sur les vastes interne et externe dont les fibres seront mises à nu ;

(*b*) Veiller à conserver de chaque côté la moitié de la bourse prérotulienne ; chaque moitié sera maintenue béante.

Cette dissection aura découvert sur la ligne médiane, au-dessus de la rotule, le tendon de triceps, au-dessous le tendon rotulien qui va à la tubérosité antérieure du tibia, de chaque côté de la rotule les ailerons ou ligaments latéraux, dépendance du tendon rotulien ;

4° Pratiquer une incision demi-circulaire à convexité supérieure sur le triceps au niveau de l'incision supérieure de la peau ; cette incision doit aller jusqu'au fémur ; détacher avec précaution les adhérences à l'os, soulever la portion musculaire ainsi décollée de manière à montrer le cul-de-sac supérieur de la synoviale du genou ; éviter de l'ouvrir ; conserver le tenseur de la synoviale dépendante du triceps, qui sera laissé au contact du fémur ;

5° Donner un trait de scie vertical sur la partie moyenne de la rotule, achever la section d'un coup de gouge et de maillet ; soulever et érigner, pour les attirer en dehors, les deux fragments osseux ;

6° Prolonger l'incision sur la partie moyenne du ligament rotulien, pour montrer la bourse séreuse située entre le ligament rotulien et la tubérosité antérieure du tibia.

Par la fenêtre verticale ouverte ainsi sur l'articulation, en faisant légèrement fléchir celle-ci, on pourra en montrer parfaitement l'intérieur : surface articulaire, ligaments croisés, ligament adipeux.

En introduisant quelques bourdonnets de coton dans la partie supérieure de l'article, on fera saillir le cul-de-sac supérieur de la synoviale qui apparaîtra d'autant mieux, sous le triceps décollé.

Si l'on se contente de la préparation des parties périphériques du genou sans section de la rotule, on pourra injecter la synoviale avec une matière solidifiable, l'injection réplétive au carmin, par exemple, et l'on aura une pièce très utile pour l'étude des culs-de-sac synoviaux. — Ceci est applicable du reste, à toutes les articulations. Pour accomplir cette manœuvre la seringue à hydrocèle pour les grandes articulations, la seringue à injection microscopique de Collin pour les petites, rendent de grands services.

CREUX POPLITÉ

Si le membre tient au corps, le sujet sera couché sur le ventre ; le pied reposera dans l'échancrure du billot.

Si la pièce est séparée du corps, elle sera fixée sur le liège à l'aide de deux pointes enfoncées dans les parties molles de la cuisse.

1° Deux incisions transversales, intéressant la moitié de la circonférence du membre, limiteront la région en haut et en bas ; elles seront situées la première à 0,11 ou 0,12 au-dessus de l'interligne articulaire fémoro-tibial, la deuxième à 0,10 environ au-dessous de ce point.

Une incision verticale réunira les milieux des deux précédentes ;

Disséquer et rabattre en dehors, en couches distinctes, la peau et le fascia superficialis, les tendre, les piquer sur un liège ou les érigner ;

En relevant le fascia, on veillera aux rameaux cutanés du petit sciatique qui traversent l'aponévrose fémorale dans le tiers supérieur de la région ; on y trouvera aussi des rameaux veineux, quelquefois une veine assez importante, que l'on ne confondra pas avec la saphène qui est dans un dédoublement de l'aponévrose ;

2° Pratiquer sur l'aponévrose fémorale une triple incision comme sur la peau, en ayant soin de faire porter le scalpel en haut et en bas à 0,15 en dedans des incisions cutanées, ce qui ménagera ainsi, aux deux extrémités de la préparation, une surface égale de toile aponévrotique sur laquelle reposeront les extrémités des filets nerveux et ramuscules veineux déjà indiqués.

· Les deux lambeaux fibreux seront disséqués et rabattus ; mais on veillera à ne pas atteindre la veine saphène externe qui sera conservée. Cette couche aponévrotique dépendante de celle de la cuisse ne sera du reste relevée que jusqu'à la limite des gaînes qu'elle fournit aux muscles qui limitent le creux poplité : en dehors le biceps, en dedans le demi-membraneux, le demi-tendineux, puis sur la paroi latérale, le couturier et le droit interne ;

3° Pratiquer une fenêtre longitudinale de quelques centimètres sur chaque gaîne musculaire ; les bords de chaque incision seront érignés et tendus ;

4° Enlever le tissu graisseux qui, comme de la cire coulée dans le creux poplité, enveloppe vaisseaux et nerfs. Un des premiers écueils que l'on rencontrera, c'est le nerf saphène tibial qui naît à peu près au niveau de l'interligne fémoro-tibial ; noyé d'abord dans le tissu graisseux, il traverse l'aponévrose pour suivre le bord postérieur de la cloison des jumeaux. On n'oubliera pas non plus le saphène péronier couché sur le jumeau externe auquel il est accolé par l'aponévrose qu'il traversera hors de la région ;

5° Rechercher le nerf sciatique poplité interne ; il occupe la partie moyenne de la région ; on le poursuivra de haut en bas pour ne pas couper ses branches ; la veine poplité est située en avant, et un peu en dedans, l'artère au-devant de la veine et un peu plus interne qu'elle à sa partie supérieure. Pour les dépouiller du tissu cellulaire qui les environne, on les érignera et on les entraînera successivement en dehors et en dedans en agissant en sens inverse sur les parois latérales du creux : on promènera le scalpel de haut en bas en tiraillant le tissu graisseux avec la pince pour en rompre les lobules et on excisera ensuite avec des ciseaux à pointes mousses ce tissu fragmenté ;

6° Préparer et suivre le sciatique poplité externe ;

7° Rechercher les branches articulaires, mais ne pas les poursuivre au delà du creux poplité ; si le membre a été injecté, elles seront faciles à trouver et à suivre ;

8° On montrera profondément les ligaments postérieurs de l'articulation que l'on frottera avec une compresse rude pour leur donner de l'éclat.

Montage de la pièce. — Le montage de cette pièce, comme celle du coude et de quelques autres encore, s'effectuera très aisément sur le cadre représenté ci-dessous :

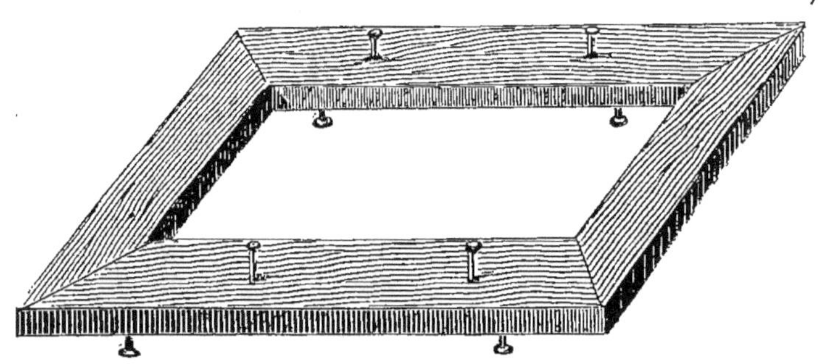

Fig. 38,

La pièce sera disposée dans le vide du cadre de manière que la région poplitée se présente d'un côté, la face antérieure du genou de l'autre côté. Des pointes un peu longues, dont les extrémités seulement seront enfoncées d'une même longueur dans les bords du cadre, fixeront de part et d'autre la couche cutanée et aponévrotique.

En faisant affleurer la couche superficielle, la peau, au bord du cadre, c'est-à-dire aussi près que possible de l'extrémité inférieure de la pointe, la couche la plus profonde, devenue par le fait même de la dissection la plus superficielle, en affleurera la tête; on aura ainsi une préparation très commode pour la démonstration, la pièce pouvant reposer, de l'un ou de l'autre côté, sur les extrémités saillantes des pointes qui serviront de supports.

IV. — Régions de la jambe

RÉGION ANTÉRO-EXTERNE

Elle a pour limites :
- en avant: l'aponévrose jambière;
- en arrière: le ligament interosseux;
- en dedans : la face externe et le bord antérieur du tibia ;
- en dehors : une cloison aponévrotique qui s'insère au bord postérieur du péroné.

1° Double incision transversale des téguments de la jambe, l'une à la partie supérieure, au niveau du tubercule antérieur du tibia, l'autre au niveau de l'interligne articulaire de l'articulation tibio-tarsienne. On les réunira en leur milieu par une incision verticale.

Relever la peau avec son fascia, puis l'aponévrose jambière ; elles seront tendues et piquées sur un liège ; veiller à isoler nettement, à la partie supérieure de la région, la portion d'aponévrose sur laquelle les muscles prennent insertion ;

2° On reconnaitra les muscles de la région antérieure;

Supérieurement :

En dedans, le jambier antérieur ;

En dehors, l'extenseur commun des orteils.

Ces deux muscles régnant sur toute l'étendue de la région.

A 0,14 ou 0,15 au-dessous de l'interligne fémoro-tibial, c'est-à-dire vers le tiers moyen de la jambe apparaît un autre muscle qui manque complètement dans le tiers supérieur; l'extenseur propre du gros orteil, qui descend ensuite dans la gouttière formée par les deux muscles précédents.

Nous isolerons en dehors, au moment où s'épuisent les fibres de l'extenseur commun, les fibres du péronier antérieur qui semblent le suppléer à partir du tiers inférieur ;

3° Isoler avec précaution ces interstices musculaires ;

Sur la partie externe de l'extenseur commun, rechercher la forte cloison intermusculaire sur laquelle ce muscle prend ses insertions et qui sépare la loge antérieure de la loge externe, comprise elle-même entre cette lame aponévrotique et le péroné.

Elle renferme deux muscles :

On trouvera le long péronier latéral en dehors ; il est plus long, plus volumineux, puis entre le long péronier et le péroné, le court péronier latéral qui part du 1/3 moyen de la face externe de l'os ;

4° L'artère tibiale antérieure et ses deux veines se trouvent placées entre le jambier antérieur et l'extenseur commun en haut ; entre le jambier antérieur et l'extenseur propre plus bas ; entre la face interne du tibia et l'extenseur propre tout à fait en bas de la jambe. Ayant relevé la peau et l'aponévrose, les interstices se trouveront aisément ; on se rappellera du reste que l'artère est sur le trajet d'une ligne qui, partant du milieu de l'intervalle qui sépare la tête du péroné du tubercule antérieur du tibia (1), tombe sur le milieu de l'articulation du cou-de-pied ; on écartera le muscle pour montrer l'artère qui sera suivie jusqu'à sa partie inférieure, où elle est à égale distance des deux malléoles et, d'après M. Duval, un peu plus rapprochée de l'interne que de l'externe ;

5° Le nerf tibial antérieur traverse supérieurement l'extenseur commun avant de s'accoler au côté externe de l'artère qu'il croise plus bas de dehors en dedans un peu au-dessous de la partie moyenne de la jambe ;

6° Dans la loge péronière on trouvera le sciatique poplité externe qui traverse le long péronier au-dessous de la tête du péroné dont il contourne le col.

LOGE POSTÉRIEURE DE LA JAMBE

1° Double incision transversale sur les limites extrêmes de la région, embrassant toutes deux la demi-circonférence postérieure du membre ; elles seront coupées en leur milieu par une incision longitudinale ;

2° Rabattre un premier lambeau cutané doublé de son fascia, souvent fort épais chez les individus obèses, ou mieux d'une partie de l'épaisseur du fascia qui, dans son intérieur, contient inférieurement la veine saphène externe qui, elle-même, plus haut, traverse l'aponévrose et est alors sous-aponévrotique ; on enlèvera les derniers fragments du tissu adipeux enveloppant veine et nerfs ; cette dissection sera opérée avec des ciseaux ;

3° On trouvera le nerf saphène externe sur le bord externe du tendon d'Achille en dehors de la veine saphène externe qu'il côtoie ; un peu plus haut la veine n'est plus accompagnée que par la racine interne de ce nerf qui

(1) FARABEUF. *Ligature des artères.*

perfore l'aponévrose en même temps que la veine pour se loger dans l'interstice des jumeaux.

En dehors on trouvera les rameaux de la branche cutanée péronière.

Quand on aura préparé le réseau veineux et nerveux, on le laissera appliqué à la surface des muscles jumeaux ;

4° Détacher l'insertion au condyle interne du jumeau interne ; rabattre le muscle jumeau en dehors ; il entraînera avec lui vaisseaux et nerfs superficiels ;

5° Nettoyer la surface du soléaire ; l'arcade aponévrotique sous laquelle passent les vaisseaux profonds sera ménagée et nettoyée de tout tissu cellulo-graisseux ; isoler les éléments vasculaires et nerveux ;

6° Inciser le muscle soléaire le long de son insertion interne ; le renverser en dehors. On aura alors sous les yeux la couche profonde : muscles, vaisseaux et nerfs. Le fléchisseur commun en dedans, le fléchisseur propre en dehors et le jambier postérieur muscle interosseux couché entre les deux premiers ;

7° L'artère tibiale postérieure descend couchée sur le jambier antérieur qui la sépare du ligament interosseux, puis sur le fléchisseur commun qui l'isole du tibia, enfin plus bas encore, sur les tendons de ces muscles.

L'artère a deux veines satelittes. — Le nerf tibial postérieur croise l'artère de dehors en dedans à la partie supérieure et occupe ensuite son côté interne.

V. — Régions du cou-de-pied

RÉGION INTERNE

1° Première incision antérieure verticale de 0,10 F G, un peu en avant de la malléole interne, s'arrêtant au bord inférieur du pied.

Pratiquer deux incisions transversales FE, GH, partant des deux extrémités de la précédente (l'inférieure suivant le bord plantaire), s'arrêtant toutes deux au bord interne du tendon d'Achille;

2° Relever et rabattre la peau en arrière ;

3° Relever la couche cellulo-graisseuse sous cutanée, qui

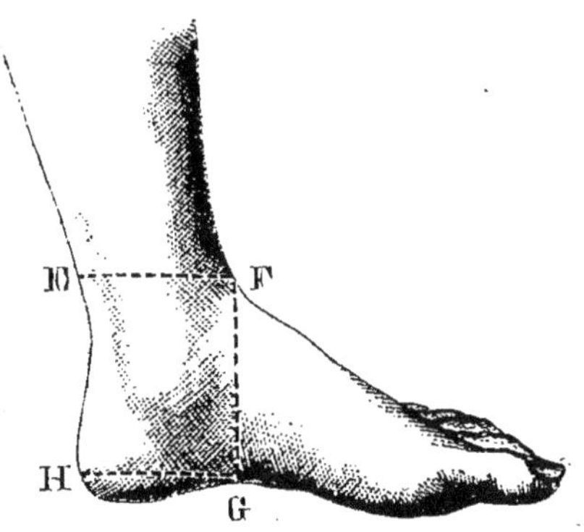

Fig, 39

comprend dans son épaisseur la veine et le nerf saphène interne au-dessus de la malléole ;

4° Relever l'aponévrose superficielle qui enveloppe la région et se fixe postérieurement au tendon d'Achille. — On se trouvera alors en présence d'une couche aponévrotique radiée très résistante, mais à fibres plus ou moins clairsemées, perforée de quelques orifices pour laisser passer des vaisseaux.

C'est le ligament annulaire interne, qui s'insère en avant à la malléole interne, en arrière à la face interne du calcanéum; en bas il se continue directement avec l'aponévrose plantaire.

Inciser verticalement cette couche dans les 3/4 inférieurs ; la rabattre en arrière ;

6° Isoler et nettoyer l'artère plantaire, ses veines satellites, le nerf tibial. Pratiquer deux fenêtres verticales, la première sur le tendon du jambier postérieur qui se présente immédiatement derrière la malléole interne, la deuxième sur le tendon du fléchisseur commun des orteils ; les deux tendons seront montrés dans leurs loges dont les bords seront maintenus béants ;

7° Fendre la loge beaucoup moins résistante du fléchisseur propre du gros orteil ; nettoyer le tendon d'Achille.

Érigner les couches.

RÉGION EXTERNE

1° Première incision antérieure, verticale de 0,10, A C, un peu en avant de la molléole externe, aux deux extrémités de laquelle on fera tomber deux incisions transversales A B, C D, qui s'arrêteront au bord externe du tendon d'Achille.

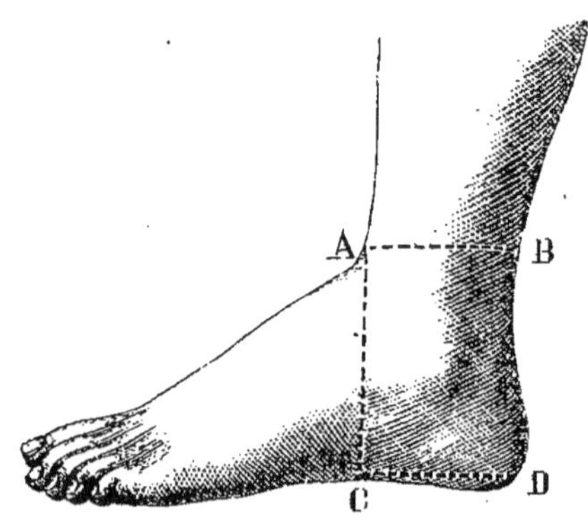

Fig 40

2° Relever : (a) La peau,
(b) Le fascia superficialis et la veine saphène externe,
(c) L'aponévrose.

3° Conserver la gaîne ostéo-fibreuse formée par le ligament

annulaire externe. Pratiquer une incision sur cette gaîne au-dessus de la malléole et montrer les deux tendons des péroniers latéraux dans la coulisse rétro-malléolaire.

4° Pratiquer une double incision plus bas, au-dessous de la malléole externe, sur les gaînes particulières des deux péroniers qui occupent chacun, en ce point, une coulisse spéciale.

5° Poursuivre la branche postérieure de l'artère péronière, dont on recherchera l'anastomose, sur la face externe du calcanéum, avec la malléolaire externe;

Nettoyer le bord antérieur du tendon d'Achille qui sera nettement mis à nu; dépouiller toute la région de son tissu cellulo-graisseux.

VI. — Régions du pied

FACE DORSALE DU PIED

Le pied est fixé dans l'extension forcée (On fera l'injection préalable des artères, si c'est possible).

1° Première incision transversale A B passant immédiatement au-dessus des deux malléoles;

Seconde incision courbe à convexité antérieure, E F côtoyant la racine des orteils et se terminant aux bords externe et interne du pied.

Une troisième incision longitudinale CD réunit la partie moyenne des deux précédentes.

Disséquer et rabattre la peau en dehors et en dedans; on trouvera au-dessous :

2° Les origines des veines saphènes interne et externe sur les bords correspondants du pied; on en recherchera l'anastomose en arcade sur la face dorsale, puis les nerfs superficiels, nerf musculo-cutané et les deux saphènes;

Si pour démontrer la face dorsale, on peut disposer de deux membres, il sera préférable de conserver l'un deux exclusivement à la préparation de la couche superficielle,

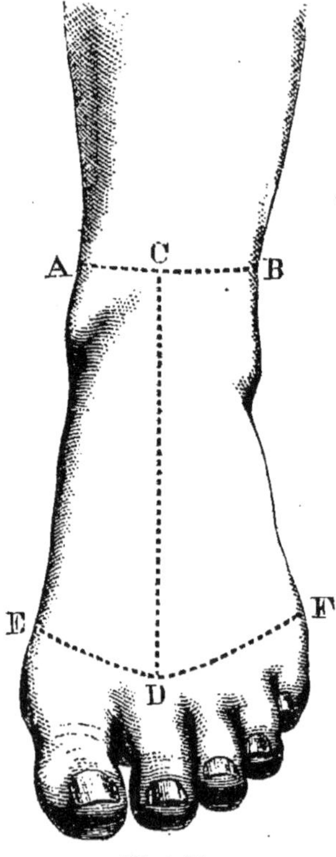

Fig. 41

sur l'autre pied on préparerait la couche profonde. Sinon la peau sera relevée comme nous l'avons dit ci-dessus, et alors on sacrifiera la couche cellulo-graisseuse sous-jacente pour la préparation des vaisseaux et nerfs superficiels qui seront conservés à la surface de l'apo-névrose dorsale ;

3° On incisera cette aponé-vrose sur les limites de la peau ; on la rabattra de même et on l'épinglera sur un liège. En relevant cette couche apo-névrotique on veillera soigneu-sement à ne pas entamer le ligament annulaire dorsal du tarse, qui bride les tendons ; il sera nettement mis à nu et conservé dans son intégrité.

Telles sont les premières couches.

4° La couche des tendons qui se trouve après, est naturel-lement mise à nu par la dissection de l'aponévrose précé-dente. On isolera et au besoin on soulèvera légèrement les tendons pour permettre de voir nettement la couche sous-jacente.

On montrera de dehors en dedans :

(a) Le tendon du jambier antérieur dont l'insertion au scaphoïde et au cunéiforme sera nettement dégagée ;

(*b*) Le tendon de l'extenseur propre ;

(*c*) Les quatre divisions du tendon de l'extenseur commun et le petit tendon du péronier antérieur qui n'en est, en quelque sorte, qu'une dépendance. On suivra sur l'un des orteils le tendon de l'extenseur jusqu'à son insertion ;

(*d*) Le tendon du court péronier latéral ;

5° La dernière couche constituée par le muscle pédieux recouvert de sa toile aponévrotique sera laissée intacte : On nettoiera bien son insertion postérieure au creux astragalo-calcanéen et tout en conservant l'aponévrose qui le recouvre, on isolera les quatre divisions antérieures qui se placent au côté externe des quatre tendons extenseurs ;

6° L'artère pédieuse sera mise à nu, isolée ainsi que le nerf tibial antérieur qui côtoie son bord interne. On la trouvera en avant du ligament annulaire, à égale distance de chaque malléole, mais plutôt un peu plus près de l'interne que de l'externe et suivant un trajet direct jusqu'à l'extrémité postérieure de l'espace compris entre les deux premiers métatarsiens, entre les tendons de l'extenseur propre en dedans, dans la gaîne duquel elle se trouve, de l'extenseur commun en dehors et du tendon correspondant du pédieux ; mais attention aux anomalies qui sont très fréquentes ;

En dehors on recherchera et on mettra à nu, dans la partie de son trajet qui appartient à la région, la malléolaire externe, qui avoisine le tendon du court péronier latéral.

FACE PLANTAIRE

Le sujet est couché sur le dos, la face dorsale du cou-de-pied repose sur l'échancrure d'un billot, le tout est déposé sur un liège auquel on fixera le pied à l'aide de pointes enfoncées dans l'extrémité des orteils.

Si l'on a la liberté de détacher le membre inférieur, on le fera assez haut pour ne pas détruire les attaches supérieurs des muscles dont les tendons vont au pied.

La préparation suivante a pour but de développer les diverses couches du pied en les entr'ouvrant à la manière des feuillets d'un livre, tout en montrant les loges du pied, les cloisons qui les séparent et le passage des tendons, vaisseaux et nerfs dans chacune de ces loges.

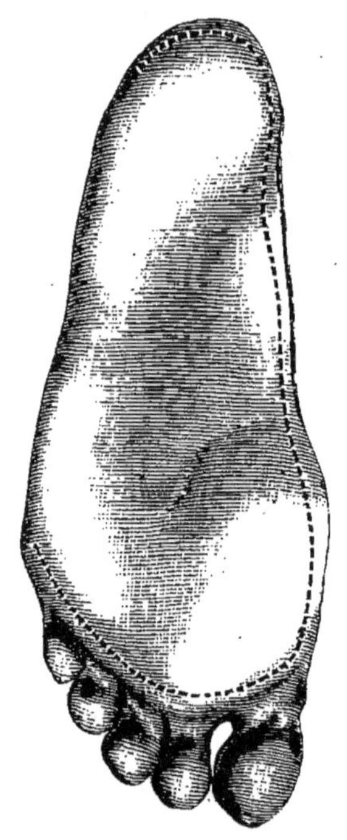

Fig. 42.

1° Incision intéressant toute l'épaisseur de la peau, partant du tendon d'Achille, contournant le talon, côtoyant les limites du bord interne du pied, puis le pli digito - plantaire, pour se terminer à l'extrémité antérieure du bord externe de l'organe.

Relever d'abord la peau, puis le pannicule adipeux sous-cutané en couches distinctes , ce qui rendra plus facile la dissection de l'aponévrose plantaire ; en relevant cette couche graisseuse sous-cutanée on se rappellera :

(a) Que l'aponévrose plantaire moyenne est d'une excessive résistance, composée de fibres aponévrotiques, blanches, nacrées, parcourant, sur la partie moyenne de la région, toute la longueur de la face plantaire, en se développant en éventail ou en triangle dont la base est aux orteils, le sommet au deux tubérosités du calcanéum ; le scalpel devra donc suivre là fibre d'arrière en avant, toujours parallèlement à elle-même, le pannicule étant tendu et relevé à pleines mains ;

(*b*) Que cette dissection doit détruire tous les tractus fibreux ou fibro-musculaires qui vont de l'aponévrose à la face profonde de la peau ;

(*c*) Qu'arrivé à 0,04 environ de la racine des orteils, le tranchant de l'instrument rencontrera des tractus transversaux qui obligent à modifier la direction de la dissection et au niveau desquels les fibres longitudinales disparaîtront en quelque sorte pour renaître sous forme de doubles languettes fasciculées dont les extrémités terminales seront suivies de chaque côté au bord des articulations métatarso-phalangiennes correspondantes.

L'état de tension naturelle de l'aponévrose moyenne en favorise du reste la dissection ; on ébarbera avec des ciseaux courbes les fibrilles ou les lobules adipeux exubérents ;

(*d*) Que l'aponévrose plantaire revêt également les régions externe et interne, mais que la couche qu'elle y forme étant beaucoup moins résistante, surtout l'interne, le pannicule y sera relevé avec beaucoup de précaution, sous peine de la détruire ;

(*e*) Que des bords de l'aponévrose moyenne partent deux cloisons aponévrotiques qui divisent la région en trois loges sur la préparation desquelles nous allons revenir ;

2° Inciser la loge aponévrotique interne sur la ligne médiane ; décoller de chaque côté les adhérences aux muscles sous-jacents ; érigner et tendre les bords de la section ; poursuivre et montrer l'adhérence de la cloison intermusculaire interne au scaphoïde, au premier cunéiforme, au bord inférieur du premier métatarsien ; isoler et montrer :

En dedans l'adducteur du gros orteil ;

En dehors le faisceau externe du court fléchisseur ;

Entre les deux le tendon du long fléchisseur du gros orteil ; en passant le scalpel dans les interstices musculaires pour détruire les mailles celluleuses, on trouvera la terminaison de l'artère plantaire interne;

3° Ouvrir de même la loge aponévrotique externe ; montrer l'adhérence de la cloison externe au quatrième métatarsien et à la gaîne du long péronier latéral qui sera montré et isolé.

En dehors : l'abducteur du petit orteil ;

Le court fléchisseur ;

Le dernier interosseux plantaire ;

La première partie du trajet de la plantaire externe ;

Le nerf ;

4° Abattre par un trait de scie appliqué horizontalement d'arrière en avant, une tranche inférieure du calcanéum de 0,01 environ d'épaisseur, avec les insertions du court fléchisseur des orteils ;

5° Inciser d'arrière en avant, et dans toute sa longueur l'adhérence de l'aponévrose plantaire moyenne à la cloison intermusculaire interne et la renverser en dehors en la faisant pivoter sur sa ligne d'adhérence externe comme base.

Elle entrainera avec elle la couche inférieure du calcanéum et le fléchisseur superficiel dont on énucléera les adhérences avec la couche sous-jacente ;

6° Rechercher les vaisseaux et nerfs qui vont aux orteils entre les languettes de l'aponévrose plantaire moyenne, au-dessus du bord antérieur des fibres transversales ; enlever le tissu graisseux au milieu duquel elles sont plongées ; les poursuivre jusqu'à leur terminaison.

7° Au côté interne de la première phalange des quatre derniers orteils, on cherchera les tendons grêles des lombricaux, entourés de tissu cellulo-adipeux qui s'insèrent à cette phalange, et on poursuivra avec un scalpel très fin l'expansion qu'ils envoient latéralement au tendon extenseur correspondant : pour y arriver on accrochera avec une épingle fine recourbée en crochet le petit tendon avant son insertion, et on l'immobilisera en le tendant ;

8° Pratiquer à la scie une seconde coupe du calcanéum de 0,006 environ d'épaisseur, à laquelle on conservera les insertions de l'adducteur du gros orteil ; rabattre en dehors : Isoler les tendons du fléchisseur commun et son accessoire ; les soulever ; mais comme cette manœuvre sera insuffisante, pour préparer les organes sous-jacents, en coupera nettement et au même niveau les tendons du fléchisseur profond de la jambe, on dépassera ces tendons en les faisant glisser dans leurs gaînes de haut en bas du côté du pied ; les parties sous-jacentes seront alors visibles ce sont : la gaîne du tendon du long péronnier latéral, l'abducteur oblique, l'abducteur transverse, l'arcade plantaire située profondément et qu'on ne peut voir qu'après la section et même après l'ablation d'une partie de l'abducteur oblique.

Nous reconnaîtrons volontiers la difficulté que présente la recherche de l'arcade plantaire profonde et de ses branches, en conservant les adhérences externes de l'aponévrose plantaire ; mais comme nous ne faisons pas d'anatomie descriptive et que nous tenons avant tout à conserver au pied sa forme et spécialement à ménager les loges, nous conseillerons le mode que nous venons de décrire.

9° Quand les parties sous-jacentes aux tendons fléchisseurs seront nettoyées, on replacera dans leurs gaînes les tendons du fléchisseur profond, ce qui sera facile en passant un fil armé d'une aiguille dans l'extrémité des tendons sectionnés ; on en rapprochera les deux bouts que l'on fixera en regard l'un et l'autre par une suture ;

10° Embrocher par une pointe de 0,08 à 0,10 les deux tranches du calcanéum qui ont été sciées, en les maintenant écartées de quelques centimètres, et enfoncer l'extrémité de la pointe dans la troisième portion du calcanéum qui tient au pied.

TROISIÈME PARTIE

CHAPITRE Ier

CENTRES NERVEUX

Étude et préparation du cerveau

En raison de l'importance de l'organe nous entrerons dans de nombreux détails. Le cerveau pour être étudié, sauf indication particulière, doit être extrait de la boîte crânienne. Cette opération appartient, à vrai dire, à la pratique des autopsies ; mais le préparateur sera si souvent appelé à l'effectuer, que nous la décrirons ici.

Deux procédés pour ouvrir la boîte crânienne :

1°. — A l'aide du marteau à crochet ;

2°. — A l'aide de la scie.

Pratique commune aux deux procédés. — Dans les deux procédés le sujet est couché sur le dos :

Pratiquer une incision courbe qui, comprenant toute l'épaisseur des téguments, va de l'un des conduits auditifs à l'autre, en coupant perpendiculairement la suture sagittale. Rabattre les deux lambeaux l'un sur la face, l'autre sur la nuque ; pour cela, faire fixer fortement la tête par

un aide ; décoller avec un scalpel convexe, introduit à plat
sur les téguments, les bords de la section et exercer successivement des tractions sur les deux lambeaux en les
saisissant à pleine main.

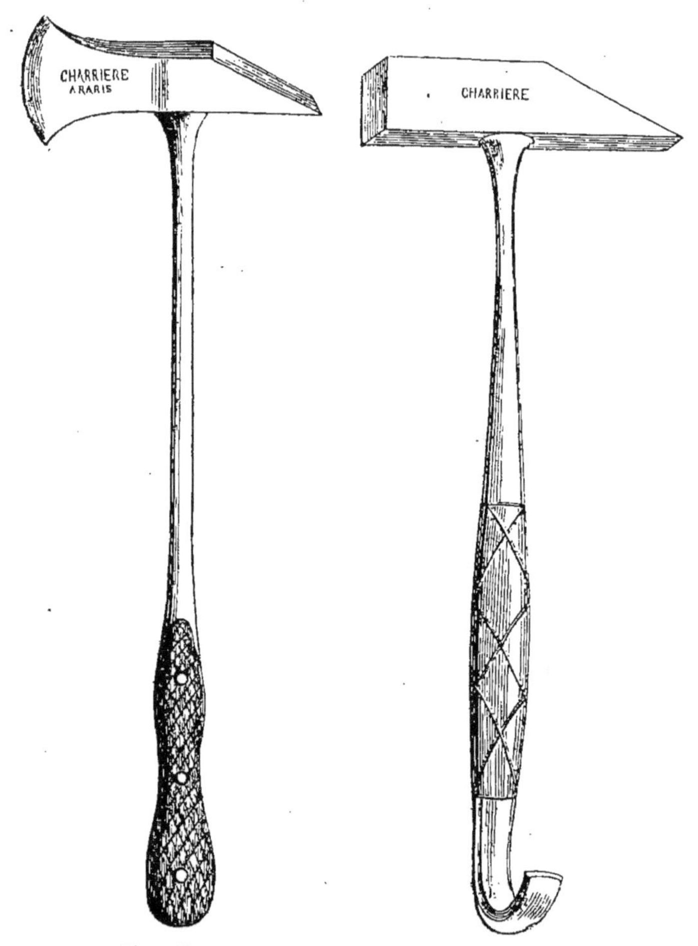

Fig. 43.   Fig. 44.

Incision circulaire de toutes les parties molles, à 0,02
environ au-dessus de l'arcade sourcilière ; le scalpel portera jusqu'à l'os ; afin de faciliter la section des os, on
agrandira le tracé circulaire par un léger grattage, qui,

en écartant les lèvres de la section des parties molles,
dénudera un peu la surface osseuse.

A. — *Procédé du marteau*. — Dans ce procédé on brise
la boîte crânienne :

Appliquer circulairement une série de coups secs à
l'aide du tranchant mousse du marteau, en suivant le
tracé de l'incision des parties molles. Pendant toute cette
manœuvre la tête sera appuyée sur un plan résistant et
on présentera successivement chaque point du crâne au
tranchant du marteau. A ce moment, avancer le sujet sur le
bord de la table, et fixer fortement avec la face de la paume
de la main gauche, puis introduire le bec du crochet entre
les lèvres de la section osseuse et exercer une traction
brusque sur le manche du marteau ; si la section a été
complète, la calotte crânienne se détachera et tombera à
terre.

B. — *Procédé de la scie*. — La tête sera immobilisée sur
un plan résistant à l'aide de la main gauche, le pouce de
cette main sera appliqué au niveau de la lèvre inférieure
de la section circulaire des parties molles et servira de
guide au tranchant de la scie. On aura préalablement
choisi une scie ayant de la voie, que l'on tiendra en appliquant l'extrémité du manche dans la paume de la main ;
elle sera conduite d'abord à petits coups, sans efforts, sans
pression exagérée, agissant plutôt par son propre poids de
façon à ronger l'os et à s'y frayer une voie. Si l'on ne suit
pas ces préceptes, on fera des efforts infructueux ; on s'exposera par des échappécs de l'instrument, à se blesser et à
blesser son aide. La sensation particulière d'une résistance
vaincue que connaissent bien ceux qui ont pratiqué cette
manœuvre, avertit de la section de la table interne et de la
pénétration de l'instrument dans la cavité crânienne. Chaque

point de la circonférence sera présenté aux dents de l'instrument. Le crochet fera le reste.

Il faut reconnaître qu'il n'y a que l'adresse que donne une longue habitude qui permette de scier régulièrement le crâne sans atteindre la dure-mère et la substance cérébrale, et malgré tout, il arrive quelquefois qu'on lèse ces organes. D'autre part, il n'est pas rare que quelque pont osseux dépendant de la table interne résiste ; on le verra bien du reste en accrochant la calotte. Cependant quoique le premier procédé soit plus expéditif et plus facile à exécuter par les débutants, le second est parfois urgent ; nous en signalerons au fur et à mesure les applications.

Extraction du cerveau de la boîte crânienne. — Pratiquer sur la dure-mère deux incisions parallèles au sinus longitudinal supérieur, de chaque côté de celui-ci, et à 0,01 l'une de l'autre.

Pour cela, faire un petit orifice à l'un des pôles de la dure-mère, à l'extrémité antérieure, par exemple, la soulever avec des pinces et introduire dans l'orifice un scalpel, le tranchant dirigé en haut ; on conduira régulièrement la section jusqu'au pôle opposé. On peut pratiquer l'incision sur la sonde cannelée.

Détruire les adhérences de la dure-mère à l'apophyse crista-galli ;

Enlever la faux du cerveau ;

Rabattre sur les deux oreilles les deux lambeaux de la fibreuse ;

La tête sera toujours dans une position déclive, pendante sur le bord de la table, afin de favoriser l'écoulement de sang des sinus.

A ce moment, le cerveau ne tient plus que par les adhérences de sa face inférieure ; on introduira l'extrémité des doigts de la main gauche entre le lobule orbitaire et les voûtes du même nom et on déprimera avec précaution la substance cérébrale en la soulevant afin de voir les premiers liens qui retiennent encore l'organe.

La main droite armée d'un scalpel acéré, on coupera :

(*a*) Les nerfs olfactifs que l'on tâchera de conserver aussi intacts que possible, en sectionnant les filets terminaux qui se détachent du lobe, mais sans détruire le pont arachnoïdien qui maintient le tronc du nerf dans l'angle dièdre qu'il occupe ;

(*b*) Section des nerfs optiques au niveau des trous optiques ;

(*c*) Section des 3e, 4e, 5e paires, au ras des os ;

(*d*) Section de l'artère carotide interne ;

(*e*) Mouchetures du centre à la périphérie sur le diaphragme de l'hypophyse. Si l'on veut obtenir la tige et la glande pituitaires intactes, même après avoir incisé le diaphragme on se gardera bien d'exercer des tractions sur la tige que l'on briserait ainsi infailliblement ; on soulèvera la glande pituitaire avec le manche d'un petit scalpel en détruisant les quelques adhérences qui peuvent encore la fixer par le fond.

(*f*) Détacher à droite et à gauche l'adhérence de la tente du cervelet au rocher, puis à l'occipital. Pour cela appliquer le scalpel à plat à la partie antérieure du rocher, et détruire aussi toute la ligne d'adhérence, sans que le plat du scalpel abandonne jamais l'os. Le scalpel décrira donc ainsi deux demi-circonférences qui aboutiront en arrière au pressoir d'Hérophile.

(*g*) Section des sept dernières paires nerveuses depuis la sixième jusqu'à la douzième.

(*h*) Section des artères vertébrales et du bulbe qui sera coupé avec un scalpel à lame étroite de gauche à droite et le plus bas possible.

Le cerveau, dont la main gauche a accompagné les mouvements, sera reçu au sortir de sa loge ostéo-fibreuse et déposé sur un linge roulé ou mieux sur un cercle de paille tressée ou sur un rond de caoutchouc insufflé, qui joindra à la propreté et à un maniement facile, l'avantage, en se déprimant, de ne point laisser d'empreinte sur les circonvolutions et de ne pas les déformer.

Procédé de conservation et de durcissement du cerveau. — Au sortir de la boîte crânienne, le cerveau, à cause de son peu de consistance et de sa facile altération, ne peut être sérieusement étudié ; du reste les enveloppes vasculaires et séreuses en voilent les saillies ; il faut donc :

(*a*) Le mettre à l'abri d'une décomposition rapide ;

(*b*) Lui donner une consistance qu'il n'a pas ;

(*c*) Le dépouiller de ses enveloppes et des vaisseaux superficiels.

Tout en remplissant ces diverses conditions, on peut du reste se proposer deux buts :

Le mettre en état d'être manié, d'y pratiquer des coupes pour l'étude ;

Le durcir, le momifier en lui gardant sa forme, pour le conserver définitivement.

Procédé Broca.—Broca, par des procédés qu'il indique, a obtenu ces résultats précieux (1).

Le mélange le plus favorable pour cette opération se compose de neuf parties d'eau et d'une partie d'acide azotique ; les cerveaux seront laissés un mois environ dans ce liquide au sortir duquel ils seront aisément dépouillés de leurs membranes d'enveloppe. Mais on fera bien d'y veiller ; il faudra changer le liquide.

(1) *Dictionn. de médecine et de chirurgie pratiques*, tom. 23.

Si l'on se propose d'obtenir un cerveau qui puisse être manié pour l'étude, au bout de huit à quinze jours l'organe remplit les conditions désirables ; au delà de ces limites, la pièce perd généralement plus qu'elle ne gagne.

Il ne faut pas croire cependant que tous soient aptes à acquérir ces propriétés, et sur une demi-douzaine de cerveaux plongés dans le même mélange, les uns acquièrent le degré de densité désiré, les autres se décomposent, deviennent friables et sont perdus pour l'étude ; j'attribue cela aux altérations interstitielles dont certains cerveaux sont le siège au moment où on les plonge, et peut-être aussi à l'intervalle qui s'écoule entre la mort et l'autopsie ; j'ai obtenu des résultats parfaits et rapides, au bout de six jours de bain, sur des cerveaux provenant de sujets injectés à la liqueur Le Prieur ; mais au sortir du bain acidulé, je conseille de plonger l'organe, pendant vingt-quatre heures, dans de l'alcool rectifié. On voit de suite l'état du cerveau à la facilité plus ou moins grande avec laquelle se détachent les membranes, si elles s'enlèvent ou non sans entraîner de substance nerveuse. Dans le premier cas, une seule pince suffit pour détacher, à l'aide de quelques tractions et sans efforts, l'enveloppe séreuse et l'enveloppe vasculaire ; au-dessous on trouve des circonvolutions lisses, fermes, élastiques, inaltérables au toucher et à la pression.

Si au contraire les enveloppes sont très adhérentes, si leur ablation donne lieu à des ruptures de la substance qui alors suit par fragments les enveloppes, c'est que la conservation de l'organe est médiocre et que le résultat recherché est incomplet.

En tout cas, lorsqu'en enlevant la pie-mère et les vaisseaux on sent une résistance assez vive, on doit s'arrêter sous peine de couper la substance cérébrale.

Quand le cerveau a été complètement nettoyé, on peut alors pratiquer des coupes.

Si, au contraire, on recherche un cerveau dur, momifié, on l'abandonnera à l'air libre sur un liège ou sur une tranche d'éponge. On aura soin de retourner de temps en temps les pièces, afin qu'elles présentent successivement toutes leurs faces à l'air libre ; on évitera ainsi la pression continue sur un même point et par conséquent la déformation. La dessication se fera en plus ou moins de temps, de un à trois mois au bout desquels les cerveaux auront la solidité d'un mastic durci : les circonvolutions se rapetisseront, les sillons s'accuseront davantage. En certains points qui tendent à s'affaisser, on pourra en maintenir la forme à l'aide de petites tranches fines d'éponge introduites avec le manche du scalpel, dans la scissure interhémisphérique par exemple et entre les circonvolutions.

Au bout d'un temps la substance se contracte, le cerveau se réduit de volume dans la proportion de 1\|2 ou même plus, seulement la réduction étant très régulière et portant sur toutes les parties, elle ne nuit pas sensiblement à l'étude la forme générale étant absolument intacte.

Procédé de Frédéric de Gand. — Frédéric de Gand a conseillé un procédé qui, tout en donnant au cerveau une excessive densité, lui conserve son volume :

(*a*) Durcissement par l'acide azotique au dixième ;

(*b*) Plonger l'organe dans une solution de bichromate de potasse ;

(*c*) Le mettre dans l'alcool à 36°, puis à 40° pendant deux jours ;

(*d*) L'abandonner un peu à l'air libre ;

(1) *Dictionn. de médecine et de chirurgie pratiques*, t. 23.

(*c*) Le plonger enfin dans de la paraffine fondue et bouillante qui pénètre la substance nerveuse.

Nous allons actuellement essayer, étant donnés des cerveaux modérément durcis par un séjour de un à deux mois dans un mélange conservateur et dépouillés de leurs enveloppes (opération qui précédera toujours les coupes), nous allons essayer, dis-je, de tracer la voie qu'aura à suivre tout étudiant ou tout médecin, qui ne connaissant pas ou connaissant mal cet organe, désire le voir et en comprendre la structure.

Et d'abord, l'élève ne doit pas s'imaginer qu'il va le savoir parce qu'ayant à sa disposition un encéphale conservé, il va le hacher en tous sens sans ordre, sans méthode, comme j'ai vu le faire cent fois, et comme on le fera encore souvent malgré les conseils.

Ici plus qu'ailleurs, le mot méthode n'est pas un vain mot. Il faut reconnaître du reste qu'un seul cerveau est insuffisant et que si, méthodiquement préparé, on peut y voir bien des choses, il est inutile de songer à y tout voir. Mais aujourd'hui les procédés de conservation permettant d'avoir des pièces sèches, presque inaltérables, que l'on peut mettre à la disposition des élèves, ces coupes conservées viennent compléter ce que les préparations personnelles ont d'insuffisant.

Parlons d'abord de la surface du cerveau, des circonvolutions.

Mode d'étude des circonvolutions. — L'étude des circonvolutions (1) peut se faire (sauf bien entendu celle de la

(1) C'est à Gratiolet que nous devons l'initiative de ces études sur le cerveau, — Gratiolet que le célèbre Owen regardait comme l'un des premiers savants de son époque (*Communication verbale*), et on est frappé d'admiration à la lecture de son ouvrage, qui date déjà de près de quarante ans, et qui semble plutôt écrit pour notre génération que pour l'époque qui le lisait. Nous considérons

face interne) sur un organe intact, dépouillé de ses enveloppes.

En raison de l'importance de cette étude, nous en donnerons ici une figure avec légende explicative.

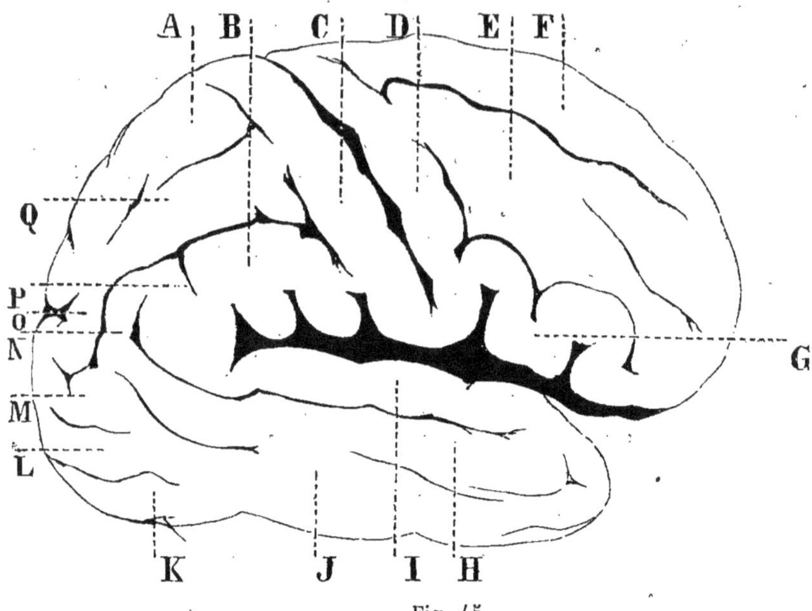

Fig. 45

F. E. G. Circonvolutions frontales. — D. Circonvolution frontale ascendante. — C. Circonvolution pariétale ascendante séparées l'une de l'autre par la scissure de Rolando. — H. I. J. Circonvolutions temporales. — K. L. M. Circonvolutions occipitales. — A. Lobule pariétal supérieur. — B. Lobule du pli courbe.

L'étude des circonvolutions de la face interne, ne peut se faire qu'après que l'on aura pratiqué la coupe antéropostérieure de l'organe sur la ligne médiane (Voir fig. 45).

On écartera avec précaution les deux hémisphères, à l'aide des doigts de la main gauche, de façon à apercevoir

comme un devoir de rendre ici hommage à la mémoire du savant modeste qui a tant fait, de concert avec Leuret, pour l'étude des centres nerveux.

dans toute son étendue la partie moyenne de la face supérieure du corps calleux et spécialement le tractus longitudinal médian. La main droite armée d'un couteau long,
étroit et mince, tenu comme un couteau à découper, fera
marcher l'instrument du talon vers la pointe, en suivant
bien exactement, sur la ligne médiane, le tractus signalé.
Pendant cette manœuvre, la pointe du couteau n'abandonnera pas le plan résistant sur lequel l'organe repose. Si
le mésocéphale et le cervelet sont attenants au cerveau,
l'opérateur veillera, à ce que, pendant la section, ils soient
exactement dans l'axe des hémisphères, afin que le résultat soit régulier dans son ensemble. Une fois sur deux, si
l'opération est bien conduite par une main exercée, le
couteau divise en deux parties égales le ventricule de la
cloison.

Avant d'indiquer le mode de préparation des cloisons,
des loges qui font du centre du cerveau une véritable cavité
à compartiments symétriques et étagés, je crois qu'il est
nécessaire, pour ceux qui n'ont pas encore étudié l'encéphale, d'indiquer les rapports dans lesquels se trouvent
ces cloisons et ces cavités.

Abrégé de l'étude anatomique du cerveau. — Lorsque
les deux pédoncules cérébraux, émanant de la protubérance où ils étaient resserrés et solidarisés comme par un
anneau, s'en dégagent pour pénétrer dans chaque hémisphère correspondant, ils présentent deux renflements ou
intumescences gangliformes, l'un inféro-interne, la couche
optique, l'autre supéro-externe, le corps strié.

Les éléments qui composent ces renflements sont donc
traversés ou mieux éparpillés par les fibres nerveuses
ascendantes qui proviennent de l'axe, et qui, les unes,
entrent en relation avec les éléments cellulaires de ces
renflements, les autres passent outre, pour se rendre à la

périphérie cérébrale, c'est-à-dire aux hémisphères proprement dits, et aux circonvolutions qui les limitent. Mais ces deux pédoncules ainsi coiffés, s'écartent comme feraient deux doigts de la main, laissant entre eux un intervalle, une véritable fente oblongue d'avant en arrière, interpédonculaire, ou mieux située entre les couches optiques qui revêtent ainsi en dedans les pédoncules.

Mais cet espace, étroit entre les pédoncules, s'élargit beaucoup au-dessus des renflements pédonculaires, de manière à constituer une chambre anfractueuse et symétrique, infundibuliforme, que plafonne à la partie supérieure le corps calleux, large commissure jetée comme un pont entre les deux hémisphères cérébraux, pour les solidariser.

Déposons sur le bord interne des pédoncules ou mieux des couches optiques, un plan horizontal, le trigone cérébral, qui repose sur ces pédoncules sans y adhérer, nous diviserons ainsi la grande cavité en deux étages, l'un inférieur, interpédonculaire, le ventricule moyen, l'autre supérieur sus-pédonculaire ; partageons enfin l'étage supérieur par une cloison verticale qui réunira le milieu de la face inférieure du corps calleux au milieu de la face supérieure du trigone, nous aurons alors deux chambres supérieures circumpédonculaires, les ventricules latéraux.

Les deux ventricules latéraux communiquent avec l'étage inférieur ou ventricule moyen par les trous de *Monro*.

Les deux ventricules latéraux et le ventricule moyen communiquent avec l'extérieur, en arrière, par une grande fente horizontale, fente de Bichat, limitée supérieurement par le bord postérieur du corps calleux, inférieurement par le cervelet ; les premiers s'ouvrent dans les parties extrêmes de la fente, le deuxième dans la partie moyenne.

Les plexus choroïdes et la toile choroïdienne, dépendances de la pie-mère, agents de vascularisation intra-ventriculaire, pénètrent dans les ventricules latéraux, les premiers par les points extrêmes de la fente de Bichat, la seconde par la partie moyenne de la même fente.

Il y a continuité de substance, sous les bords du trigone, (qui, comme nous l'avons dit plus haut sont libres), entre les bords des plexus choroïdes et la toile choroïdienne;

La continuité vasculaire entre les deux se fait par les trous de Monro. Enfin à l'extrémité postérieure du troisième ventricule existe l'orifice supérieur d'un canal, dit canal de Sylvius, par lequel ce ventricule communique avec un espace losangique situé entre le mésocéphale et le cervelet, ou quatrième ventricule.

Cette exposition succinte de la conformation intérieure du cerveau était indispensable avant d'indiquer les coupes à effectuer pour montrer cette conformation.

Nous étudierons successivement :

A. La préparation du corps calleux (face supérieure);

B.   —   —   (face inférieure) ;

C.   —   de la face supérieure du trigone et les ventricules latéraux ;

D.   —   de sa face inférieure ;

E.   —   des pédoncules du trigone, des trous de Monro, etc. ;

F.   —   du ventricule moyen, commissures, glande pinéale, etc. ;

G.   —   du mésocéphale, ganglions cérébraux, aqueduc de Sylvius, quatrième ventricule.

H.   Coupe antéro-postérieure déjà indiquée, destinée à montrer les rapports des cloisons et des chambres.

I. Pièce synthétique du cerveau destinée à montrer la cavité du ventricule latéral avec ses trois diverticules, les rapports du corps-calleux avec le trigone, la relation de ces deux organes avec les diverticules occipital et sphénoïdal, et spécialement les rapports de la corne d'Ammon et de l'ergot de Morand avec le corps calleux et le trigone d'une part, avec les diverticules ventriculaires de l'autre.

A. — Préparation du corps calleux (face supérieure)

Deux procédés :

1° *Procédé de Vieussens.* — Écarter les hémisphères de façon à permettre le passage d'un couteau à lame longue et étroite qui, lorsque son tranchant affleurera la face supérieure du corps calleux, sera dirigé parallèlement à cette face supérieure et conduit du centre vers la périphérie en pénétrant dans le ventricule du corps calleux, et en coupant en avant la partie supérieure du lobe frontal et en arrière celle du lobe occipital.

On aura soin de relever un peu le couteau après 0,01 de trajet, sous peine de pénétrer dans le ventricule latéral, et on terminera en faisant reprendre à l'instrument sa direction première.

Cette coupe étant pratiquée des deux côtés, on a sous les yeux le centre ovale Vieussens.

2° *Procédé de Foville.* — Pratiquer quatre incisions horizontales, les deux premières antérieures : le couteau sera introduit à plat par la partie antérieure de la grande scissure interhémisphérique jusqu'au niveau du genou du corps calleux, et pratiquera des deux côtés la section horizontale du lobe frontal.

Les incisions postérieures seront faites dans les mêmes

conditions, intéressant horizontalement les deux lobes occipitaux jusqu'au niveau du bourrelet du corps calleux.

Le cerveau reposant sur un plan résistant, le lobe opposé à celui qui regarde le préparateur étant fixé de la main gauche, on introduira la pulpe des doigts de la main droite recourbés en crochet dans le ventricule du corps calleux, la face palmaire des doigts étant dirigée du côté de la face inférieure de la circonvolution marginale du corps calleux; on exercera alors de douces tractions sur la partie supérieure de l'hémisphère, de manière à l'isoler des fibres transversales du corps calleux ; les quatre incisions pratiquées préalablement aux quatre angles facilitent singulièrement cette énucléation (1).

Quant cette préparation est réussie, ce qui dépend beaucoup de l'état des pièces, elle permet d'étudier très complètement la face supérieure du corps calleux avec ses tractus, ses fibres horizontales, le genou, le bourrelet, les prolongements. — Elle réussit généralement fort bien sur les cerveaux qui ont macéré pendant un mois ou deux dans l'alcool rectifié.

B. — PRÉPARATION DU CORPS CALLEUX (face inférieure)

Renverser le cerveau sur la convexité des hémisphères; sectionner le mésocéphale au point ' d'émergence des pédoncules de la protubérance. Pratiquer les incisions antérieures et postérieures de Foville sur les lobes frontaux et occipitaux, mais cette fois pour enlever la partie inférieure des quatre angles ainsi coupés.

Introduire avec précaution l'index et le médius de la main gauche dans la fente de Bichat et fendre sur la ligne médiane la lame interpédonculaire, les tubercules

(1) FOVILLE.

mamillaires, le chiasma des nerfs optiques, la commissure grise, le ventricule moyen, les pédoncules antérieures du trigone, etc... ;

Enlever la toile choroïdienne, le trigone cérébral, le septum lucidum ;

Ouvrir les prolongements des ventricules latéraux, ce qui est rendu facile par les sections précédentes.

Enlever les ganglions cérébraux : couches optiques, corps striés.

C. — PRÉPARATION DU TRIGONE CÉRÉBRAL (face supérieure)

Pratiquer la coupe de Foville comme pour la préparation du corps calleux. Cet organe étant à nu, faire une incision transversale sur la partie moyenne de sa face supérieure, comprenant toute l'épaisseur du corps ; rabattre avec ménagement les deux lambeaux, l'un en avant, l'autre en arrière ; en rabattant la moitié postérieure sur le bourrelet, veiller à ne pas détruire la portion du trigone qui lui est adhérente ; on s'aidera pour l'exécution de ce temps de l'extrémité en spatule du manche du scalpel ;

On aura alors sous les yeux la face supérieure du trigone.

D. — TRIGONE (Face inférieure)

Le [cerveau est couché sur sa convexité comme pour la préparation précédente ; mais on conservera le cervelet et le mésocéphale.

Enlever la moitié inférieure des lobes sphénoïdal et occipital de façon que l'incision, pratiquée au scalpel, contourne les deux extrémités de la grande fente de Bichat.

Relever et renverser fortement en avant le cervelet et le

mésocéphale ; on fera ainsi bailler largement la grande
fente de Bichat et alors on verra nettement la toile choroïdienne, au-dessus d'elle la face inférieure du trigone, dans
le fond les pédoncules, la dépression vulvaire...

E. — Pratiquer avec un couteau sur un cerveau bien
dépouillé de ses enveloppes, deux coupes antéro-postérieures, parallèles à la scissure interhémisphérique, à 0,03
environ de la ligne médiane. Cette double coupe donnera
une pièce qui permettra de voir le trigone intact, dans ses
rapports précis avec les parties ambiantes.

F. — PRÉPARATION DU VENTRICULE MOYEN ET DE SA COMMISSURE

Reprendre la préparation de la face supérieure du trigone ;

Inciser le trigone un peu au-dessus de ses pédoncules
antérieurs, le rabattre en arrière ; alors on verra et on
pourra étudier la toile choroïdienne, les plexus choroïdes
et leur continuité par les trous de Monro ; en enlevant
ensuite la toile choroïdienne et les plexus, on aura sous les
yeux le ventricule moyen et les trois commissures. On verra parfaitement en avant les pédoncules du trigone et la
vulve ; en arrière la glande pinéale avec ses prolongements ;
au-dessous l'anus ou orifice supérieur de l'aqueduc de
Sylvius, dans lequel ou pourra introduire une paille ;
mais si le cerveau n'est pas très dur, on prendra le soin de
bien soutenir les deux côtés des hémisphères sous peine de
voir se briser les commissures, surtout la commissure
grise.

G. — PIÈCE DESTINÉE A ÉTUDIER LE MÉSOCÉPHALE, LES GANGLIONS CÉRÉBRAUX, L'ACQUEDUC DE SYLVIUS.

1° Section de la moelle à 0,01 au-dessous de l'entrecroisement des cordons ;

2° Détacher le cervelet par la section des pédoncules cérébelleux ;

3° Le cerveau reposant sur sa convexité, enlever la moitié inférieure du lobe sphéno-occipital ;

4° Relever en avant le mésocéphale ; introduire l'index gauche dans la grande fente de Bicat et porter le scalpel obliquement d'arrière en avant et de dedans en dehors de façon à détruire les adhérences des ganglions cérébraux avec les fibres qui en émanent pour se porter aux hémisphères, et à avoir intacts les pédoncules cérébraux, les couches optiques, les corps striés, le lobule de l'insula ;

5° Circonscrire la pièce en avant par une incision rasant le chiasma des nerfs optiques, de manière à retrancher tout le lobule frontal.

On aura en procédant de la sorte, une pièce très régulière qui est précieuse pour l'étude.

On pourra y voir :

Le bulbe, la protubérance, les pédoncules cérébraux, les couches optiques, les corps striés, le lobule de l'insula ;

La valvule de Vieussens, l'aqueduc de Sylvius dans lequel on passera une paille, la glande pinéale, le ventricule moyen et ses commissures ;

Les tubercules quadrijumeaux, les corps genouillés, le chiasma.

H. — COUPE ANTÉRO-POSTÉRIEURE DU CERVEAU

Nous rapellerons ici que la coupe antéro-postérieure que nous avons déjà décrite quand il s'est agi d'étudier les circonvolutions, rendra de grands services pour voir les rapports des cavités avec les cloisons qui les séparent. On y voit en effet la coupe antéro-postérieure du corps calleux, son ventricule, la coupe du trigone. La cloison transparente existera de l'un des côtés, si le couteau n'a pas très exactement porté sur la ligne médiane, et alors, sur la moitié opposée, on apercevra le ventricule latéral ; mais si l'on a eu la main assez heureuse pour fendre en deux parties le ventricule de la cloison, ce qui ne sera pas rare si l'on a suivi exactement les indications, chaque pièce possédera l'une des moitiés de la cloison transparente. Plus bas on verra la face interne de la couche optique qui forme la paroi du ventricule moyen, la coupe des commissures, la glande pinéale ; puis les tubercules quadrijumeaux, l'aqueduc de Sylvius, le quatrième ventricule limité en avant par la coupe du mésocéphale, en arrière par celle du cervelet.

On comprend par là l'importance qu'il y a à avoir une section antéro-postérieure bien faite au point de vue de l'étude synthétique des centres.

Si l'on dispose de plusieurs cerveaux, il sera bon de la pratiquer deux fois :

On exécuterait une première fois la coupe bien régulière en passant autant que possible par le ventricule de la cloison ;

Dans le deuxième cas, la coupe se ferait un peu à côté de la ligne médiane et alors, du côté où le ventricule latéral est apparent, il sera aisé, en enlevant complètement les restes de la cloison transparente en avant, le trigone en arrière, de montrer le trajet circumpédonculaire du ventricule latéral.

I. — PIÈCES SYNTHÉTIQUES DU CERVEAU, DESTINÉES A MONTRER LA CAVITÉ DU VENTRICULE LATÉRAL AVEC SES TROIS DIVERTICULES ET SPÉCIALEMENT LES RAPPORTS DU CORPS CALLEUX ET DU TRIGONE AVEC L'ERGOT DE MORAND ET LA CORNE D'AMMON.

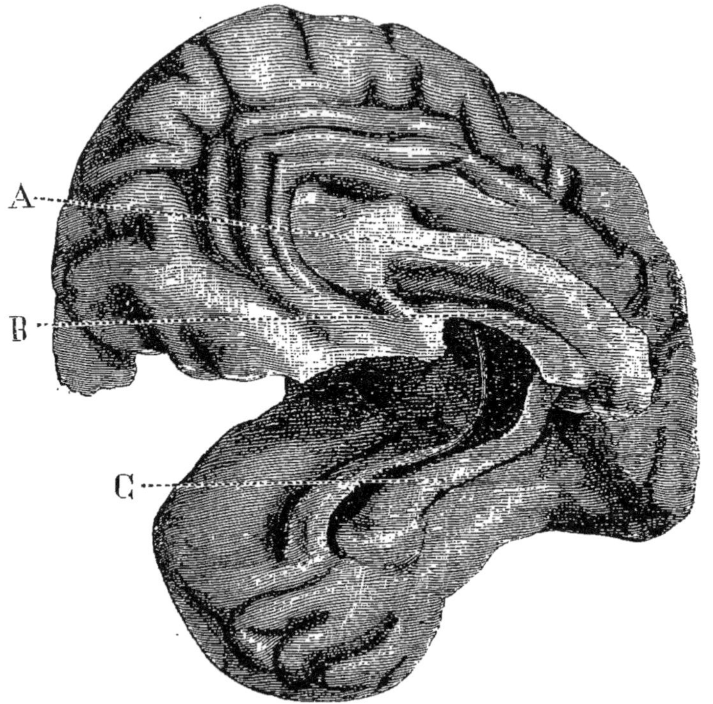

Fig. 46

Cette pièce, comme la suivante est destinée à montrer les rapports du corps calleux du trigone, de la corne d'Ammon.

Les ganglions cérébraux ont été enlevés à l'aide d'un long couteau étroit qui, pénètrant par la partie inférieure de la scissure de Sylvius, les a contournés de bas en haut pour sortir par la partie supérieure de la même scissure.

Cette planche, de l'habile dessinateur M. Dauphin, reproduit admirablement la préparation.

A. Corps calleux. — B. Trigone cérébral. — C. Corne d'Ammon.

J'ai toujours été frappé de la difficulté qu'offrent aux débutants l'intelligence des rapports de la corne d'Ammon avec le trigone, la direction exacte de cette circonvolution interne et sa position précise dans l'ensemble de l'édifice cérébral, et aussi les rapports qu'affectent les angles postérieurs du corps calleux avec les diverticules du ventricule latéral et avec l'ergot de Morand. Les planches d'anatomie nous représentent bien la corne d'Ammon couchée dans le diverticulum sphénoïdal, mais la corne est elle-même toujours coupée à sa base et séparée de ses attaches naturelles au trigone. J'ai donc recherché une coupe qui permit de tout montrer sans rien détruire.

Voici comment je la pratique :

Prendre un cerveau rendu dur par huit à dix jours de bain acidulé, dépouillé de ses enveloppes ; en pratiquer la coupe antéro-postérieure sur la ligne médiane de façon à avoir une section très nette du corps calleux et du trigone.

Écarter avec les doigts les bords de la scissure de Sylvius et y pénétrer avec un scalpel long et acéré ; je préfère même un petit couteau usé très étroit de 0,004 ou 0,005 de largeur de lame. On promènera successivement cette lame étroite le long du bord inférieur du corps calleux, parallèlement à la couche optique et au corps strié, de façon à en détruire les adhérences externes au corps calleux, et on terminera la section à la scissure de Sylvius en y revenant par le côté opposé à celui par lequel on y est entré. Le couteau doit traverser de part en part l'hémisphère de manière à circonscrire avec le scalpel un véritable bouchon de substance cérébrale qui se trouve ainsi isolé comme à l'emporte-pièce ; on le sortira par la partie externe de l'hémisphère en exerçant une pression douce sur sa face interne avec les deux pouces, après avoir saisi et fixé la pièce par ses deux extrémités.

Je recommande pour ne pas entamer les parties que l'on veut conserver, de promener plutôt l'instrument tranchant dans l'épaisseur des ganglions cérébraux que sur les li-

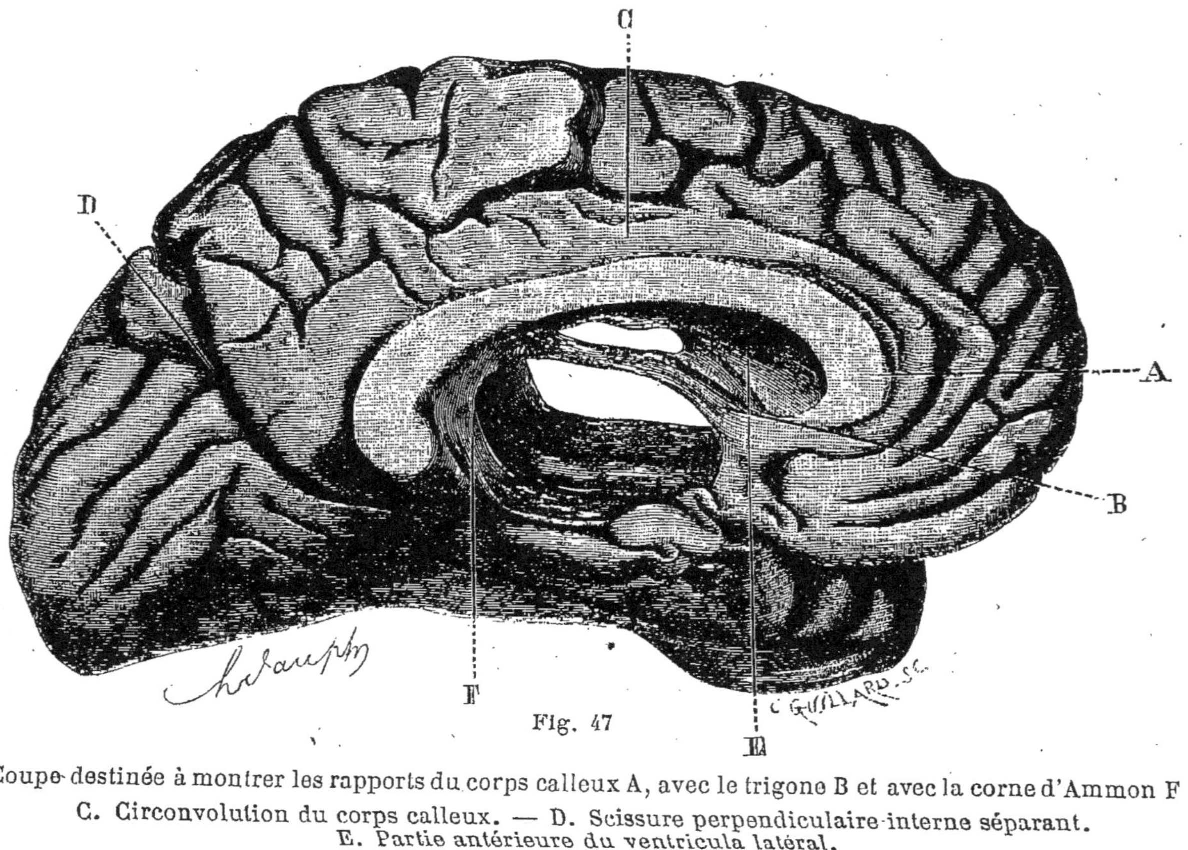

Coupe destinée à montrer les rapports du corps calleux A, avec le trigone B et avec la corne d'Ammon F
C. Circonvolution du corps calleux. — D. Scissure perpendiculaire-interne séparant.
E. Partie antérieure du ventricula latéral.

mites même de ces renflements. On perfectionnera ensuite la pièce avec l'extrémité mousse du manche du scalpel et on arrivera à montrer la corne d'Ammon, dans ses rapports précis avec le trigone et avec la corne sphénoidale, aucune adhérence n'étant détruite. (Voir les figures qui, grâce à l'habileté du dessinateur M. Dauphin, reproduisent admirablement les préparations).

Les pièces précédentes ne permettent pas de voir les rapports du corps calleux avec l'Ergot de Morand ; la coupe que reproduit la figure suivante, permettra d'étudier nettement ces rapports.

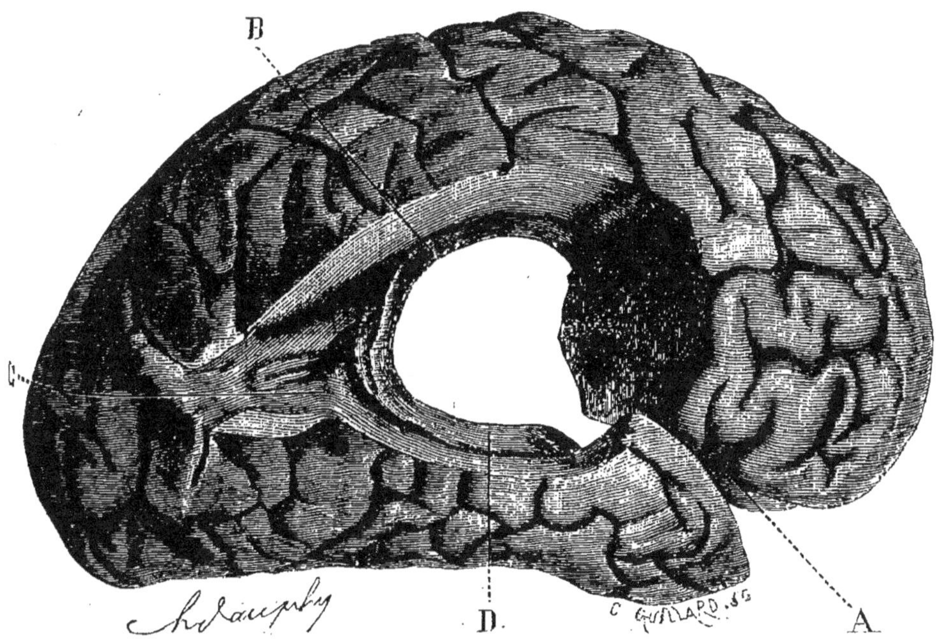

Fig. 48

Cette planche est destinée à montrer les rapports du trigone et du corps calleux avec la corne d'Ammon et l'ergot de Morand (Face externe de l'Hémisphère cérébral droit).

A. Scissure de Sylvius. — B. Trigone au-dessus duquel le corps calleux. — C. Ergot de Morand visible par une brèche pratiquée sur la partie externe de la pièce reproduite dans la fig. 46. — D. Corne d'Ammon.

Les coupes transversales du cerveau aident singulièrement l'étude de cet organe, et je les considère, avec la
préparation précédente et avec la coupe antéro-postérieure

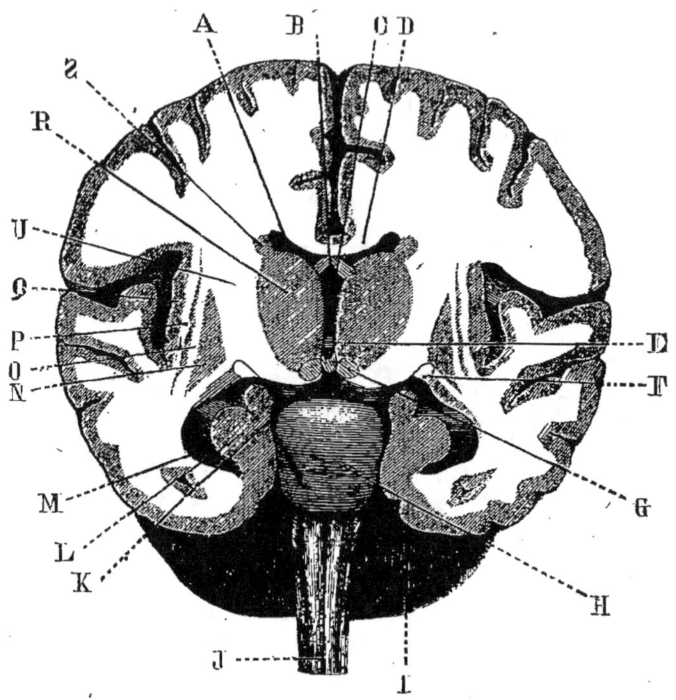

Fig. 49
Coupe transversale du cerveau faite au niveau des tubercules mamillaires.

A. Ventricules latéraux. — C. Ventricules moyen. — B. Trigone,
F. Son pilier postérieur. — D. Corps calleux. — E. Commissure grise. — G. Tubercules mamillaires. — L. Ergot de Morand.
— M. Corne sphenoïdale. — R. Couche optique. — S. Noyau
caudé du corps strié. — N. Noyau lenticulaire. — U. Capsule
interne. — O. Capsule externe. — P. Avant-mur. — H. Protubérance. — J. Bulbe. — I. Cervelet.

sur la ligne médiane comme indispensables pour bien
comprendre les rapports réciproques des régions intra-
cérébrales.

Depuis longtemps, à l'instar de la figure 3 de la pl. 22 de l'*Atlas* d'Hirschfeld, je pratiquais des coupes transversales du cerveau de façon à le débiter en tranches de 0,04 d'épaisseur environ ; je me servais de ce procédé d'étude et je le conseillais à l'hôpital de la marine de Brest dans la pratique des autopsies.

Les autopsies ainsi méthodisées me semblaient fournir un résultat très supérieur à celui que donnaient celles qui étaient pratiquées d'après les modes anciens, dans lesquels l'organe était taillé en tous sens sans ordre ni précision, quand j'ai eu connaissance du travail de M. Pitres (1) et de l'application qu'en a fait M. Charcot (2) à la Salpétrière, à la pratique des autopsies.

D'après ce dernier travail, que l'auteur a emprunté aux recherches du Dr Pitres, on adoptera de préférence six coupes :

La 1re coupe, préfrontale, à 0,05 en avant du sillon de Rolando ;

La 2e, pédiculo-frontale, au niveau du pied des circonvolutions ;

La 3e, frontale, sur la circonvolution frontale ascendante ;

La 4e, pariétale, sur la circonvolution pariétale ascendante ;

La 5e, pédiculo-pariétale, sur le pied des lobules pariétaux ;

La 6e, occipitale, à 0,04 en avant de la scissure perpendiculaire interne.

Il est excellent de pouvoir déterminer ainsi, par un certain nombre de coupes précises, presque mathéma-

(1) PITRES. *Recherches sur les lésions du centre ovale.*

(2) CHARCOT et RICHER. *Feuilles d'Autopsie de la Salpétrière.*

tiques, les limites exactes des lésions cérébrales. Mais on peut, si on le juge nécessaire, les multiplier, car les divisions indiquées ci-dessus sont toutes factices.

Elles ne rendront pas seulement un grand service dans les autopsies ; elles seront encore très avantageuses pour l'étude du cerveau sain, ·en permettant de limiter les corps striées, les couches optiques, les capsules externes et internes, l'avant-mur, les ventricules ; elles serviront enfin pour l'étude de la circulation intra-cérébrale.

On pourra les exécuter sur des cerveaux durcis ou sur des cerveaux frais.

Voici comment on s'y prendra pour les exécuter :

(a) S'il s'agit de circonvolutions durcies dans une eau acidulée, l'organe ayant été préalablement dépouillé de ses membranes d'enveloppe, se débitera très facilement au couteau, la main gauche l'immobilisant pendant l'exécution, sur un plan résistant.

(b) S'il s'agit d'un cerveau mou, ce qui est le cas dans les autopsies, et ce qui, à mon avis, est préférable pour l'étude des coupes transversales, on rencontrera de réelles difficultés si l'on veut obtenir des coupes bien régulières et transversales, car l'organe mou obéissant aisément aux lois de la pesanteur, se déforme, et, par conséquent, la coupe n'aura pas la régularité désirable.

Avec un petit appareil bien simple on arrivera à obtenir des coupes mathématiquement exactes. Cet appareil se compose de deux lames de tôle de 0,25 environ, disposées à angle droit, à l'extrémité l'une de l'autre ; l'organe reposant sur la plaque horizontale, sera appliqué de la main gauche contre la plaque verticale, et dès lors le couteau, marchant du talon vers la pointe, coupera des tranches d'une égale épaisseur ; l'application sera surtout facile quand la première section, c'est-à-dire quand la coupe préfrontale aura été opérée, parce que l'application d'une surface verticale contre le plan vertical sera alors parfaite.

Pendant toute la durée de la section la pointe du couteau ne doit pas abandonner le plan horizontal ; on aura, du reste, pris le soin de plonger préalablement l'instrument tranchant dans l'eau, surtout s'il s'agit d'un cerveau frais.

Si l'on veut obtenir facilement la tranche du cerveau pour l'étude, je conseille d'intercaller une lame de carton, de bois ou de verre entre la surface cérébrale et le plan vertical, car dès lors la tranche cérébrale restera adhérente à la lame interposée et pourra être facilement étudiée et conservée.

Je possède ainsi, depuis plus d'une année, des coupes transversales sur lesquelles il me suffit de passer de temps en temps un pinceau enduit de glycérine phéniquée pour leur rendre tout leur éclat et rien ne fait pressentir qu'elles doivent s'altérer de longtemps ; la lame de verre permet de voir la coupe des deux côtés, mais le carton a l'avantage de se trouver partout et à très bon compte.

Si l'on ne possède pas le petit appareil très simple que je conseille ci-dessus, on pourra encore débiter son cerveau en le déposant sur une table bien plane et en l'appliquant entre la plaque de carton, de verre, qu'un aide tiendra verticalement et fixera contre la surface cérébrale.

On comprend l'aisance avec laquelle, avec ces surfaces intra-cérébrales, quand les coupes seront bien réussies, on pourra reconstituer l'édifice cérébral. On comprend également la facilité avec laquelle on peut, à 0,001 près, délimiter une lésion ou l'étendue des parties intra-cérébrales (*Ventricules, ganglions cérébraux, etc..*).

Nous n'avons point à faire ici l'étude de ces coupes ;

ce serait sortir des limites de cet ouvrage ; mais nous nous permettrons d'attirer l'attention des anatomistes sur certains points incomplètement connus, qui ressortent de ces études, et particulièrement sur la forme et l'étendue de la capsule externe et de l'avant-mur, qui offrent sur les coupes un aspect si différent, entre la pédiculo-frontale et la pédiculo-pariétale.

L. — ÉTUDE ET PRÉPARATION DE LA CIRCULATION CÉRÉBRALE

La circulation intra-cérébrale présente trop d'intérêt au point de vue de la pathologie cérébrale pour négliger d'en donner ici la préparation et d'en faciliter par conséquent l'étude (fig. 50).

Nous ne ferons que rappeler brièvement, sans y insister, la distribution des artères périphériques :

La carotide interne fournit :
- La cérébrale antérieure ;
- L'artère de la scissure de Sylvius ;
- La communicante postérieure.

Les vertébrales qui constituent le tronc basilaire, donnent : Les cérébrales postérieures.

Plusieurs groupes se détachent de l'hexagone artériel ainsi constitué, pour la nutrition des parties centrales.

On en reconnaît six principaux :
(*a*) Les groupes médian antérieurs ;
(*b*) Les — médian postérieurs ;
(*c-d*) Les — antéro-latéraux droit et gauche ;
(*e-f*) Les — postéro-latéraux.

Ces groupes se détachent de bas en haut et pénètrent la substance cérébrale, où ils se distribuent comme il sera dit plus loin.

Je n'insisterai pas sur la préparation de l'hexagone de
Willis et de ses branches superficielles. Elles seront
préalablement injectées, puis le préparateur ayant déposé

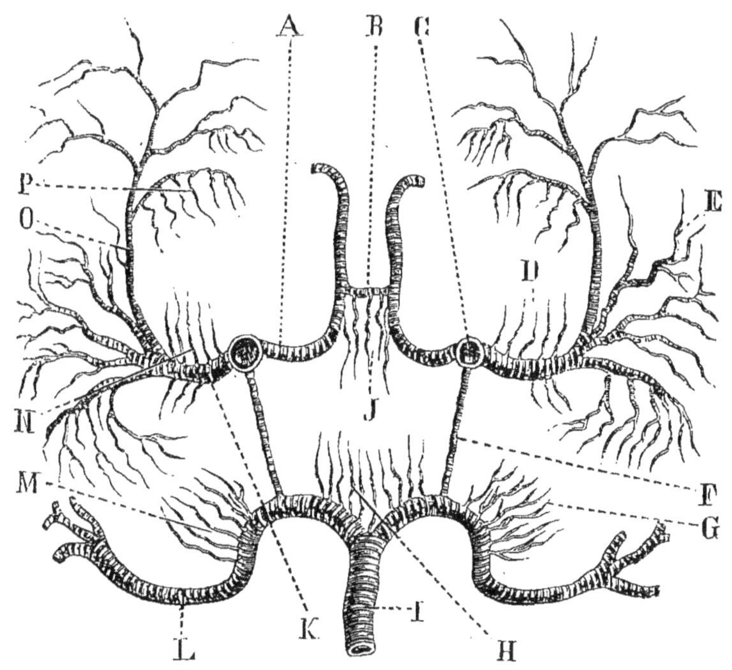

Fig. 50.

Cette figure est destinée à l'étude de la circulation cérébrale. Elle
est imitée de la figure de Charcot (*Op. cit.*)

A. Artère cérébrale antérieure. — B. Communicante antérieure. —
C. Artère carotide interne. — K. Artère sylvienne. — D. Petits
rameaux se détachant de la sylvienne pour aller aux noyaux
gris centraux. — P. Rameaux périphériques se rendant à la
surface des circonvolutions. — L. Artère cérébrale postérieure.
— F. Communicante postérieure. — M. N. H. J. Petits ramuscules se rendant aux noyaux centraux.

le cerveau avec précaution sur sa convexité, armé d'une
paire de pinces et d'une paire de ciseaux coupant bien du
bout, dépouillera l'organe de ses enveloppes en écartant
avec les doigts les circonvolutions là où il est nécessaire

de le faire pour mettre à nu les branches artérielles et pour enlever les ponts formés par les enveloppes céré- brales.

Voici, en résumé succinct, la distribution profonde des groupes artériels qui se portent à l'intérieur du cerveau et la manière de les préparer :

Préparation. — Pour la préparation des branches intra-cérébrales, on prendra un cerveau dont les artères sont injectées avec soin et dans lesquelles l'injection a bien pénétré.

On enlèvera l'écorce grise de l'insula, la substance blanche sous-jacente, l'avant-mur et la capsule interne : alors apparaîtra la surface du noyau lenticulaire. Si les artères sont bien injectées, on pourra sans difficultés poursuivre les artères striées qui se développent à la surface du noyau gris et qui s'enfoncent ensuite dans le troisième segment.

A. Artère sylvienne (rôle prépondérant) elle fournit :
1. Plusieurs des segments du noyau lenti- culaire ;
2. La plus grande partie du noyau caudé;
3. Une partie de la couche optique ;
4. La capsule interne.

B. Cérébrale antérieure
1. Quelques vaisseaux vont à la tête du corps strié ;
2. Quelques rameaux non constants à la tête du noyau caudé.

C. Cérébrale postérieure
1. Portion externe et postérieure des cou- ches optiques ;
2. Étage supérieur du pédoncule céré- bral ;
3. Tubercules quadrijumeaux.

A. Artère sylvienne.

(a) Artères striées internes — Très petites branches détachées du tronc de la sylvienne qui montent dans les premiers segments du noyau lenticulaire et dans les portions limitrophes de la capsule interne.

(b) Artères striées externes

1. Groupe antérieur — *A. lenticulo-striée.* — Volumineuse : elle entre dans le 3e segment, dans la partie la plus haute de la capsule interne et puis ensuite dans l'épaisseur du noyau caudé.

2. Groupe postérieur — *lenticulo-optique.* — Traverse la partie postérieure de la capsule interne, puis la partie antéro-externe de la couche optique, pour s'y distribuer.

B. Cérébrale antérieure. — Branches non constantes, mais quand elles existent, elles se distribuent au noyau caudé du corps strié.

C. Cérébrale postérieure.

1. Artère optique postérieure interne — Elle naît de la cérébrale postérieure dans le voisinage du tronc basilaire et se distribue à la face interne de la couche optique à la partie supérieure des pédoncules cérébraux et aux tubercules quadrijumeaux.

2. Artère optique postérieure externe — Se distribue à la partie postérieure de la couche optique.

PRÉPARATION DE LA MOELLE ÉPINIÈRE

1° Incision verticale partant de la protubérance occipitale externe et descendant jusqu'à la pointe du sacrum, en passant sur le sommet des apophyses épineuses ;

2° Détacher en dédolant, à l'aide du scalpel, tous les muscles qui prennent insertions dans les gouttières vertébrales jusqu'aux apophyses transverses ; laisser le moins d'adhérences musculaires possible ;

3⁰ Ouvrir le canal rachidien : — Il y a plusieurs procédés :

1° *Le rachitôme à scie* : les deux lames en seront écartées à la distance voulue de manière à porter à six ou sept millimètres environ de chaque côté de la base de l'apophyse épineuse. Le procédé est expéditif, sûr et donne de bons résultats, avec certitude, à peu [près, de ne pas blesser la dure-mère ;

2° *Le rachitôme tranchant* (fig. 51), qui est une sorte de gouge ou de coin tranchant qui sectionne à l'aide du marteau les lames vertébrales au point voulu ;

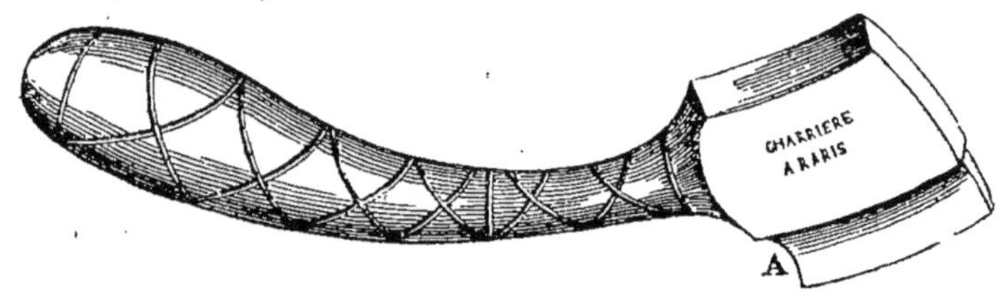

Fig. 51

Ce procédé est plus long, plus pénible ; il donne d'assez bons résultats, mais est certainement inférieur au premier et surtout au troisième procédé ;

3°. *La scie à amputation à large lame,* procédé peut-être moins sûr que le premier, mais très expéditif et beaucoup moins pénible que le second ; il est du reste à la portée de tous, il suffit d'une scie pour l'opérer; c'est incontestablement celui auquel nous donnerons la préférence.

Le sujet couché sur la poitrine, ayant un fort billot sous le sternum sera porté sur le bord d'une table à dissection de façon que la tête pende et que le dos fasse saillie ; l'opérateur placé de front portera successivement la scie de chaque côté de la ligne médiane, à *six ou sept millimètres* environ de la base des apophyses épineuses.

Dès qu'on éprouve la sensation d'une résistance vaincue on s'arrête. On déplace le sujet de manière que chaque point de la colonne vertébrale s'offre successivement au tranchant de la scie, puis on saisit l'une des vertèbres, une vertèbre dorsale, par exemple, par son apophyse épineuse avec un fort davier (celui de Farabeuf est excellent pour cela) et l'on arrache cette vertèbre, ou bien on applique quelques coups de maillets avec précaution sur la partie latérale de deux ou trois apophyses épineuses de façon à les faire basculer. Quand l'une d'elle est ainsi sortie de sa loge, il sera facile, en saisissant les suivantes avec le davier, de les arracher toutes l'une après l'autre ; les dernières adhérences à la dure-mère seront détruites à l'aide du scalpel.

La partie la plus délicate de l'opération est celle qui consiste à enlever une portion conique du sacrum ; pour cela la scie sera portée deux fois obliquement sur cet os de façon que les deux traits se coupent à angle aigu un peu au-dessus de l'articulation sacro-coccygienne ; le trait de scie devra être assez superficiel pour ne pas atteindre les parties profondes, sinon les nerf sacrés seront coupés ou tout au moins mâchés.

La scie ne pouvant pas atteindre la première et la deuxième vertèbre cervicale, on en fera sauter les lames avec la gouge et le maillet ;

Si le préparateur se propose de mettre à nu la dure-mère ; sa préparation est achevée. Il se gardera bien de détruire les adhérences de la fibreuse au bord du trou occipital ; il passera l'index droit, coiffé d'un morceau de toile, sur toute la face postérieure de la dure-mère pour la nettoyer et enlever le tissu adipeux qui la masque ; mais s'il a pour but de montrer la moelle, il ouvrira une porte sur l'occipital de manière à faire voir la partie supérieure du canal médullaire.

La dure-mère détachée de son insertion à l'occipital, sera fendue de haut en bas sur une sonde cannelée, et épinglée sur les côtés.

On montrera les origines des nerfs, le point où ils perforent les enveloppes, le ligament dentelé que l'on conservera intact.

ORIGINE DES NERFS SPINAUX

La moelle étant à nu ou plutôt le canal rachidien étant ouvert, si l'on veut préparer l'origine de nerfs spinaux, on attaquera et on ouvrira les trous de conjugaison avant de fendre la dure-mère; on fera pour cela sauter avec la gouge les deux parties des vertèbres qui contribuent à former chaque trou de conjugaison. Il faut à cet effet de petites gouges bien trempées et étroites, car si l'on se sert de mauvaises gouges larges, on écrasera à coup sûr les nerfs à leur passage dans le trou. A l'aide d'un davier et d'un scalpel à lame étroite on déchaussera et enlevera successivement chaque fragment osseux; cela fait, à l'aide de la pince incisive on réséquera les extrémités osseuses irrégulières. Mais je le répète ce n'est qu'avec ménagement que l'on arrachera les fragments ébranlés ou détachés par la gouge, et on se rappellera les adhérences au pé rioste, de la gaîne que la dure-mère fournit à chaque nerf.

La difficulté est surtout grande à la partie supérieure du cou ; l'origine de la première paire entre le crâne et l'atlas demande, pour être mise à nu, les plus grands ménagements.

On se souviendra qu'elle est moins volumineuse que les autres paires ;

Qu'elle suit un trajet légèrement ascendant ;

Qu'elle donne naissance au petit nerf sous-occipital ;

Que la deuxième branche qui émerge entre l'atlas et l'axis suit un trajet horizontal ;

Que celle-ci donne naissance au grand nerf sous-occipital.

CHAPITRE II

PRÉPARATION DES NERFS

NERFS OLFACTIFS

Quelle que soit la partie du nerf olfactif que l'on veuille étudier, on pratiquera la section horizontale de la boîte crânienne à 0,02 au-dessus de l'orbite.

Si l'on veut voir le corps du nerf depuis ses origines apparentes jusqu'aux bulbe ou renflement ethmoïdal, on enlèvera le cerveau avec précaution de manière à conserver intacte cette portion du nerf et à ne pas détruire ses rapports avec l'arachnoïde et la pie-mère, qui constituent un point intéressant de cette étude.

Mais si l'on veut avoir la terminaison du nerf depuis le bulbe ethmoïdal jusqu'à ses ramifications ultérieures dans les fosses nasales, il faudra enlever le cerveau comme ci-dessus et couper le tronc du nerf au voisinage de ses origines apparentes, de manière à avoir le bulbe intact.

1° Séparer la tête du tronc ;

2° Pratiquer la coupe antéro-postérieure du crâne de façon à laisser complètement la cloison des fosses nasales sur l'une des moitiés, la paroi externe, cornets et méats, sur l'autre ;

3° Désarticuler la mâchoire inférieure ;

4° Appliquer de chaque côté un trait de scie sur la fosse temporale en avant des rochers ;

5° Dépouiller les os de leurs parties molles ;

6° Les plonger pendant quelques jours dans un bain d'acide azotique au 1⁄4 qui en dissolvant le tissu cellulaire durcira le nerf ;

7° Décoller la membrane pituitaire sur laquelle apparaîtront tous les rameaux nerveux que l'on isolera ;

Ou bien comme le conseille Hirschfeld (1), enlever la moitié de l'épaisseur de la membrane pituitaire et alors les divisions ultimes du nerf s'observeront entre la pituitaire et le périoste.

PRÉPARATION DES NERFS OPTIQUES

1° Enlever le cerveau en conservant le chiasma ;

2° Enlever le plafond de l'orbite par une double section limitant un triangle dont la base, comprise entre les deux traits de scie, est à l'arcade orbitaire et le sommet au trou optique ;

3° Inciser le périoste ; en rabattre les lambeaux en dehors et en dedans ;

Enlever les parties molles et organes compris dans l'intérieur de l'aponévrose orbitaire (nerfs, vaisseaux et muscles) dépouiller, le tout du tissu graisseux ;

Le nerf optique apparaîtra alors nettement.

_____

(1) *Traité et Iconographie du système nerveux.*

Si l'on voulait étudier les origines apparentes du nerf jusqu'au chiasma, j'engagerais à se reporter à la coupe du cerveau indiquée plus haut.

PRÉPARATION DES NERFS DE L'OEIL

Si la tête est adhérente au tronc, on ne l'en séparera pas, la pièce aura ainsi plus de fixité et il sera plus aisé de pratiquer les couches osseuses surtout si l'on n'a pas d'aide à sa disposition. On placera alors un billot sous le cou et on immobilisera la tête. Mais il arrive souvent que l'on ne dispose que d'une tête séparée du tronc, parfois même d'une moitié de tête ; il sera alors indispensable d'avoir recours à un aide, qui fixera la pièce pendant que l'on opère la section osseuse.

S'il est possible on choisira de préférence un sujet dont la mort est récente ; l'œil sera plus frais, moins rétracté ; cependant on peut très bien opérer la préparation sur une tête ancienne qui a été plongée dans un liquide conservateur.

La pièce étant bien immobilisée on érignera et on tendra le globe de l'œil à l'aide d'une épingle recourbée munie d'un fil double, que l'on enfoncera dans la cornée. En exerçant une traction modérée et en nouant le fil sur un arc métallique, on fixera toutes les parties molles intra-orbitaires et spécialement muscles, vaisseaux et nerfs.

1º Section verticale des téguments du crâne commençant au tragus de l'un des côtés pour aboutir à celui du côté opposé, en passant par le vertex; rabattre le lambeau antérieur sur le visage, le lambeau postérieur sur la nuque;

2º Enlever par un trait de scie circulaire la calotte

crânienne à 0,03 au-dessus de l'orbite ; avoir bien soin
de ne pas attaquer la dure-mère qui sera fendue d'arrière
en avant sur la ligne médiane et dont les deux lambeaux
seront renversés sur les oreilles ;

3º Enlever le cerveau par tranches en allant de
l'avant à l'arrière et en les soulevant de la main gauche.
On y procédera avec ménagement de façon, tout en
déblayant entièrement toute la moitié antérieure du plancher de la boîte, à conserver l'origine apparente du triju-
meau à la protubérance, des moteurs oculaires externe
commun et du pathétique.

Ce mode de faire qui n'offre aucune difficulté sérieuse
donnera d'excellents résultats au point de vue de la conservation des origines des nerfs que l'on a à préparer. La
pièce sera plus anatomique et y gagnera beaucoup. Quand
la coupe sera complètement effectuée, on prendra la pré-

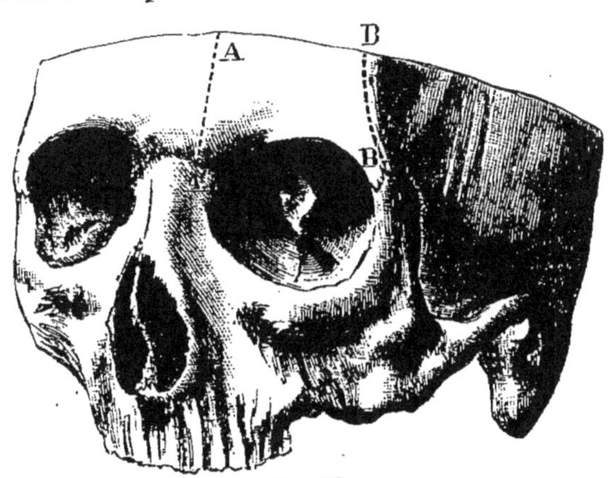

Fig. 52

caution d'arroser à diverses reprises ce qui reste du
cerveau avec de l'eau acidulée au 10ᵉ. La pièce acquérera
de la fermeté surtout les nerfs qui seront moins fragiles ;

4º Ouvrir l'orbite : nous donnerons deux procédés :

A. — Dans le premier (fig. 52) on appliquera deux traits

de scie verticaux sur le frontal, l'interne A A' à 0,04 de la ligne médiane, afin de ménager la poulie du grand oblique, ainsi que le rameau du nasal, l'externe B B' à 0,06 environ en dehors sur le trajet de la ligne saillante du frontal; les deux traits de scie tomberont sur le trou optique, C E, D E, (fig. 53), de façon à limiter ainsi une pyramide osseuse triangulaire dont la base, de 0,05 de largeur, est au fron-

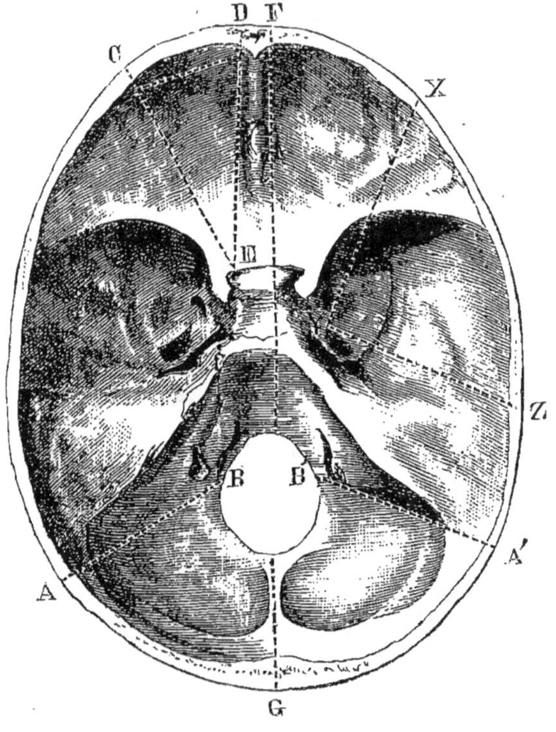

Fig. 53

C. D. E. Coupe pour la préparation des nerfs de l'œil. — X. Y. Z. Coupe pour la préparation des nerfs maxillaires. — A, B, A'B, Coupe du pharynx. — F, G, Coupe antéro-postérieure du crâne.

tal, dont le sommet est au trou optique. On fera sauter avec la gouge et le maillet la voûte de l'orbite ; cette manœuvre demande quelques précautions : il faut que la main gauche, par la résistance qu'elle oppose, amortisse le choc imprimé par le maillet à la gouge tranchante, de façon à ne pas venir blesser le périoste sus-orbitaire ; la gouge doit, du reste, être tenue tout le temps très obliquement.

Quand la voûte osseuse comprise dans l'angle des deux traits de scie sera tombée, à l'aide de quelques coups de maillet sur la face interne du fragment vertical du frontal on fera basculer ce fragment qui restera adhérent aux téguments au niveau de l'arcade sourcilière.

Si l'apophyse d'Ingrassias gêne, l'enlever.

B. —Dans un second procédé, qui me semble donner un meilleur résultat, mais qui est moins classique, le trait de

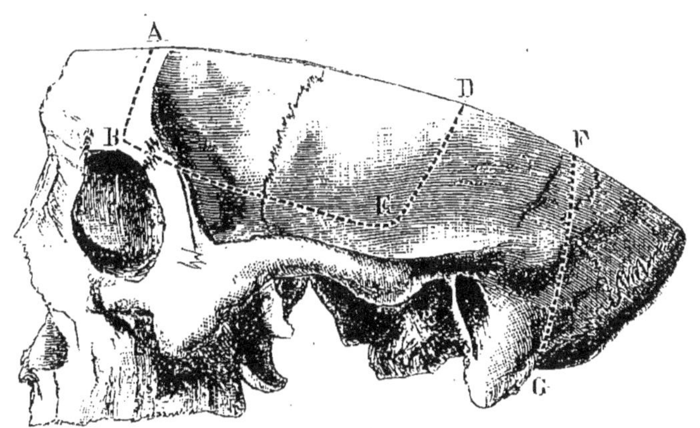

Fig. 54

A. B. D. E. Préparation des nerfs de l'œil (2e procédé) et préparation de l'aponévrose orbitaire.

scie interne A B (fig. 54) sera donné à 0,04 de la ligne médiane, un peu en dehors du trou d'émergence du nerf frontal ; quant au trait de scie externe D E, il sera appliqué très obliquement au niveau de la portion pierreuse du temporal ; toute la portion osseuse verticale, comprise entre les deux traits sera détruite de manière à ouvrir une large brèche, qui permettra, qu'on me passe l'expression, d'arriver de plein pied sur la voûte orbitaire et dans l'étage moyen. On fera du reste sauter la voûte et les petites ailes comme nous l'avons déjà dit. Ce mode de faire me semble offrir deux avantages : il laisse intacts l'échancrure de la poulie du grand oblique et le trou d'émergence du nerf frontal et par conséquent les rameaux nerveux qui sortent par ces orifices ; il donne un accès facile à la préparation ultérieure du nerf ;

5° Inciser le périoste d'avant en arrière, c'est-à-dire jusqu'au trou optique avec la pointe du scalpel de façon à n'atteindre que la coque fibreuse et à ménager ce qu'il y a dessous ; rabattre de part et d'autre les deux lambeaux ;

6° Rechercher le nerf frontal qui suit un trajet antéro-postérieur et que l'on trouvera à 0,015 environ de la paroi interne de l'orbite ; en poursuivre les deux branches ;

7° Chercher le lacrymal dans la partie moyenne de son trajet : on se rappellera qu'il est situé en dehors, parallèle à la paroi externe de l'orbite, le long du bord supérieur du droit externe, au-dessus de la glande lacrymale qu'il pénètre ensuite pour se rapprocher de sa face inférieure. Dès qu'on l'aura trouvé, on le tendra légèrement avec une fine érigne, mais sans tractions et sans soubresauts, et on sculptera son origine d'arrière en avant, dans l'enveloppe fibreuse de 0,012 que lui fournit la dure-mère, dans laquelle il est logé comme un fil dans le sucre cristallisé.

Si l'on ne suit pas ce conseil, on le coupera ou on le rompra.

Quand le filet qui unit le pathétique au lacrymal existe, on le trouve très près de l'origine de ce dernier.

Quant au filet anastomique avec le rameau orbitaire, il naît du lacrymal en arrière de la glande et décrit une arcade à concavité postérieure avec le rameau orbitaire. On poursuivra les branches terminales palpébrales et lacrymales;

8° Le nerf pathétique pénétrant dans l'orbite par la partie interne de la fente sphénoïdale, puis se portant ensuite en dedans pour gagner le grand oblique, sera recherché dans cette direction; on se rappellera qu'il pénètre ce muscle par son bord supérieur en s'épanouissant;

9° Le nerf nasal se trouve en dedans, entre le tissu graisseux et le périoste de l'orbite; accolé à celui-ci, il doit être disséqué d'arrière en avant;

On veillera avec la plus grande précaution au filet grêle qu'il envoie au ganglion ophthalmique; on veillera de même aux petits rameaux ciliaires qu'il donne. Si l'on veut obtenir le nasal interne il faudra, sur une coupe antéro-postérieure du crâne portant sur la fosse nasale du côté opposé, le rechercher sur la face périostique de la pituitaire de la fosse du même côté, mais pour cela il est nécessaire de détruire la couche ostéo-cartilagineuse de la cloison (1). En saisissant le nerf à sa sortie du trou ethmoïdal on pourra le suivre jusqu'au lobule du nez;

10° Dépouiller autant que possible l'orbite des masses graisseuses qui masquent les filets nerveux et les muscles; je conseille pour mener à bonne fin ce travail de se servir de deux pinces à dissections à mors fins et de dissocier et rompre par de légères tractions les adhérences qui unissent les lobules graisseux. On se servira aussi de ciseaux à pointes mousses en ayant bien soin de regarder où l'on en applique le mors inférieur, afin de ne pas couper les filets; être très sobre de l'usage du scalpel et se rappeler la présence des

_____

(1) SAPPEY, t. III, p. 270.

nerfs ciliaires qui cotoient en tire-bouchon le nerf optique d'arrière en avant pour pénétrer la sclérotique ;

11° Quand le nettoyage sera opéré, on passera à la recherche du ganglion ophthalmique ; on le trouvera appliqué à la partie externe du 1/3 postérieur du nerf optique. C'est un petit corps rectangulaire à grand axe antéro-postérieur. On se rappellera pour faciliter les recherches que la racine grosse et courte qui aboutit à l'angle inférieur et postérieur du ganglion, provient du moteur oculaire commun et est par conséquent en arrière et en dessous ; que la racine sensitive longue et grêle, qui, comme nous l'avons dit, provient du nasal, aboutit à l'angle postéro-supérieur, située par conséquent au-dessus et en arrière ; que la racine organique, filet excessivement grêle, est entre les deux.

Nous avons déjà parlé des branches qui en émanent, ou nerfs ciliaires ; nous rappellerons qu'on les trouve accolés au nerf optique, surtout en dehors ;

12° On ne doit mettre à nu le moteur oculaire commun que quand le ganglion est trouvé. On soulèvera le droit supérieur de l'œil et l'élévateur de la paupière supérieure et on recherchera la branche qui se rend à ces muscles et qui les pénètre par leur face inférieure. Cette branche qui est d'abord en dehors du nerf optique se place ensuite au-dessus ;

13° On trouvera le moteur oculaire externe dans l'orbite, accolé à la division inférieure du moteur oculaire commun et au nasal, on se rappellera que ces nerfs traversent comme lui l'anneau d'insertion du muscle droit externe ; il pénètre le muscle par sa face interne ;

14° La préparation des nerfs dans l'orbite est alors achevée ; mais cela ne suffit point ; il faut, en effet, établir le trait d'union entre les nerfs de l'orbite et les origines apparentes que l'on a ménagées.

On commencera par mettre à nu le ganglion de Gasser et la branche ophthalmique de Willis, qui émane de sa partie antérieure ; on enlèvera avec lenteur et avec un scalpel fin l'enveloppe fibreuse que fournit la dure-mère au ganglion ; cette enveloppe sera enlevée dans le sens de la fibre nerveuse ;

15° *Nettoyage du sinus caverneux.* — Le sinus sera fendu dans le sens de sa longueur, avec un scalpel très acéré, et avec les plus grands ménagements. Dès lors, le scalpel sera abandonné ; on ne doit sous aucun prétexte l'introduire dans le sinus sous peine de rompre les fines anastomoses du nerf ophthalmique de Willis avec le grand sympathique, du grand sympathique avec les nerfs moteurs de l'œil, enfin la racine organique du ganglion ophthalmique ; nous insisterons sur ce point délicat, il s'agit de mettre à nu :

Dans le sinus :

Le plexus caverneux qui envoie des filets anastomotiques :

(*a*) Aux nerfs moteurs de l'œil ;

(*b*) Au nerf de Willis ;

(*c*) Aux divisions de l'artère ;

(*d*) Enfin le rameau organique du ganglion ophthalmique.

Hors du sinus :

(*a*) Les filets de la branche ophthalmique aux 3e, 4e, 6e paires, l'anastomose double de la branche ophthalmique avec le nerf pathétique.

(*b*) On se munira d'une seringue à anneaux, et on poussera des injections réitérées dans le sinus pour le dépouiller du sang coagulé qu'il contient ; on ne cessera les injections que lorsque tout le sang qu'il contient aura disparu. On se servira avec avantage d'eau acidulée au 10ᵉ; mais on fera bien alors d'user d'une seringue en gutta-perca, car la solution altérerait la seringue métallique ;

16° On terminera en visitant les origines apparentes.

PRÉPARATION DU NERF MAXILLAIRE SUPÉRIEUR

Nous supposerons que la tête est intacte. On est en présence de véritables difficultés, car le maxillaire supé-rieur parcourt presque partout son trajet dans des con-duits osseux.

1° Enlever le cerveau ;

Incision des téguments du crâne de la racine du nez à la nuque ; rabattre les deux lambeaux sur les oreilles ;

Briser ou scier le crâne circulairement, à 0,02 au-dessus de la voûte orbitaire ; pratiquer l'ablation du cerveau en conservant la protubérance et le ganglion de Gasser ;

2° Enlever la voûte sus-orbitaire (préparation des nerfs de l'œil) ;

3° Pratiquer aux téguments de la face et de la tempe une incision qui, d'abord verticale, passera immédiatement en avant du tragus, puis s'arrondira en bas pour rejoindre la commissure des lèvres ;

Disséquer et rabattre le lambeau en avant, en ayant soin toutefois, de le faire très nettement et de disséquer les muscles sans les mâcher ; on veillera, en allant de bas en haut, à ménager :

(a) Sur l'os de la pommette, le filet malaire du rameau temporo-malaire ;

(b) Le plexus constitué par la terminaison du nerf sus-orbitaire et par ses anastomoses avec le facial, profondé-ment placé ;

(*c*). Les filets très ténus du lacrymo-palpébral qui vont à la peau des paupières ;

4° Scier l'arcade zygomatique à ses deux extrémités, le plus près possible de ses points d'attache, après avoir incisé l'aponévrose temporale le long de son bord supérieur ; l'enlever en même temps que le masséter ;

5° Décoller bien complètement le crotaphyte de la fosse temporale ; le renverser en bas ;

6° Enlever, par deux traits de scie diriges de dehors en dedans, un triangle osseux intéressant la fosse temporo-zygomatique (grande aile du sphénoïde et partie de l'écaille du temporal) ;

Le premier trait de scie passant immédiatement en arrière de l'apophyse orbitaire externe, le deuxième passant en avant du conduit auditif et du rocher ; les deux traits de scie se rencontrant en dedans du trou grand rond. Un coup de maillet appliqué sur le triangle ainsi isolé, le fera basculer en dehors ; on régularisera la section vers le sommet à l'aide d'un petite gouge étroite et bien tranchante maniée avec précaution ;

7° Enlever la moitié de la mâchoire inférieure du côté de la préparation, en sciant la symphyse du menton, en détachant les insertions externes des deux ptérygoïdiens et désarticulant le condyle par torsion ;

8° Poursuivre le tronc du maxillaire supérieur d'arrière en avant, soulever le globe oculaire et rechercher le passage du nerf sous le plancher de l'orbite en sculptant celui-ci, c'est-à-dire la paroi supérieure du canal sous-orbitaire ;

9° Rechercher les nerfs dentaires ; les postérieurs naissent du coude que forme le maxillaire supérieur avant son entrée dans la gouttière sous-orbitaire ; on doit les disséquer de haut en bas sur la tubérosité maxillaire avec un scalpel acéré ; on ne pourra poursuivre les filets dans les conduits dentaires postérieurs et supérieurs que sur un os qui aura macéré dans un acide.

Le dentaire antérieur naissant à 0,005 au delà du tronc sous-orbitaire, ne peut se préparer dans tout son trajet que sur un os qui a macéré. On le trouvera plus facilement dans sa partie inférieure où il est plus superficiel ;

10° Poursuivre le rameau orbitaire : ayant déjà préparé le lacrymal, on recherchera l'anastomose des deux rameaux.

On trouvera le rameau orbitaire le long du bord inférieur de la paroi externe de l'orbite. Son filet lacrymo-palpébral dont on doit rechercher l'anastomose à concavité postérieure, se trouve un peu plus en arrière de la glande lacrymale, ou dans son épaisseur ;

11° Agrandir l'excavation ptérygo-maxillaire dans laquelle se trouve suspendu le ganglion sphéno-palatin.

On le trouvera à la partie supérieure de l'anfractuosité, à 3 ou 4 millimètres au-dessous du tronc du nerf maxillaire supérieur, auquel il est appendu par deux ou trois petits filets ; on se servira d'un ciseau très étroit que l'on fera agir sur la tubérosité maxillaire et sur l'apophyse ptérygoïde. On circonscrira le ganglion avec la plus grande précaution avec la pointe d'un scalpel acéré, pour le dépouiller du tissu graisseux ambiant ; ou fendra la gaine fibreuse qui lui sert d'enveloppe ;

12° Poursuivre aussitôt la préparation des nerfs palatins postérieurs qui émanent de la partie inférieure du ganglion ;

On sculptera avec beaucoup de précautions le canal palatin postérieur dans lequel ils sont logés, en agissant sur la tubérosité maxillaire.

Les poursuivre d'arrière en avant à la voûte du palais ; veiller à l'extrême adhérence de la muqueuse palatine ;

13° Rechercher le nerf vidien qui est formé par l'accouplement du grand pétreux superficiel (facial), et du petit pétreux superficiel (grand sympathique). Sculpter pour cela le conduit vidien à la base de l'apophyse ptérygoïde ; mais il est difficile de l'attaquer de ce côté et on l'aura plus facilement en préparant le ganglion sphéno-palatin par dedans, comme nous le dirons plus loin. En tout cas, il ne sera pas difficile de le poursuivre sur le rocher jusqu'à l'hiatus de Fallope : on l'apercevra dans la gouttière où il est logé, sur la face interne du rocher, en relevant la dure-mère cérébrale ;

14° *Nerfs sphéno-palatins.* — Pour trouver les branches nasales postérieures qui émanent du ganglion, il faudra rechercher le ganglion par sa face interne ; on pratiquera d'abord la coupe antéro-postérieure du crâne, en laissant la cloison des fosses nasales du côté opposé. Hirschfeld conseille d'y joindre une coupe oblique d'arrière en avant et de dehors en dedans sur l'apophyse mastoïde, le trou déchiré postérieur, le canal carotidien.

Le ganglion est ici masqué par la muqueuse : on se rappellera exactement sa position : il est situé sur le trajet d'une ligne qui prolongerait en arrière le cornet moyen (Hirschfeld, pl. 27, fig. 3). On relèvera donc, avec tous les ménagements possibles, la muqueuse sur toute la paroi externe des fosses nasales ; par en bas, on détruira fragment par fragment, le canal palatin postérieur ; on attaquera le conduit vidien d'arrière en avant et à la sortie de l'orifice postérieur de ce conduit, on le suivra, comme il a été dit plus haut, sur la partie interne de la face antérieure du rocher, concurremment avec le filet du grand sympathique, jusqu'à l'hiatus de Fallope. Il faudra ouvrir la gaîne fibreuse qui les renferme.

En mettant à nu le ganglion de Meckel, on n'oubliera

pas le nerf pharyngien ou de Bock qui s'isole de la partie postéro-interne du ganglion.

La branche externe du nerf sphéno-palatin pourra aussi être poursuivie sur cette pièce, mais à la condition de la faire macérer dans une solution acide, on se rappellera qu'elle entre dans les fosses nasales par le trou sphéno-palatin, et qu'elle donne des rameaux pour les cornets supérieurs et moyens.

15° Pour préparer la branche interne des nerfs sphéno-palatins (Hirschfeld, pl. 27, fig. 4), on aura recours à la moitié du crâne sur laquelle on a conservé la cloison ; on poursuivra la branche dans sa direction oblique d'arrière en avant croisant cette face, jusqu'à l'orifice supérieur du canal palatin antérieur.

PRÉPARATION DU NERF MAXILLAIRE INFÉRIEUR

La préparation de ce nerf est difficile et il faut se bien pénétrer, par une lecture attentive, des manœuvres à effectuer avant d'en entreprendre l'exécution.

Les anastomoses que contracte le nerf maxillaire inférieur avec le facial, nécessitent la préparation partielle de ce dernier ; et c'est par là, à mon avis, qu'il faudra commencer ; on recherchera donc tout d'abord avec le tronc du facial les branches mentonnières, buccale et le rameau souvent double à l'auriculo-temporal. Ce sont autant de points où les deux nerfs contractent anastomoses.

1° Incision verticale cutanée, immédiatement au devant du tragus qu'elle affleure, descendant de la région temporale, qu'elle partage, à l'angle du maxillaire inférieur, s'arrondissant en ce point et se terminant à la symphyse du menton, après avoir suivi le bord du maxillaire inférieur.

Relever les téguments de la face d'arrière en avant ;

2° Rechercher l'auriculo-temporal ; on le trouvera superficiellement placé à 0,01 en avant du tragus, à 0,005 environ de la veine temporale qui lui est postérieure ; l'artère temporale est comprise entre les deux branches de bifurcation du nerf, qui suit un trajet ascendant, légèrement oblique de bas en haut et d'arrière en avant. On le poursuivra, on l'isolera en l'érignant par sa base et se gardant bien de le saisir dans le mors de la pince ;

3° Rechercher le tronc du facial : on apercevra facilement sur la joue l'une des divisions de la branche temporo-faciale ; remonter vers le tronc principal ; enlever partiellement la parotide de manière à dégager le col du condyle et le bord postérieur du maxillaire inférieur. L'anastomose principale du facial avec l'auriculo-temporal part du premier de ces nerfs dans le voisinage de la bifurcation du tronc en branches temporo-faciale et cervico-faciale. Je l'ai vue provenir de l'anastomose transversale que contractent ces deux branches ; elle rejoint l'auriculo-temporal après un trajet rétrograde, profondément située derrière le col du condyle.

L'anastomose est ordinairement double ; l'autre branche se trouve un peu plus haut ;

4° Poursuivre la branche du facial qui fournit un filet anastomotique au buccinateur ; nous reviendrons plus loin sur la position exacte de cette anastomose ;

5° Préparer de même la branche du facial qui se porte sur le maxillaire inférieur, au plexus mentonnier ;

6° Incision cutanée antéro-postérieure, passant sur le vertex, de la protubérance occipitale externe à la racine du nez ; en rabattre les deux lambeaux sur les oreilles ; briser le crâne circulairement avec le marteau, ou bien le scier à 0,02 au-dessus du rebord orbitaire ; enlever le cerveau après avoir incisé la dure-mère, mais conserver la protubérance par une section horizontale des pédoncules cérébraux, et ménager temporairement la tente du cervelet ;

7° Scier, avec la scie à chaîne, le maxillaire inférieur en dehors de l'insertion du génio-hyoïdien du même côté (*Voir préparation de la bouche*).

Décoller et renverser le masséter en arrière en conservant ses adhérences au bord postérieur et à l'angle de la mâchoire, en veillant bien à ménager la branche massétérine qui pénètre le muscle, dans la partie moyenne de sa face profonde, après avoir passé par l'échancrure sygmoïde. On recherchera immédiatement le nerf temporal profond postérieur qui, naissant du nerf masséterin au niveau du bord supérieur du ptérygoïdien externe, se porte profondément dans la fosse temporale, en suivant un trajet vertical ascendant ;

8° Donner deux traits de scie, avec la scie de Larrey, sur l'apophyse zygomatique, le plus près possible de ses deux extrémités ; s'il en reste quelque chose, le faire sauter avec la gouge ;

9° Couper l'apophyse coronoïde à sa base, avec la cisaille de Liston, après avoir incisé le tendon du temporal qui s'insère largement sur son sommet, ses bords et sa face interne ;

10° Décoller le crotaphyte en allant de sa partie inférieure vers sa partie supérieure, l'enlever par fragments en ménageant :

(*a*) Le nerf temporal profond postérieur dont nous venons d'indiquer la préparation ;

(*b*) Le nerf temporal profond moyen qui suit un trajet vertical ascendant vers le milieu de la fosse temporale, après s'être porté horizontalement entre la partie moyenne du bord supérieur du ptérygoïdien externe et la paroi supérieure de la fosse zygomatique, où on le trouvera ;

(c) Le temporal profond antérieur qui abandonne le buccal au moment où ce nerf quitte le ptérygoïdien externe pour se diriger en bas, tandis qu'il suivra lui-même, comme les précédents, un trajet vertical ascendant dans la partie antérieure et profonde du crotaphyte. On trouvera de lui une anastomose avec le filet temporal du rameau orbitaire du maxillaire supérieur sur les limites de la fosse zygomatique et de la fosse temporale. Il traversera du reste ultérieurement l'aponévrose temporale pour devenir superficiel et contracter anastomose, sur la tempe, avec des filets temporaux du facial.

Pour résumer, on devra se bien pénétrer de la position de ces trois nerfs temporaux entre le bord supérieur du ptérygoïdien externe et le bord supérieur de la fosse zygomatique avant d'enlever le muscle temporal, sous peine de les détruire avec le muscle ; mais pour bien accomplir toutes ces recherches et se donner du jour, il sera bon de porter en dehors la branche montante du maxillaire inférieur, après section des ligaments de l'articulation qui la brident ;

11° On ne quittera pas ce point sans avoir suivi le nerf buccal qui traverse la partie antérieure du ptérygoïdien externe. On le trouvera au sortir de ce muscle, entre la tubérosité du maxillaire supérieur et le bord antérieur de l'apophyse coronoïde ; après avoir recherché quelques filets à la muqueuse et à la peau, on trouvera l'anastomose avec le facial ; elle est constante ; voici comment on y arrivera : Érigner le canal de Sténon ; enlever la boule graisseuse sous-massétérine, en exerçant des tractions avec des pinces et en la coupant avec des ciseaux mousses. Le buccinateur émerge entre le bord inférieur du canal de

Sténon et le bord antérieur du masséter ; cette anastomose est située à 0,02 environ de ce bord ; il sera toujours bon de tendre les tissus, qui sont très mobiles, si on veut l'avoir intacte. On fera peut-être bien de la rechercher dès le début, avant de renverser le masséter ;

12° Enlever par deux traits de scie obliques, l'un d'avant en arrière, l'autre d'arrière en avant, un triangle osseux de 0,06 à 0,07 de base, le premier trait partant de l'apophyse orbitaire externe, le deuxième, au-devant du rocher ; le sommet du triangle sera au trou ovale ; agrandir le trou avec la gouge, de façon à mettre très nettement à nu les branches du maxillaire inférieur, mais bien retenir sa main pour ne pas faire de fuites.

Partant du trou ainsi élargi, on poursuivra :

13° Le dentaire inférieur dans le canal dentaire, ou au moins jusqu'à l'orifice supérieur de ce canal ;

D'abord situé entre les deux ptérygoïdiens, il passe ensuite entre le ptérygoïdien interne et la mâchoire. On veillera à isoler, avant l'entrée du tronc nerveux dans le canal osseux, le filet très long et grêle du mylo-hyoïdien, logé lui-même dans une rainure osseuse transformée en canal par une lamelle fibreuse que l'on fendra partiellement, pour montrer le filet nerveux dans ce canal ostéofibreux ;

14° Le lingual qui suit le même trajet profond que le dentaire, mais qui plus bas, tout à fait sous la muqueuse du plancher de la bouche, au-dessus de la glande sous-maxillaire, est en réalité l'organe le plus superficiel de la région ; on y veillera donc de près dans toutes les opérations ou préparations de la partie latérale du plancher ; tendre les parties en érignant l'extrémité de la langue et en l'attirant hors de la bouche.

Rechercher près de son origine :

(*a*) Le filet anastomotique du lingual avec le dentaire ;

(*b*) La corde du tympan, filet grêle, émanant du crâne par un petit orifice voisin de l'épine du sphénoïde, puis passant entre les deux ptérygoïdiens et venant tomber en fronde sur la partie postérieure du lingual, après 0,03 à 0,04 centimètres de trajet extra-crânien ;

(*c*) Plus bas, sur le bord postérieur du mylo-hyoïdien, le petit ganglion sous-maxillaire, qui quelquefois n'est qu'un plexus gangliforme suspendu par des filets grêles au tronc du lingual, et d'où émanent des rameaux qui se rendent au tissu glandulaire et au conduit de la glande ; on se servira d'eau acidulée pour éclaircir la préparation et faciliter la recherche des filets ;

(*d*) Enfin, à sa terminaison, rameaux anastomotiques avec le grand hypoglosse, dans l'épaisseur du génio-hyoïdien, et rameaux muqueux ;

15° Restent le rameau du ptérygoïdien interne et le ganglion otique :

Pour les trouver, faire la coupe antéro-postérieure du crâne : le ganglion otique est accolé à la face interne du tronc du nerf maxillaire inférieur, un peu au-dessous du trou, au voisinage du nerf auriculo-temporal et de l'artère sphéno-palatine (*Hirschfeld*).

Le nerf du ptérygoïdien interne naît en dedans du maxillaire, se dirige en dehors et en bas, laisse en dedans le péristaphylin externe et se jette dans le muscle qui lui donne son nom.

Pour avoir le ganglion otique, on appliquera sur l'hémisection antéro-postérieure du crâne, avec la petite scie de Larrey, deux traits dirigés en infundibulum sur la partie moyenne du trou ovale, le premier, de dedans en dehors et un peu d'avant en arrière, rasant le bord postérieur de la selle turcique, en avant des apophyses clinoïdes postérieures, le second dirigé d'arrière en avant sur le rocher, à 0,01 de son extrémité interne ;

Procéder avec beaucoup de ménagements, afin de ne rien léser ; faire sauter les fragments osseux à l'aide de petits coups de gouge, et quand cette manœuvre sera accomplie, il sera aisé d'aborder le ganglion. Je rappelle la disposition de ses branches :

Racines. { Les branches motrice et sensitive (petits pétreux superficiel et petit pétreux profond externe), s'accolent et se rendent à l'angle supérieur et postérieur du ganglion ;
La racine végétative gagne l'angle postéro-inférieur.

Branches qui en émanent : *motrices* { Antérieure au péristaphylin externe ;
Postérieure au muscle interne du marteau, entre les branches d'origine motrice et végétative.

sensitive { Branche à la muqueuse tympanique.

En présence des inconvénients que présente la coupe ci-dessus indiquée pour la préparation d'ensemble du nerf maxillaire inférieur, inconvénients qui résident surtout dans le manque de soutien des parties antérieures et postérieures de la pièce, alors que les deux brèches osseuses, ci-dessus décrites, ont été pratiquées, le chef des travaux anatomiques de notre école, M. Beaumanoir, propose le procédé suivant :

Sur un crâne scié d'avant en arrière, et dont la calotte crânienne a été préalablement enlevée, ouvrir en dedans une brèche infundibuliforme tombant sur le trou ovale et permettant de mettre à nu l'origine des branches principales, dentaire inférieur, petit hypoglosse, leurs anastomoses et l'auriculo-temporal, etc., rechercher la corde du

____
(1) SAPPEY. *Op. cit.* t. III, p. 298.

tympan que l'on voit bien mieux en dedans qu'en dehors (Voir *Hirschfeld*, 23).

Préparer le ganglion otique et ses branches.

Puis passer à la partie externe, décoller le crotaphyte après avoir scié l'apophyse zygomatique ; veiller aux rameaux temporaux qui seront tous montrés, ne pas enlever le triangle osseux de la fosse temporale, ni l'apophyse coronoïde, ce qui devient dès lors inutile, toutes les autres branches étant vues par la face interne, etc., etc. Ce mode de préparation a l'avantage de permettre de montrer complètement le nerf sur la même pièce, tout en conservant tous les moyens de soutien.

PRÉPARATION DU NERF FACIAL

La préparation du nerf facial se divise en deux parties :

1º Préparation de la partie *extracrânienne* ;
2º   —   —   *intracrânienne*.

Préparation de la partie extracrânienne (à partir du trou stylo-mastoïdien).

Pour présenter une belle préparation de la portion extracrânienne du facial, nous conseillons de pratiquer préalablement la décollation très bas de manière à conserver, autant que possible, toutes les parties molles du cou jusqu'à la clavicule.

Faire la coupe antéro-postérieure du crâne et de la face, les parties molles de la face étant coupées bien exactement sur la ligne médiane, les téguments du crâne étant incisés à 0,01 au delà du point où seront sciés les os, afin de disposer, sur les bords, d'une bandelette cutanée qui permettra de fixer la pièce avec des pointes.

La coupe des os du crâne se fera avec la scie bien exac-

tement sur la ligne médiane et dans le sens antéro-postérieur.

On aura ainsi un beau médaillon que l'on appliquera à
plat sur un liège et que l'on immobilisera à l'aide de
pointes enfoncées sur la limite des téguments de la boîte
crânienne et du cou de manière à bien tendre la peau surtout celle de la région du cou, en l'immobilisant.

Si par un motif quelconque, on ne peut prendre ces
soins préliminaires, on laissera la tête adhérente au tronc,
on l'inclinera fortement de manière que la face regarde
du côté opposé et après avoir glissé un liège au-dessous, on
l'immobilisera dans cette position.

Le visage ayant été préalablement rasé :

1° Incision des téguments, d'abord verticale, passant
directement au devant du tragus qu'elle doit affleurer,
s'arrondissant vers la partie inférieure en suivant la courbure de la mâchoire, et se terminant à la symphyse du
menton (voir fig. 19);

2° Seconde incision cutanée partant de l'extrémité inférieure de la précédente, se portant vers l'extrémité interne
de la clavicule en suivant la direction des fibres du peaucier ;

3° Troisième incision partant de l'angle de la mâchoire
et se dirigeant vers l'extrémité externe de la clavicule ;

4° Incision horizontale partant de l'extrémité supérieure
de la première, se portant directement vers l'angle externe
de l'orbite, là se bifurquant de manière à circonscrire
immédiatement le bord libre des paupières, afin de n'être
point gêné ultérieurement sur les voiles palpébraux en
recherchant les extrémités nerveuses du facial dans l'orbiculaire des paupières.

Ces incisions seront superficielles ; elles ne doivent comprendre que l'épaisseur de la peau et du tissu graisseux

sous-cutané ; quoique faites toujours avec ménagement, on n'aura guère à craindre d'atteindre les branches nerveuses qui se portent aux muscles, non à la peau.

M. Sappey conseille deux grandes incisions ; l'une dirigée parallèlement au bord inférieur de la mâchoire, depuis le menton jusqu'à la protubérance occipitale externe ; l'autre perpendiculaire à la première, passant au-devant du conduit auditif externe ; puis il dissèque les deux lambeaux inférieurs du haut en bas pour rechercher la branche auriculaire du plexus cervical et son anastomose avec le facial.

Nous n'adopterons pas ce procédé :

Parce que c'est s'attaquer tout d'abord à l'une des principales difficultés de la préparation ;

. Parce que ce rameau filiforme sera presque infailliblement sectionné par les débutants, et que si l'anastomose est coupée ce ne sera pas un moyen d'arriver au nerf ;

Parce que cette anastomose nous semble bien plus facile à trouver en marchant du tronc du facial vers le plexus cervical ;

Enfin, parce que le tronc du facial est lui-même bien plus aisé à trouver n'importe où que son anastomose ;

5° Nous conseillerons de relever le lambeau cutané facial de bas en haut et d'arrière en avant ; on pourra disséquer séparément la peau et le tissu graisseux qui la double, mais on abrégera en relevant les deux ensemble. En opérant cette dissection, on aperçoit toujours l'un des rameaux inférieurs de la branche temporo-faciale.

Aussitôt qu'on en aura saisi un, l'érigner, le tendre modérément et remonter avec précaution jusqu'au point de division de la branche temporo-faciale. Si l'on s'est ainsi momentanément écarté du principe général de dissection des nerfs, on s'y conformera désormais fidèlement en poursuivant chaque branche de son point d'origine vers sa terminaison ;

6° Enlever complètement la parotide, par énucléation et en la fragmentant, à l'aide du scalpel et des ciseaux ; c'est un travail de patience et d'adresse. La loge parotidienne sera complètement vidée ; pendant cette manœuvre, on tendra modérément le tronc du nerf, avec une petite érigne, de façon à l'isoler le plus possible des tissus ambiants.

On ne verra nettement la position du facial dans la loge, que quand la glande sera totalement enlevée.

Du moment où on pratique l'ablation de la glande parotide, il faut que le nerf soit tendu ; on le fera modérément ; — se garder d'exercer des tractions trop fortes sur les petites érignes qui le soulèveront, qui le soutiendront plutôt qu'elles ne le tendront, mais il faut qu'il soit isolé des tissus sur lesquels il repose si l'on veut avoir un nerf net, dépouillé de tissu cellulo-adipeux ; en aucun cas du reste on ne se permettra de le saisir entre les mors de la pince à dissection ;

7° Achever immédiatement la préparation du creux parotidien et des rameaux que le nerf y donne, et rechercher tout d'abord l'anastomose avec la branche auriculaire du plexus cervical ; elle est très délicate, mais constante ; commencer ses recherches au trou stylo-mastoïdien ; la loge parotidienne doit donc être absolument vidée. Elle décrit sur l'apophyse mastoïde, au-dessous de la rainure digastrique, une courbure à concavité supéro-postérieure, et vient, après un trajet de 0,025 à 0,03 s'anastomoser sur la face postérieure de l'apophyse mastoïde avec un rameau grêle de la branche auriculaire du plexus cervical. Je donnerai le conseil, pour arriver plus sûrement sur l'anastomose, de préparer concurremment la branche auriculaire du plexus cervical, de la [tendre par en bas avec une petite érigne et d'aller ainsi à la rencontre de la précédente déjà partiellement disséquée ; le petit rameau auriculaire tombe presque perpendiculairement sur l'apophyse mastoïde. En suivant fidèlement les préceptes précédents, on le trouvera infailliblement ;

8° Passer aux branches musculaires : mettre successivement à nu le rameau du digastrique qui se jette dans la partie moyenne du ventre postérieur du muscle du même nom ; le rameau du stylo-hyoïdien qui longe parallèlement le bord supérieur de ce muscle. Quant au rameau très long des stylo-glosse et glosso-staphylin, il ne faut pas songer à l'avoir actuellement, on ne pourra le trouver sans pratiquer la coupe du pharynx.

Il faut maintenant reprendre le nerf facial au moment de sa bifurcation en branches temporo-faciale et cervico-faciale. Comme les rameaux sont très nombreux, j'engage à procéder avec méthode de haut en bas ;

9° L'un des points les plus délicats de cette dissection, c'est la recherche de l'anastomose que contracte le temporo-facial avec la branche auriculo-temporale du maxillaire supérieur ; pour la trouver on se rappellera ;

(*a*) Que l'anastomose, qui est constante, se fait à la partie externe du col du condyle ;

(*b*) Qu'elle est superficielle ;

(*c*) Qu'elle se détache de la branche temporo-faciale à 0,01 ou 0,02 de la bifurcation du tronc du facial, c'est-à-dire de l'origine de la branche sur laquelle elle naît ;

(*d*) Qu'elle est souvent double, l'autre branche étant plus irrégulière dans son origine, mais naissant plus haut;

(*e*) Que ses rameaux enfin, allant vers la branche auriculo-temporale, suivent, pour l'atteindre, un véritable trajet récurrent à concavité supérieure (*voir préparation du nerf maxillaire inférieur pour la position précise de l'auriculo-temporal*) ;

10° Cela fait, poursuivre successivement les branches temporale, frontale, palpébrale, sous-orbitaire, buccale d'après les principes généraux de dissection des nerfs. — Les trois premières sont très longues, très grêles ; éviter de les pincer et de les détériorer afin d'en éviter la rupture.

(*a*) On trouvera l'anastomose des branches frontale inférieure avec le temporal profond antérieur en dehors et au niveau de l'apophyse orbitaire externe ;

L'anastomose avec le frontal externe au-dessus de cette même apophyse ;

(*b*) Les rameaux sous-orbitaires seront suivis au-dessus du canal de Sténon ; rechercher leur anastomose avec la terminaison du maxillaire supérieur, au-dessous du trou sous-orbitaire ; le plexus sous-orbitaire est profondément placé, au milieu d'un tissu graisseux très abondant, très mobile, et cependant difficile à enlever, grâce à des mailles celluleuses qui le parcourent ; c'est un point que l'on nettoie complètement avec peine ;

(*c*) Les rameaux buccaux se rencontreront au-dessous du canal de Sténon. On préparera, sur le muscle buccinateur, l'anastomose constante et fort belle avec la branche buccale du maxillaire inférieur, formant une anse à convexité antéro-inférieure (*voir pour plus amples détails la préparation du maxillaire inférieur*) ;

11° *Préparation de la branche cervico-faciale.*

Suivre de même les branches buccales, mentonnière, cervicales.

(*a*) Les branches buccales rejoignent les précédents rameaux après avoir donné quelques ramuscules à la glande parotide. On doit trouver au-devant du masséter quelques filets anastomotiques avec le rameau buccal du maxillaire inférieur et de petits rameaux musculaires aux muscles voisins ;

(*b*) Les rameaux mentonniers, généralement doubles, sont plus aisés à disséquer que les précédents, car ils reposent sur un plan osseux ; on se rappellera qu'ils passent sous le triangulaire des lèvres et viennent former à angle droit le plexus mentonnier avec les rameaux terminaux du nerf dentaire inférieur, à sa sortie du canal dentaire.

Les branches qui en émanent seront suivies jusqu'aux muscles des lèvres et du menton ;

(*c*) Pour montrer les branches cervicales, on disséquera partiellement le lambeau cutané sous-claviculaire qui sera rabattu en triangle en bas et en dedans ; le lambeau cutané postéro-inférieur sera également à demi relevé en triangle et tendu en arrière ; le paucier se trouvera donc disséqué proprement et relevé.

Ces lambeaux à moitié rabattus en sens opposé et érignés formeront un infundibulum ou mieux, qu'on me passe la comparaison qui est frappante, un faux-col dans lequel on pourra suivre très facilement les branches superficielles ascendantes de la cervico-faciale, qui se portent en bas et en dedans en formant des arcades à concavité supéro-interne.

On se rappellera du reste que les premiers vont à la peau, que les seconds vont aux muscles (*sous le paucier*).

Nous redirons en quelques mots :

(*a*) Que toutes ces branches doivent être modérément tendues pour être bien disséquées ;

(*b*) Qu'à la face il ne sera pas nécessaire de respecter la forme des lambeaux cutanés primitifs ; on pratiquera au besoin des incisions cutanées libératrices de façon à pouvoir toujours suivre les filets nerveux dans un sens parallèle à leur direction, c'est-à-dire que nous n'attachons qu'une importance relative à la direction des incisions cutanées ; tous les lambeaux cutanés de la face seront du reste excisés sur la ligne médiane ; on ne conservera que ceux du cou ;

(*c*) Que toutes les branches vasculaires qui parcourent le champ de la préparation, et qui, à leur terminaison, pourraient être confondues avec des filets nerveux, seront enlevées. On fera de même pour tous les lobules graisseux si abondants, ils seront excisés avec des ciseaux ;

(*d*) Enfin, pour montrer la pièce, on soulèvera légèrement tout le nerf avec de petites érignes, ce qui permettra de mettre en relief jusqu'aux moindres filets.

Si l'on suit toutes ces indications, et surtout si l'on a pu adopter la coupe en médaillon du crâne et du cou, je puis assurer que l'on aura une fort belle préparation.

B. — Partie intracrânienne. — Je ne conseillerai pas de préparer la portion profonde ou intracrânienne du facial du même côté ; il faut en effet pour l'avoir belle, plonger un temporal pendant plus ou moins de temps, et en le surveillant, dans une solution d'acide chlorhydrique, ou d'acide azotique, et laver ensuite à grande eau ; l'os ramolli pourra être facilement attaqué par le scalpel ou par une petite gouge tranchante, et on le suivra dans le conduit auditif d'abord, dans ses rapports de contiguïté avec le nerf auditif qui est creusé en gouttière à son contact, puis dans l'aqueduc de Fallope.

On se rappellera que l'on doit montrer :

(*a*) Le ganglion géniculé qui coiffe le coude du facial dans l'aqueduc de Fallope, au niveau de l'hiatus ;

(*b*) Le nerf intermédiaire de Wrisberg, pénétrant dans l'aqueduc en même temps que le facial et entrant dans le ganglion géniculé par son angle postérieur ;

(*c*) Le grand et le petit nerf pétreux superficiel qui partent l'un de l'angle antérieur, l'autre du sommet du ganglion, se portent, le grand pétreux, au ganglion de Meckel, en suivant une gouttière que l'on voit très bien sur la partie interne de la face antérieure du rocher, au-dessus d'une gouttière analogue, mais plus petite, destinée au petit pétreux. Tout cela doit et peut être montré sans difficulté ;

(*d*) Un peu au delà du ganglion, un petit rameau pour le muscle de l'étrier ;

(*e*) L'origine de la corde du tympan que l'on suivra dans son trajet rétrograde jusqu'à l'orifice particulier siégeant sur la paroi postérieure de la caisse.

On se rappellera que ce nerf pénètre dans l'épaisseur de la membrane du tympan (*voir la coupe de l'oreille*), suit de nouveau un conduit particulier, qu'il abandonne près de l'épine du sphénoïde ;

(*f*) Il ne nous reste plus à mentionner, dans l'intérieur du temporal, qu'un très petit rameau anastomotique au glosso-pharyngien, qui du reste n'est pas constant et qui se porte au ganglion d'Andersch.

Si cette préparation, nous le répétons, ne peut se faire complètement que sur un temporal ramolli par les acides, il n'est pas impossible néanmoins sur la dissection extra-crânienne que nous avons décrite plus haut, de préparer l'origine apparente du nerf, son trajet, celui du nerf intermédiaire de Wrisberg, et de pénétrer jusqu'au ganglion géniculé.

Pour cela sur la première, on enlèvera par couches le cerveau comme il a été déjà dit pour les origines des nerfs de l'œil, de manière à montrer l'origine apparente du facial dans la fossette sus-olivaire du bulbe : ce sera très facile si l'on a pratiqué la coupe antéro-postérieure que nous avons conseillée ; sinon on pourra enlever la calotte crânienne, assez haut toutefois pour ne pas altérer les branches du facial à la tempe et au front. Cette origine obtenue, on suivra le nerf jusqu'au conduit auditif interne, on fera sauter avec la gouge la paroi supérieure de ce conduit pour mettre à nu l'entrée de l'orifice de l'aqueduc de Fallope et on sculptera avec une petite gouge fine, dans l'étendue de 0,01 à 0,015 la saillie que fait l'aqueduc à la partie supérieure du rocher. On montrera facilement le ganglion géniculé et les nerfs pétreux.

Toute recherche ultérieure compromettrait l'intégrité de la pièce. — Nous prions, pour la préparation de la corde du tympan hors du crâne, de se reporter à la préparation du nerf maxillaire inférieur, où elle a été indiquée (p. 376).

PRÉPARATION DU PNEUMOGASTRIQUE

Cette préparation demande beaucoup de méthode et une certaine adresse de 'scalpel : En outre de l'étendue de la distribution du pneumogastrique, ce qui complique le travail, ¦c'est la nécessité, à cause des rapports et des nombreuses anastomoses du nerf, de préparer également une partie des autres nerfs qui émanent par le même trou que lui ou par les trous voisins : le glosso-pharyngien, le spinal, puis le grand hypoglosse et le grand sympathique.

On choisira un sujet maigre, mais non un sujet qui ait succombé à une phthisie pulmonaire avancée, à cause des adhérences et des altérations qui empêcheraient la préparation du pneumogastrique dans la poitrine.

Passer dans le système artériel une injection conservatrice. — Si le sujet est injecté depuis dix à quinze jours, il n'y a qu'à s'en louer.

Si l'on craint d'être incommodé par le sang veineux, et

ce ne sera pas sans motifs si l'on se sert d'un sujet frais, on ouvrira la portion horizontale des sinus latéraux et l'on suspendra quelque temps le sujet par les pieds ; puis par une incision abdominale et par l'ouverture de la veine cave ascendante, on favorisera l'écoulement du sang en suspendant le sujet par les bras.

Si rien ne s'y oppose, on choisira le côté gauche, à cause de certaines facilités de dissection ; spécialement en ce qui concerne le récurrent, et le trajet thoracique du pneumogastrique.

Le sujet est dans le décubitus dorsal, un liège sous le tronc et sous la tête, un billot sous le cou.

1° Pratiquer l'ablation du cerveau, comme il a été dit dans les préparations précédentes, en ayant soin de conserver le bulbe et les origines apparentes du nerf (*voir la préparation des nerfs de l'œil*) ;

2° Incision verticale étendue du menton à la symphyse du pubis, sur laquelle tomberont trois incisions, l'une dirigée de l'apophyse mastoïde à la symphyse du menton, la seconde de l'extrémité externe de la clavicule à la fourchette du sternum, la troisième de l'angle de la douzième côte à l'appendice xyphoïde ;

3° Disséquer le lambeau supérieur : rabattre en dehors peau, fascia superficialis, peaucier, feuillet superficiel de l'aponévrose cervicale ; mettre ainsi à nu le sterno-mastoïdien qui sera proprement disséqué, incisé au niveau de ses insertions inférieures, et renversé en dehors ainsi que la veine jugulaire externe. Les téguments seront piqués sur un liège ; les muscles érignés et tendus ;

4° Pratiquer une incision verticale de toute l'épaisseur des parties molles de la mâchoire inférieure, un peu en arrière du trou mentonnier ; isoler ainsi en arrière de cette incision, un lambeau musculo-cutané que l'on décollera en *dédolant*, de la branche montante du maxillaire inférieur ; puis par un trait de scie vertical sur le même point, on isolera le tiers postérieur de l'os de ce côté, on le soulèvera fortement en accrochant son bord inférieur avec un davier, et après avoir détaché les insertions des ptérygoïdiens en dedans et du temporal en haut, on désarticulera par torsion. — Le point le plus difficile est la section des insertions du temporal qui s'insère par un fort tendon au sommet et à la face interne de l'apophyse coronoïde. On peut du reste, après avoir appliqué le trait de scie, au lieu de désarticuler, porter fortement en haut la branche montante et puis l'érigner ; on aura suffisamment de jour et de place pour les recherches ultérieures ;

5° Pratiquer la coupe du trou déchiré postérieur :

Après incision verticale des téguments derrière l'oreille, et décollement des lambeaux en avant et en arrière, appliquer deux traits de scie, le premier oblique d'avant en arrière, dirigé de la partie interne de l'apophyse orbitaire externe au trou déchiré postérieur ; le second d'arrière en avant, de l'apophyse mastoïde au même trou, limitant ainsi un segment osseux de 0,07 environ de base, dont on achèvera la séparation par de légers coups de maillet sur sa face interne. On régularisera les bords et surtout le sommet de la coupe avec la gouge.

Par ce procédé on ouvre largement le trou déchiré postérieur.

Il en est un autre qui consiste à laisser le trou intact en ouvrant une brèche en arrière :

On appliquerait alors un trait de scie direct sur l'occipital en dehors de la crête de cet os, jusqu'à l'atlas, puis un second trait de scie oblique, en arrière de l'apophyse mastoïde et dirigé sur l'avant du trou occipital ; on userait avec la gouge les bords du trou déchiré, pour les rendre le plus minces possible.

Le premier procédé est plus classique et permet de mieux voir le nerf dans le trou déchiré ; mais le second, en n'atteignant en rien les rapports et en sauvegardant la forme du trou, me semble plus anatomique.

Nous avons cru devoir indiquer les deux ; le préparateur choisira.

En tout cas, si l'on veut avoir sur une même pièce le pneumogastrique et le grand sympathique, ce que les économies de sujet et de temps obligent parfois à faire, j'engage alors vivement à adopter la seconde coupe que l'on joindra avec avantage à celle du canal carotidien, si l'on veut préparer concurremment la portion cervicale du grand sympathique (*voir plus loin cette dernière préparation*) ;

6° Ouvrir le thorax et l'abdomen :

(*a*) Scier le sternum sur la ligne médiane, ou ce qui sera plus facile, pratiquer la section des cartilages costaux au ras du sternum à droite ; désarticuler la clavicule dans l'articulation sterno-claviculaire du même côté ;

(*b*) Enlever toute la partie latérale gauche du thorax et de l'abdomen ; pour cela on inclinera le sujet sur le côté droit, et on promènera un scalpel dans le premier espace intercostal, jusqu'à l'angle des côtes ;

(*c*) Pratiquer une incision transversale des parois de l'abdomen au niveau de l'ombilic ;

(*d*) Réunir par une incision cutanée les extrémités postérieures des deux incisions précédentes, en suivant l'angle des côtes ;

(*e*) Opérer sur le même alignement, avec une pince tranchante, la section de toutes les côtes moins la première ; éviter les esquilles en régularisant la coupe (fig. 59).

Si l'on ne manie pas suffisamment bien la pince de Liston, on appliquera un trait de scie, dans la direction indiquée plus haut, en faisant fixer solidement le sujet incliné sur le côté droit; cette manœuvre s'exécute facilement et rapidement ;

(*f*) Renverser tout le plastron sterno-costal que l'on vient d'isoler :

En le relevant fortement de la main gauche, sur la ligne médiane, on détruira avec soin les adhérences celluleuses de la face profonde du sternum, en veillant bien aux gros vaisseaux, au nerf diaphragmatique, au péricarde ; inciser les insertions diaphragmatiques ; détruire les dernières adhérences.

Le large plastron thoracique et abdominal tombera alors en donnant un accès facile dans les deux cavités.

A ce moment on reprendra le nerf à son extrémité supérieure et on le suivra fidèlement jusqu'à sa terminaison ;

7º Donner un coup de gouge sur la base de l'apophyse styloïde; isoler les muscles du bouquet de Riolan, de façon que le bouquet et sa base osseuse puissent être remis en position ;

8º Fouiller à fond la région au-dessous du trou déchiré, poursuivre avec un scalpel acéré :

(*a*) Le glosso-pharyngien en avant, dont on recherchera l'anastomose *non constante* avec le nerf de la dixième paire, vers la partie moyenne ou un peu au-dessous du trou déchiré ;

(*b*) La branche trapézienne du spinal en arrière ;

(*c*) Le pneumogastrique, descendant verticalement entre les deux nerfs précédents ;

(*d*) La branche interne du spinal qui contourne le plexus gangliforme en confondant ses filets avec ceux du pneumogastrique;

(*e*) Le ganglion cervical supérieur du grand sympathique, en dedans ; il est uni au plexus gangliforme par des filets constants, qui quelquefois équivalent à une véritable soudure ;

(*f*) Le grand hypoglosse qui, au moment où il contourne le pneumogastrique d'arrière en avant, envoie deux ou trois filets à son plexus gangliforme, faciles à trouver ;

(*g*) L'anse des deux premières paires cervicales, filets grêles anastomotiques ;

(*h*) Enfin avec le facial, le filet de Comparetti doublé de celui d'Arnold, que je n'engage pas à rechercher sur une semblable pièce ; il réunit le ganglion supérieur du pneumogastrique au facial dans l'aqueduc de Fallope.

9° *Plexus pharyngien* formé par des rameaux provenant de quatre sources : pneumogastrique, spinal, glosso-pharyngien, grand sympathique ; couché sur la partie latérale des constricteurs ;

10° *Nerfs laryngés.* (*a*). *Laryngé supérieur.* — On en trouvera l'origine à la partie inférieure et interne du plexus gangliforme, décrivant une courbe à concavité antérieure au-dessous de celle du grand hypoglosse, passant entre le muscle thyro-hyoïdien et la membrane du même nom. On recherchera en même temps le laryngé externe que l'on reconnaîtra à son aspect long et grêle, se détachant, en arrière, de la partie convexe du laryngé supérieur ; on doit être prévenu qu'il provient quelquefois du pneumogastrique lui-même. Il se termine au crico-thyroïdien.

(*b*) *Laryngé inférieur ou récurrent.* — Porter la trachée en dedans et l'érigner dans cette position ; on trouvera le nerf récurrent gauche dans la gouttière formée en avant par la trachée, en arrière par l'œsophage, puis entre les cartilages thyroïde et cricoïde ; à ce moment il est masqué par le constricteur inférieur du pharynx. Recher-

cher et isoler les filets cardiaques, œsophagiens, tra-
chéens, pharyngiens et laryngés ; ces derniers pour les
muscles. On trouvera au-dessous du constricteur inférieur
un rameau anastomotique ascendant pour le laryngé supérieur ; montrer *l'anse* que forme le nerf à son origine pour
embrasser la crosse de l'aorte. Celui du côté droit embrasse
la sous-clavière, il remonte le long des parties latérales
de l'œsophage. Ils sont situés tous deux en dedans même
du tronc pneumogastrique ;

11° On ne peut donner d'indications très précises pour
la préparation des nerfs cardiaques. On se rappellera
l'anastomose fréquente du premier nerf cardiaque avec
celui qui émane du grand sympathique. Ils passent dans la
poitrine avec les filets analogues provenant du grand sympathique (*voir la préparation de la portion cervicale de
ce dernier*) ;

12° Rechercher le pneumogastrique gauche en arrière
de la sous-clavière, en avant de la crosse aortique.

Le poumon sera décollé, soulevé hors de la gouttière
vertébro-costale et maintenu à l'aide de fortes érignes ; on
tombera sur le plexus pulmonaire postérieur au delà
duquel le nerf se reconstitue ; replaçant le poumon dans
sa première position, on trouvera à la partie antérieure
du pédicule pulmonaire des filets très grêles qui forment
le plexus pulmonaire antérieur situé au-devant du pédicule
vasculaire et de la bronche correspondante ; quelques filets
traversant le péricarde, vont au plexus cardiaque. Pour
faire apparaître les filets les plus grêles, on se servira
avec avantage d'eau aiguisée d'acide azotique.

Décoller la plèvre pour montrer le grand sympathique.

Rechercher le corps du pneumogastrique sur l'œsophage ou mieux le plexus œsophagien.

13° *Pneumogastrique dans l'abdomen :*

Établir deux ligatures l'une au-dessus du duodénum, l'autre sur le bas du gros intestin. Sectionner et enlever l'intestin entre ces deux ligatures ;

Lier l'œsophage après avoir insufflé modérément l'estomac, en ayant soin de ne pas comprendre le nerf dans la ligature ;

Rechercher le pneumogastrique en avant du cardia, l'estomac ayant été fixé et étalé ;

Poursuivre les filets sur la face antérieure, sur la grande et la petite courbure, après l'avoir dépouillé de son enveloppe séreuse ; se servir fréquemment d'eau acidulée sous l'influence de laquelle les filets les plus grêles apparaîtront ;

On suivra les ramuscules qui, compris dans l'épaisseur du repli gastro-hépatique, se portent au sillon transverse du foie ; enlever la lame antérieure de l'épiploon, mais éviter d'entrer dans leur arrière cavité.

14° Quand le pneumogastrique sera préparé, on mettra à nu la face postérieure du cardia ; à cette fin, on renversera l'estomac à droite, on écartera la rate à gauche et on la fixera avec des érignes ;

On trouvera le nerf sur la face postérieure du cardia ;

On poursuivra les branches sur la face postérieure de l'estomac ;

Rechercher la branche principale qui, passant en arrière de l'estomac, gagne l'extrémité droite du ganglion semi-lunaire pour former l'anse de Wrisberg.

PRÉPARATION DU GLOSSO-PHARYNGIEN

Malgré sa modeste apparence, le nerf glosso-pharyngien n'en est pas moins l'un des nerfs du crâne les plus difficiles à montrer complètement.

Son trajet est simple, peu étendu, mais il est profondément situé et surtout ses ramuscules grêles et ses anastomoses multiples très fines et intraosseuses, en rendent la recherche fort compliquée.

Comme le fait remarquer M. Sappey, on peut le préparer de deux manières :

1° Par sa partie externe ;

2° Par sa face postéro-interne.

1°. — *Par la face externe*

Pour préparer le glosso-pharyngien au cou, on pratiquera la même coupe que pour les autres nerfs qui émanent par le trou déchiré postérieur ; le pneumogastrique, le spinal.... Cette préparation est donc implicitement contenue dans celles que nous déjà décrites ou que nous décrirons.

2°. — *Par la face postéro-externe*

En l'attaquant au contraire, par sa face postéro-externe, le résultat sera beaucoup plus complet et permettra de montrer des filets qu'il est impossible de découvrir par le procédé précédent.

Nous emprunterons à M. Sappey (1) la marche générale de cette préparation :

1° Pratiquer l'ablation du cerveau, après section circulaire de la calotte crânienne, les deux lambeaux cutanés ayant été préalablement rabattus l'un en avant, l'autre en arrière ; enlever le cerveau d'après les principes déjà indiqués (*voir préparation des nerfs de l'œil*), en ayant bien soin de ménager le bulbe et par conséquent les origines du nerf ;

2° Séparer la tête du cou aussi bas que possible, par

(1) Sappey, *Anatomie descriptive*, (2ᵉ édition) tom. III.

une section transversale bien nette; pour cela, on incisera toutes les parties molles jusqu'à la colonne vertébrale; couper au même niveau les muscles de la nuque scier la colonne vertébrale;

3° Pratiquer de chaque côté du cou deux incisions verticales, un peu en avant des apophyses transverses de cette région. Rechercher l'œsophage en décollant avec ménagement les parties molles; détruire les adhérences celluleuses de l'œsophage et du pharynx à la colonne vertébrale et spécialement aux muscles prévertébraux, en allant avec d'autant plus de précaution que l'on remonte davantage et en laissant en avant, absolument intacts, le bouquet de Riolan suspendu à l'apophyse styloïde, l'origine du facial, etc. ;

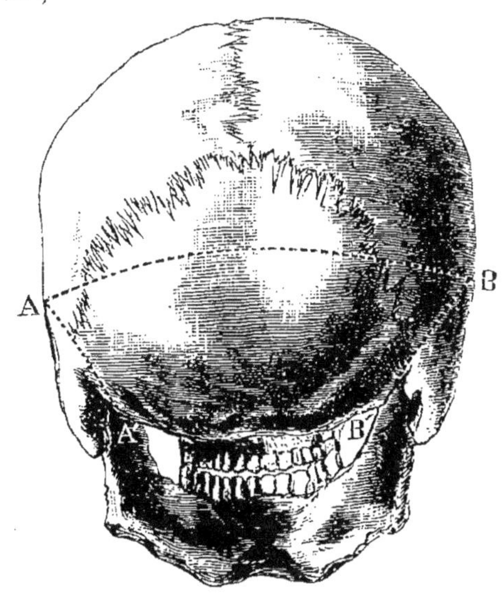

Fig. 55

4° Pratiquer la coupe du pharynx en donnant sur la base du crâne deux traits de scie dirigés de dehors en dedans, de la partie postérieure de l'apophyse mastoïde au bord antéro-latéral du trou occipital AA′, BB′.

Pour ma part, je préfère ne pratiquer cette coupe que d'un côté :

On détachera alors un segment osseux triangulaire limité en avant par un trait de scie indiqué ci-dessus, en arrière par un deuxième trait de scie dirigé verticalement d'arrière en avant, portant un peu au delà de la crète de l'occipital.

Le préparateur optera pour le moyen qu'il préfèrera.

Dans l'un ou dans l'autre cas on achèvera au besoin la séparation du segment osseux à l'aide de la gouge et du maillet ; on aura ainsi à nu les origines des nerfs qui émanent du crâne par le trou déchiré postérieur ;

5° Faire sauter à l'aide de la gouge et du maillet le bord postérieur du trou déchiré postérieur ; veiller à la veine jugulaire interne qui se présente la première quand cette paroi est enlevée.

En allant d'arrière en avant, on verra dans l'orifice ainsi ouvert le spinal, le pneumogastrique, le glosso-pharyngien.

On se rappellera qu'une petite lamelle ostéo-fibreuse sépare en arrière le glosso-pharyngien du pneumogastrique ;

Que le nerf présente à ce niveau un renflement situé en arrière de l'orifice inférieur du canal carotidien, ganglion pétreux.

La partie la plus délicate de cette manœuvre est celle qui consiste à faire sauter le bord postérieur du trou déchiré, car si l'on n'y porte les plus grands ménagements, on détruira les rameaux délicats qui s'y trouvent avant de les avoir cherchés.

6° On recherchera alors le rameau de Jacobson :

Il naît du ganglion, dans le trou même, à la partie antéro-externe de ce trou ; puis, après un trajet très court,

il pénètre dans un petit conduit qui l'amène dans la caisse
du tympan et qu'il faudra sculpter avec un instrument
très fin : On en poursuivra les rameaux sur le promontoire ;
se servir d'eau aiguisée d'acide azotique ;

7° Rechercher le rameau de la fosse jugulaire ; il se
trouve sur la paroi antérieure du trou déchiré ; il faudra
du reste, pour ne pas le manquer, le poursuivre avant de
sculpter le rocher, sous peine de faire une opération
inutile ;

8° Reprendre le tronc du glosso-pharyngien au-dessous
du trou déchiré postérieur ; on le trouvera entre la veine
jugulaire interne qui est en arrière et la carotide interne
qui est en avant ; on isolera les muscles styliens qui sont
situés à sa partie externe ;

Le poursuivre jusqu'à sa pénétration dans la langue :
pour y parvenir, on se rappellera qu'il décrit une courbure à concavité antérieure, et qu'avant d'y pénétrer, il
contourne l'artère carotide interne d'arrière en dehors ;
puis en avant ; il passe entre les muscles styliens ou mieux
entre le stylo-pharyngien qui est en dedans, et le stylo-
glosse qui est en dehors.

Avant d'entrer dans la langue, on le trouvera accolé au
constricteur supérieur du pharynx ;

9° Les rameaux qu'il fournit dans ce trajet sont nombreux :

On recherchera :

(a) Le rameau musculaire au digastrique et stylo-hyoïdien, parfaitement décrit par M. Sappey (1) ; émanant du
nerf un peu au-dessous du trou déchiré, il se termine dans
le ventre postérieur du digastrique avec le rameau provenant du facial ;

(1) SAPPEY, *Anatomie descriptive*, t. III, p. 240.

(*b*) Le rameau du stylo-glosse se reconnaîtra à ce que, aussitôt après son origine, il traverse le stylo-pharyngien, puis accolé aux rameaux du facial, il se porte au stylo-glosse ;

(*c*) Quelques rameaux carotidiens très fins que l'on découvrira en se servant d'eau acidulée et qui se portent vers la bifurcation de la carotide primitive ;

(*d*) Les rameaux pharyngiens sont assez faciles à découvrir ; ils s'unissent à d'autres rameaux nerveux provenant du spinal, du pneumogastrique pour former un plexus situé sur les parties latérales du pharynx ;

(*e*) Le tronc du nerf pénètre dans la langue entre le centre et le bord externe, en gagnant la surface de l'organe après s'être divisé en plusieurs branches.

PRÉPARATION DU NERF SPINAL

Il y a analogie entre cette préparation et celle de la partie supérieure du pneumogastrique ; aussi pour éviter les répétitions passerons-nous rapidement sur certains détails :

1° Pratiquer l'ablation du cerveau par la méthode déjà indiquée plusieurs fois. On aura soin de couper le méso-céphale entre la protubérance et les pédoncules céré-braux ;

2° Faire les incisions cutanées comme pour la prépara-tion des autres nerfs qui sortent du crâne par le trou déchiré postérieur (*préparation du pneumogastrique*).

Préparer avec soin la région du cou ; disséquer la peau, le peaucier et le premier feuillet de l'aponévrose cervicale qui seront rabattus en bas ; mettre à nu le sterno-mastoïdien et le bord antérieur du trapèze.

Rechercher l'artère carotide primitive au moment de sa

bifurcation, c'est-à-dire au niveau du bord supérieur du cartilage thyroïde et poursuivre la carotide interne jusqu'à l'orifice inférieur du canal carotidien ;

3° Isoler et présenter nettement les éléments du bouquet de Riolan ; la carotide interne passe entre les muscles styliens qui sont en avant et le pharynx qui est en dedans ; on trouvera le nerf spinal entre la carotide interne en avant et la veine jugulaire interne en arrière, puis plus bas entre cette veine et l'artère occipitale.

Quoi qu'il soit regrettable d'enlever un rapport aussi important que celui de la jugulaire interne, il faut reconnaitre que quand celle-ci est gorgée de sang ou pleine d'un sang coagulé par l'injection, elle obscurcit singulièrement le champ des recherches, surtout quand elle a été tant soit peu atteinte par la pointe du scalpel. On n'hésitera pas alors à l'enlever en la coupant le plus haut possible, entre deux ligatures ;

4° Pratiquer la coupe du trou déchiré postérieur : on peut le faire comme l'indiquent les auteurs classiques, en ouvrant largement le trou déchiré postérieur par l'ablation d'un segment osseux limité par deux traits de scie, l'un obliquement appliqué d'arrière en avant de l'apophyse mastoïde au trou déchiré postérieur, l'autre, de la partie externe de l'apophyse orbitaire externe au même trou. Mais cette coupe, tout en mettant à nu le nerf spinal dans sa partie intrapariétale et à la partie supérieure du cou, ne montre pas ses origines.

On se reportera donc à la coupe que j'ai indiquée pour la préparation du pneumogastrique (voir fig. 56). On la prolongera toutefois assez bas en arrière pour la section des arcs des quatre premières vertèbres cervicales CD, AB, après avoir préalablement décollé les muscles de la nuque qui recouvrent les lames de ces vertèbres.

La brèche osseuse ouverte à la paroi crânienne AA', XZ,
(fig. 56) pourra se faire avec la petite scie de Larrey.
La section des arcs vertébraux avec la pince tranchante.
On mettra ainsi à nu les origines bulbaires et médullaires
du spinal ; ces coupes sont plus compliquées en apparence
qu'en réalité ; un peu d'habitude suffira pour s'en rendre
maître.

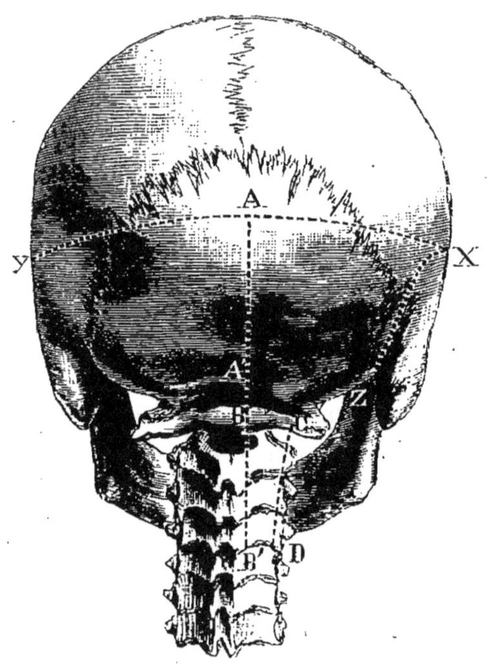

Fig. 56

Il est très important de montrer les origines apparentes du nerf, que l'on a alors dans son ensemble ; par
ce procédé, on ne sculptera pas complètement le trou
déchiré postérieur pour y mettre le nerf à nu ; on conservera au trou sa forme intacte. On reprendra le nerf
immédiatement au-dessous ; il sera, du reste, aisé de
faire sauter au besoin cette lamelle osseuse ;

5º Inciser la dure-mère vertébrale sur la ligne médiane, la piquer et la tendre avec des épingles sur le bord même de la section osseuse ;

6º Reprendre le spinal au point où il se bifurque ; en suivre la branche externe en arrière ; on la trouvera au 1/3 supérieur du sterno-mastoïdien qu'elle traverse, en soulevant le bord antérieur de ce muscle. Elle gagne le creux sus-claviculaire qui se trouve déjà découvert par la dissection du peaucier rabattu sur la clavicule ; on la dégagera du tissu cellulaire et des ganglions lymphatiques qui là masquent et on la suivra jusqu'au trapèze où elle se distribue ;

7º La branche interne sera suivie très facilement jusqu'au plexus gangliforme du pneumogastrique. On se bornera ensuite à préparer le plexus pharyngien auquel elle prend part concurremment avec le glosso-pharyngien, le pneumogastrique et le grand sympathique, plexus situé sur les parties latérales du pharynx, donnant des rameaux moteurs aux muscles constricteurs et sensibles, à la muqueuse pharyngienne ;

8º Rechercher :

(a) Le filet anastomotique que lui envoient les deux premiers nerfs cervicaux au moment de l'entrecroisement de ces nerfs ;

(b) Les filets grêles anastomotiques avec le ganglion supérieur du pneumogastrique ;

(c) Le filet anastomotique avec les troisième et quatrième nerfs cervicaux (branches antérieures), un peu au-dessous du bord antérieur du trapèze.

PRÉPARATION DU GRAND HYPOGLOSSE

La préparation du grand hypoglosse n'est que la répétition de plusieurs des préparations que nous avons déjà décrites : région du cou, de la langue, des nerfs, qui émanent par le trou déchiré postérieur.

Voici comment on combinera ces divers préparations pour mettre à nu le grand hypoglosse :

1° Incision cutanée s'étendant de la symphyse du menton à l'articulation temporo-maxillaire, en cotoyant le bord inférieur de la mâchoire ;

Seconde incision de la symphyse du menton à la fourchette sternale, intéressant la peau et le fascia sous-cutané ;

Troisième incision longeant le bord supérieur de la clavicule ;

Disséquer et rabattre en dehors le large lambeau quadrilatère ainsi limité ; on pourra, si on le veut, relever en même temps la peau et le paucier ; on aura alors sous les yeux le feuillet superficiel de l'aponévrose cervicale ;

2° Appliquer un trait de scie à chaîne sur le maxillaire inférieur, en dehors de l'insertion du digastrique ; pour cela enlever une dent de la mâchoire inférieure, si c'est nécessaire, et glisser la scie le long de la face interne de l'os, soit sur la lame d'un scalpel introduit à plat, soit à l'aide d'une aiguille armée d'un fil. Après avoir incisé avec soin les insertions musculaires à la face externe du maxillaire inférieur, saisir avec un davier le bord postérieur de la section et le relever fortement en haut et en dehors de manière à pouvoir décoller les parties molles de la face profonde de l'os en coupant bien au ras du maxillaire les insertions des ptérygoïdiens ; agir de même pour les insertions du masséter au temporal ; arracher le maxillaire inférieur par un mouvement de torsion ;

3° Scier l'apophyse zygomatique aussi près que possible de sa base ;

4° Après avoir bien préparé le ventre postérieur

du digastrique et le stylo-hyoïdien, puis recherché l'artère carotide externe, on trouvera le nerf grand hypoglosse au niveau du tendon du digastrique, décrivant une courbe vers la langue ;

A ce moment on doit apercevoir par transparence la branche descendante du grand hypoglosse : elle est située au-devant des vaisseaux et va former une anastomose plexiforme, avec la branche descendante interne du plexus cervical, anastomose que l'on trouvera au niveau de l'apophyse transverse de la septième vertèbre cervicale environ ; elle croise la direction de la veine jugulaire interne, puis passe sur l'apophyse transverse de la sixième vertèbre avant de s'anastomoser comme nous l'avons dit. Telle est la disposition la plus ordinaire.

Après avoir disséqué cette branche dans toute son étendue, on poursuivra les filets qui en émanent pour l'omo-plato-hyoïdien, lesterno-hyoïdien, le sterno-thyroïdien ;

5° Érigner la langue que l'on attirera hors de la bouche et que l'on fixera ; attirer en bas le digastrique ainsi que la glande sous-maxillaire, qui ne sera pas enlevée, mais abaissée ;

6° Tendre par ses deux extrémités, à un arc métallique, le mylo-hyoïdien dont les insertions au maxillaire inférieur ont été soigneusement détachées ; de cette façon on conservera à la bouche sa forme et aux organes leurs rapports ;

7° Rien ne sera plus aisé que de poursuivre alors le tronc du nerf jusqu'au génio-hyoïdien ;

Supérieurement on le trouvera entre l'artère carotide interne en avant, la veine jugulaire interne et le spinal en dehors, le plexus gangliforme du pneumogastrique en dedans. On montrera ces rapports et spécialement le trajet spiral du grand hypoglosse autour du pneumogastrique : rechercher à ce moment les anastomoses qu'ils se donnent en ce point.

Plus bas il est placé entre le styloglosse et le stylo-pharyngien en dedans, le digastrique et le stylo-hyoïdien en dehors ; il passe enfin sur la carotide externe qu'il bride ;

Plus bas encore, il est appliqué en dedans sur le constricteur inférieur du pharynx, sur le cérato-glosse et sur le basio-glosse, au-dessus de la grande corne de l'os hyoïde et parallèle à cette corne, en dedans de la glande sous-maxillaire qui a été déprimée pour le suivre, et du tendon du stylo-hyoïdien ;

8° Montrer dans l'interstice celluleux vertical situé entre les deux portions de l'hyoglosse, l'artère linguale qui, parallèle au trajet du nerf, affecte en ce point un rapport immédiat qui sera mis en relief ;

9° En procédant lentement et méthodiquement, on trouvera l'un après l'autre tous les filets nerveux collatéraux qui se portent aux muscles :

(*a*) Rameau thyro-hyoïdien qui naît un peu au-dessus de la grande corne du bord postérieur du nerf et pénètre le muscle qu'il aborde par la partie supérieure de sa face externe ;

(*b*) Le filet au génio-hyoïdien, grêle et long, suit un trajet oblique d'arrière en avant ; on l'aperçoit facilement ;

(*c*) Les filets à l'hyo-glosse qui partent de la concavité du nerf et dont un petit rameau rétrograde sera suivi jusqu'au stylo-glosse ;

(*d*) Les branches terminales se trouveront dans l'épaisseur du génio-glosse où il sera facile de les poursuivre dans leur trajet de bas en haut. On recherchera quelques anastomoses avec le lingual ;

10° Faire tomber un segment de la boîte crânienne (nous supposerons que le cerveau a été enlevé méthodiquement, d'après les principes déjà énoncés).

Par deux traits de scie dont l'un rase en avant la base de l'apophyse styloïde et vise les parties latérales du trou occipital, dont l'autre passe un peu en dedans de la crête occipitale et tombe sur l'arrière du trou, dont les deux forment par conséquent un angle aigu, situé entre le trou déchiré postérieur et le trou condylien antérieur, on limitera un segment osseux triangulaire que l'on fera tomber ensuite à l'aide d'un coup de maillet appliqué de dedans en dehors.

Régulariser et agrandir, au besoin, la section osseuse, avec la gouge et le maillet ;

Montrer ainsi l'origine apparente du nerf ; mais il sera nécessaire pour la voir nettement de faire sauter l'arc postérieur de l'atlas, comme dans la préparation du spinal (*voir au besoin cette préparation*) ; on pourra y procéder avec la pince de Liston ;

11° Recherche des anastomoses :

(*a*) Anastomose avec le ganglion cervical supérieur du grand sympathique, dirigée de dehors en dedans, au moment où il le contourne ;

(*b*) Anastomose avec le pneumogastrique qui se fait également au moment où il le contourne ; elle a déjà été indiquée ;

(*c*) Anastomose avec la branche descendante du plexus cervical ;

(*d*) Anastomose avec les premiers nerfs cervicaux ; elle va du grand hypoglosse à l'arcade des deux premiers nerfs.

(*e*) Avec le lingual ; cette dernière forme une anse sur le basio-glosse.

PRÉPARATION DU PLEXUS CERVICAL

Pour préparer le plexus cervical (partie superficielle et partie profonde), il faut pouvoir disposer des deux côtés du sujet.

A. — *Préparation du plexus cervival superficiel*
(côté droit)

1° Placer un billot sous les épaules ; renverser la tête en arrière ; incliner la face du côté gauche. Les tissus du cou seront bien tendus ; la tête sera bien immobilisée dans cette position ;

2° Incisions cutanées : première incision allant de la symphyse du menton à l'apophyse mastoïde ; deuxième incision de l'extrémité interne de la clavicule à l'acromion qu'elle dépassera un peu ; troisième incision réunissant le milieu des deux précédentes.

On pourra, si on le préfère, pratiquer une première incision verticale allant du menton au bord supérieur du manubrium, des deux extrémités de laquelle partiront deux incisions parallèles entre elles aboutissant l'une à la mastoïde, l'autre à l'acromion.

Dans l'un et dans l'autre cas, elles n'entameront que la peau et le fascia superficialis ;

3° Dans le premier tracé, on relèvera deux lambeaux qui seront rabattus, l'un en dedans, l'autre en dehors, comprenant la peau et le fascia superficiel ; dans le second tracé, un grand lambeau qui pivotera autour d'une ligne s'étendant de la mastoïde à l'acromion. En exécutant ce temps, on mettra à nu le peaucier qui sera disséqué avec grand soin, parallèlement à sa fibre ; après quoi on le coupera transversalement par le milieu, et les deux lambeaux seront rabattus l'un en haut, l'autre en bas. Cette partie de la préparation réclame beaucoup d'attention, car les branches superficielles sont sous-jacentes au peaucier et émergent toutes au niveau de la partie moyenne du bord postérieur du sterno-mastoïdien ; le scalpel rasera donc la face profonde de la fibre du peaucier de très près en ne s'écartant jamais de la direction de cette fibre qui est parfois fort mince. On trouvera au-dessous le sterno-mastoïdien à la surface duquel se trouvent le plexus superficiel et la veine jugulaire externe.

4° Rechercher et poursuivre les branches.

(*a*) *La cervicale superficielle*, reconnaissable à sa direction transversale vers l'os hyoïde, à sa forme rubanée ; on n'oubliera ni les filets de la veine jugulaire externe, ni les anastomoses avec la branche cervicale du facial décrivant une courbe à concavité postérieure au niveau de l'insertion inférieure du digastrique ;

(*b*) *L'auriculaire* à direction ascendante verticale : pour suivre ses *branches antérieures* parotidiennes, multiples, dont plusieurs seront suivies à la peau ; la *branche terminale externe* assez difficile à mettre à nu, à cause de l'adhérence des téguments à l'enveloppe parotidienne , couches entre lesquelles elle se trouve. Les filets de l'hélix et de l'anthélix seront recherchés dans les rainures correspondantes ; le filet de la conque entre le cartilage et la peau ; *la branche terminale interne* enfin, dont il faudra montrer l'anastomose constante mais très grêle et difficile à trouver avec le nerf facial (*voir la préparation de ce nerf*). Pour mettre à nu la division auriculaire de cette branche, on accrochera le cartilage de l'hélix par sa partie moyenne et on le rabattra en avant sur l'orifice du conduit auditif. Quant à la division postérieure ou occipitale, on la trouvera entre le muscle auriculaire postérieur et le muscle occipital sur le bord externe duquel elle s'anastomose avec la branche mastoïdienne.

(c) *La branche mastoïdienne* grêle sera coupée avant d'être trouvée, si l'on n'y veille, car sur ce point les téguments sont fort adhérents aux parties sous-jacentes; elle cotoie le bord postérieur du sterno-mastoïdien. On n'oubliera pas son anastomose avec le grand nerf occipital sur la partie moyenne du muscle occipital.

(d) La petite mastoïdienne, quand elle existe, se trouvera entre les deux branches précédentes.

(e) Quant aux branches sus-claviculaires et sus-acromiales, faciles à découvrir, elles seront suivies de haut en bas, les premières aux téguments de la poitrine jusqu'au niveau de la quatrième côte, les autres à la peau du moignon de l'épaule ; cependant les ganglions lymphatiques d'une part, la veine jugulaire externe de l'autre, contribuent souvent à masquer l'origine des branches descendantes ; on enlèvera la masse ganglionnaire, et on coupera la jugulaire externe au niveau de la clavicule, en apposant à son extrémité inférieure un fil qui servira à la relever; dans aucun cas on ne l'enlèvera complètement, car elle constitue un rapport trop important pour être sacrifié.

B. — *Plexus cervical profond* (côté gauche)

1° Inciser les téguments comme ci-dessus, en ayant soin toutefois de prolonger l'incision médiane du menton à la pointe du sternum; relever la peau, le fascia superficialis, le peaucier ;

2° Disséquer le sterno-mastoïdien, le rabattre totalement en haut et en dehors en conservant son adhérence osseuse au sternum. Pour cela appliquer sur le milieu du manubrium un premier trait de scie vertical, puis un deuxième trait de scie horizontal sur le point de jonction de la première pièce avec la seconde ; donner un coup de scalpel sur le cartilage de la première côte ;

3° Premier trait de scie vertical sur la clavicule en dehors de l'insertion du sterno-mastoïdien ; deuxième trait de scie au tiers externe de l'os, isolant ainsi un fragment claviculaire qui sera enlevé pour les besoins de la prépa- ration, mais qui pourra être replacé dans sa position. On conseille de pratiquer le second trait de scie avec la scie à chaîne, de dedans en dehors, en s'arrêtant assez à temps pour ménager le périoste sus-claviculaire de façon à pou- voir faire pivoter le fragment osseux sur cette lamelle pé- riostique comme charnière, et à le rabattre en dehors. Que l'on adopte l'un ou l'autre moyen, on n'oubliera pas le voisinage de la sous-clavière ni les branches rétro-clavi- culaires des jugulaires (*voir la région sus-claviculaire*) ;

4° Donner un coup de gouge sur la base de l'apophyse styloïde que l'on rabattra en dedans avec les muscles sty- liens ;

5° La première branche que l'on apercevra et que l'on poursuivra est la branche descendante interne, qui se porte obliquement en bas en croisant la jugulaire interne de dehors en dedans, en passant sur l'apophyse transverse de la sixième vertèbre cervicale , un peu au-dessous de laquelle on trouvera l'anastomose plexiforme avec la branche descendante du grand hypoglosse, anas- tomose dont la position précise a été indiquée à la prépa- ration du nerf grand hypoglosse et dont on poursuivra les filets aux muscles sterno-hyoïdien, thyroïdien et omoplato- hyoïdien ;

6° *Le nerf phrénique*. On le trouvera sur le bord interne du scalène antérieur, non sur son côté externe comme on le répète à tort ; à la partie inférieure du muscle, il lui devient antérieur. On recherchera au cou :

(*a*) Un filet anastomotique (*il est inconstant*) avec le grand symphatique un peu au-dessous du ganglion moyen ;

(*b*) Un deuxième filet anastomotique *constant* au ganglion cervical inférieur, naissant au niveau de l'artère sous-clavière ;

(*c*) Enfin un filet anastomotique *inconstant* avec le rameau du sous-clavier ; il croise en avant la veine sous-clavière à la surface de laquelle il forme une anse, quand il existe.

Remonter de bas en haut vers les racines du phrénique au nombre de deux, trois ou quatre naissant alors, suivant les cas, des quatrième et cinquième ; des troisième, quatrième et cinquième ; des troisième, quatrième, cinquième et sixième paires cervicales.

Voici les points de repère pour trouver le phrénique à son passage dans la poitrine : le chercher entre l'artère et la veine sous-clavière, en dehors du pneumogastrique : plus bas il croise l'aorte. On le trouvera dans la poitrine, en avant du pédicule pulmonaire entre le feuillet péricardique et la plèvre. Dans l'abdomen entre le péritoine et la face concave du diaphragme ; on devra montrer les rameaux qui vont à la capsule surrénale et ceux qui vont au plexus solaire.

Pour mettre à nu tous ces rameaux thoraciques et abdominaux, enlever le sternum en coupant tous les cartilages costaux avec un fort scalpel le plus près possible des côtes ;

7° La dissection de l'origine des branches du phrénique conduira à l'origine des paires cervicales ; cette recherche réclamera beaucoup de précautions ; il faudra enlever les masses ganglionnaires et la couche aponévrotique très résistante qui masquent les rameaux d'origine; il faut aussi enlever complètement, par fragments, le scalène antérieur ; veiller aux rameaux nerveux logés dans son épaisseur; puis il faudra suivre les branches dans les gouttières des apophyses transverses. La plus grande difficulté de cette dissection est l'énucléation du feuillet aponévrotique profond qui recouvre les origines et l'ablation du scalène;

8° Continuer la recherche des branches collatérales ;

On poursuivra successivement :

(*a*) Le nerf ou plutôt les filets nerveux du grand droit antérieur qui partent de l'anse des deux premiers nerfs cervicaux ;

(*b*) Le filet du petit droit antérieur, très grêle ;

(*c*) Celui du petit droit latéral provenant comme le précédent de la branche antérieure de la première paire ;

(*d*) Le nerf du long du cou émanant de l'anse des deux premiers nerfs, de la troisième et de la quatrième paire cervicale.

Comme le fait remarquer M. Sappey (1), ces différents rameaux (*a b c d*) pénétrant le muscle par leur face profonde, on sera obligé de soulever ceux-ci pour apercevoir les branches nerveuses ;

(*e*) Le rameau du sterno-mastoïdien pénétrant le muscle par la face profonde ;

(*f*) Le rameau du trapèze, naissant du troisième nerf, suivant un trajet parallèle à la branche externe du spinal, au-dessous de laquelle on le trouvera;

(*g*) Le rameau de l'angulaire, pénétrant ce muscle par son extrémité supérieure après avoir contourné le bord externe du scalène postérieur;

---

(1) Sappey, *Anatomie descriptive*, t. III, p. 405.

(*h*) Le rameau du rhomboïde, parallèle au précédent et pénétrant le muscle perpendiculairement à la fibre.

PRÉPARATION DU PLEXUS BRACHIAL

Position du sujet : le sujet est dans le décubitus dorsal, un billot sous les épaules, la tête renversée en arrière, la face dirigée du côté opposé.

Les tissus étant ainsi tendus, la tête sera immobilisée dans cette position :

1° Les incisions cutanées n'ont pas une grande importance ; elles seront faites de manière à ce que l'on puisse relever facilement la peau. Les incisions qui servent à la préparation du plexus cervical, des régions sus-claviculaire et de la paroi antérieure de l'aisselle, pourront être utilisées ici.

On relèvera les lambeaux cutanés doublés de leur tissu graisseux, puis le peaucier que l'on renversera en dehors et en haut ;

2° Disséquer le sterno-mastoïdien au-dessus de la clavicule : le grand pectoral au-dessous.

Détacher avec soin les insertions inférieures du sterno-mastoïdien en isolant avec ménagement sa face profonde des parties sous-jacentes et le renverser en dehors et en haut en l'érignant dans cette position ;

3° Le grand pectoral sera également disséqué, coupé au niveau de ses insertions au sternum et aux côtes, et renversé en dehors ; on donnera son attention à ne pas détruire les branches nerveuses qui se portent à sa face profonde ;

On conseille parfois de le couper à son insertion humérale et de le renverser en dedans ;

4° Pratiquer la dissection sous-périostée de la clavicule

dans ses 3/4 internes, puis la scier avec la scie à chaîne que l'on passera avec la sonde d'Ollier, à la jonction de son 1/4 externe avec les 3/4 internes ;

5° Disséquer le petit pectoral avec son aponévrose d'enveloppe (ligament suspenseur de l'aisselle), le couper et le renverser dans le même sens que le grand pectoral ;

Toute la paroi antérieure de l'aisselle est ainsi ouverte et rabattue ; reste la veine sous-clavière qui partage encore la région en deux parties ; sa présence, surtout quand elle est gorgée de sang, incommode tellement le préparateur, qu'il fera bien de la couper et de l'enlever entre deux ligatures ;

6° Le plexus ne sera plus masqué que par du tissu cellulaire rougeâtre à mailles larges, de la graisse plus ou moins abondante suivant les sujets et de nombreux ganglions lymphatiques. On nettoiera à fond le creux de l'aisselle et on enlèvera tout ce qui masque les nerfs. Les ciseaux sont d'une grande utilité pour effectuer cette opération qui doit être poussée jusqu'à la partie supérieure de l'aisselle ;

7° Rechercher les nerfs du plexus dans le triangle sus-claviculaire : on relèvera l'aponévrose cervicale profonde ;

On trouvera au devant du plexus la cervicale transverse superficielle, qui, après avoir monté un peu, traverse le triangle sus-claviculaire en s'appuyant sur le scalène antérieur et sur les nerfs du plexus.

La cervicale transverse profonde qui passe entre les nerfs du plexus, souvent entre le sixième et le septième nerf cervical, rarement derrière ;

Le sous-clavier ayant été ménagé, on constatera le passage des nerfs du plexus entre ce muscle et le grand dentelé, rapport qui sera conservé ;

La paroi antérieure de l'aisselle étant largement ouverte,

on nettoiera l'interstice celluleux du grand dentelé et du sous-scapulaire ;

Le champ de la préparation, ainsi dégagé, on prendra le plexus à son origine. Une véritable difficulté consiste à relever le feuillet profond de l'aponévrose cervicale très adhérent et très épais, et si l'on n'y veille, on altérera les origines et les branches antérieures du plexus ; on les poursuivra ultérieurement d'après les renseignements donnés ci-dessus.

Si, comme pour le plexus cervical, il est difficile de tout voir du même côté, on disposera des deux côtés du sujet et on préparera d'un côté les branches superficielles et de l'autre les rameaux profonds.

Il existe une anastomose constante avec le ganglion cervical moyen qui part de la cinquième paire, puis un petit rameau de communication avec le ganglion cervical inférieur.

(*a*) *La branche du sous-clavier* naît de la sixième à la septième paire cervicale, il se divise en deux branches après avoir suivi un trajet vertical au-devant des nerfs du plexus, puis donne deux rameaux :

1° *Rameau externe* pour le muscle, qu'il pénètre ;

2° *Rameau interne* qui va au phrénique, après s'être porté en bas et en dedans. M. Sappey indique très exactement la manière de le trouver quand il existe ; il rejoint souvent le phrénique au-dessus de la veine sous-clavière et alors il passe au-devant du scalène antérieur, ou bien il le joint au-dessous et alors il passe au-devant de la veine sous-clavière ;

(*b*) *Branche du grand dentelé.* Elle se porte en bas entre le grand dentelé et le sous-scapulaire, naît des cinquième et sixième paires, gagne verticalement la partie latérale du thorax entre le sous-scapulaire et le grand dentelé auquel elle donne de nombreux ramuscules jusqu'à sa partie inférieure ;

(c) *Branche de l'angulaire.* Elle naît du cinquième nerf, croise le scalène postérieur puis l'angulaire, qu'elle pénètre par sa face profonde ;

(d) *Branche du rhomboïde.* Elle naît aussi du cinquième nerf, descend entre le scalène postérieur et l'angulaire ;

(e) *Branche du sous-scapulaire.* Elle suit un trajet oblique en bas et en dedans, passe sous le trapèze et l'omoplato-hyoïdien, entre dans la fosse sus-épineuse en passant au-dessous du ligament coracoïdien, séparé de l'artère par ce ligament, puis passe dans la fosse sus-épineuse après avoir contourné le bord antérieur de l'épine du scapulum ; elle fournit aux muscles sus et sous-épineux ;

(f) *Branche supérieure du sous-scapulaire.* Elle se jette dans le sous-scapulaire après avoir suivi un trajet en dehors et en bas ;

(g) *Branche du grand pectoral.* Elle gagne la face profonde du muscle après avoir croisé la veine sous-clavière, s'anastomose avec la branche du petit pectoral au-dessous de l'artère sous-clavière ;

(h) *Branche du petit pectoral.* Elle passe en arrière de l'artère sous-clavière au-dessous de laquelle se fait l'anastomose avec le nerf précédent ;

(i) *Accessoire du brachial cutané interne* (Cruveilher). Il naît de la dernière cervicale et de la première dorsale, croise les tendons du grand dorsal et du grand rond, après avoir passé entre l'artère et la veine sous-clavière, puis descend jusqu'au coude entre la peau et l'aponévrose brachiale ;

(j) *Accessoire du grand dorsal.* Il passe entre le grand dentelé et le sous-scapulaire et pénètre dans le grand dorsal par sa face profonde ;

(*k*) *Branche du grand rond.* Elle suit le même trajet que la précédente, puis contourne le bord inférieur du grand rond avant de le pénétrer ;

(*l*) *Branche inférieure du sous-scapulaire.* Elle est très variable, simple, double ou triple, en tout cas grosse et courte ; elle pénètre dans le muscle par sa partie inférieure.

BRANCHES TERMINALES DU PLEXUS BRACHIAL

Les principes généraux de dissection sont suffisants pour mettre à nu les nerfs des membres ; notre intention n'est donc pas ici, surtout après la préparation des régions dans lesquelles nous avons, autant que possible, donné la manière de disséquer les nerfs, de revenir sur la préparation de chaque nerf en particulier. Nous avons pensé qu'il serait préférable de nous contenter de donner un aperçu de la distribution de ces nerfs, qui pourra servir de guide pour les mettre à découvert, en faisant précéder cet aperçu de quelques principes pour poursuivre les nerfs cutanés et les nerfs profonds.

Pour les nerfs superficiels : Incision longitudinale des téguments des membres ; soulever et disséquer les lambeaux cutanés avec beaucoup de précautions, du centre vers les parties latérales ; rechercher avec soin les points où les filets superficiels perforent l'aponévrose et veiller à ne pas couper les filets perforants ; connaître d'avance, avec autant de précision que possible, les points où se font les anastomoses, pour ne pas les détruire, mais avoir soin de ne relever que la peau et de conserver les nerfs à la surface de l'aponévrose. Notons cependant que, dans le cas où l'on voudrait préparer les nerfs superficiels et profonds sur la même pièce on relèverait les nerfs cutanés avec la peau de manière à pouvoir ensuite préparer les nerfs profonds.

Plexus brachial :
{
Nerf musculo-cutané ;
— brachial cutané interne ;
— médian ;
— cubital ;
— radial ;
— circonflexe.
}

On se rappellera que le nerf médian naît par deux racines entre lesquelles passe l'artère axillaire.

Les six branches terminales sus-nommées descendent sur deux plans :

1er PLAN
Plan antérieur
{
Racine externe du médian naissant par un tronc commun avec le nerf musculo-cutané ;
Racine interne du médian naissant par un tronc commun avec le nerf cubital et le brachial cutané interne.
}

2e PLAN
Plan postérieur
{
Nerf radial naissant par un tronc commun avec le nerf circonflexe.
}

Se reporter pour la dissection des troncs des nerfs aux préparations des régions (loge interne du bras, régions antibrachiales antérieure et postérieure ; région palmaire).

DISTRIBUTION DES NERFS AUX DOIGTS :
{
1. *Collatéraux palmaires :*
{
Sept collatéraux palmaires externes, fournis par le médian ;
Trois collatéraux palmaires internes, fournis par le cubital.
}
2. *Collatéraux dorsaux :*
{
Cinq collatéraux dorsaux externes, fournis par le radial ;
Cinq collatéraux dorsaux internes, fournis par le cubital.
}
}

PRÉPARATION DU PLEXUS LOMBAIRE

Le sujet est couché sur le dos, un billot sous les reins.

Au lieu de pratiquer une simple incision cruciale comprenant toute l'épaisseur de la paroi abdominale, incision généralement conseillée, et de rabattre les lambeaux, nous recommandons de pratiquer tout d'abord la dissection complète des muscles de cette paroi, des grand oblique, petit oblique et tranverse de l'abdomen ;

Voici comment l'on procédera :

1° Incision cruciale dont le point d'intersection se fait à l'ombilic, n'intéressant que la peau et le fascia sous-cutané ;

2° Disséquer proprement le grand oblique qui sera ensuite incisé crucialement sur les mêmes limites que la peau ; même pratique pour les grand et petit obliques de l'abdomen ;

Cette dissection préalable des muscles ne retarde guère la préparation qui y gagnera beaucoup en netteté ; tous les rameaux nerveux qui seront trouvés pendant cet isolement des muscles seront ménagés. C'est surtout à cette fin qu'il est bon d'agir ainsi, car il est très difficile de procéder à la recherche des branches dans des lambeaux musculaires sans soutien, quand on a commencé par la section préalable des muscles ;

3° Vider le sujet après application d'une double ligature aux deux extrémités de l'intestin ;

4° Décoller le péritoine avec les doigts ; dépouiller complètement la région de tout son tissu cellulaire et graisseux. Ce nettoyage sera opéré d'une manière irréprochable de l'un des côtés où l'on montrera les branches nerveuses à leur émergence du psoas iliaque ;

5° Du côté opposé, enlever complètement le psoas ; ce muscle étant très friable, cette ablation sera aisée, mais on ménagera toutes les branches nerveuses qui le perforent ; remonter lentement de leur terminaison vers leur origine ; décoller complètement, en grattant avec le tranchant du scalpel, l'insertion du muscle aux vertèbres, tout en conservant les filets nerveux qui vont au psoas lui-même, et auxquels on laissera adhérer un petit fragment de tissu musculaire ;

6° Pour trouver les anastomoses du plexus lombaire avec le grand sympathique (anastomoses que l'on doit toujours avoir en vue afin de ne pas les couper d'une manière inconsciente), procéder préalablement à la recherche du corps du grand sympathique lui-même. On se rappellera qu'il est couché sur la colonne vertébrale, à 0,03 environ de la base des apophyses transverses, immédiatement en arrière de la veine cave ascendante, le long du bord interne du psoas. La veine cave sera enlevée, après avoir été liée à ses deux extrémités, et après avoir détruit ses adhérences postérieures à la colonne vertébrale. On y procédera avec beaucoup de ménagements et en dédolant, pour ne pas enlever le grand sympathique. Quand on aura mis à nu ce dernier d'après les principes énoncés ci-dessus, on en recherchera les anastomoses avec le plexus lombaire : elles sont nombreuses, souvent doubles pour chaque vertèbre, disposées en éventail, les supérieures de dedans en dehors et de bas en haut, les moyennes presque transversales, les inférieures dirigées en dehors et en bas. On pourra, partant du grand sympathique, les suivre directement jusqu'à la rencontre du plexus, ou bien comme le conseille M. Sappey, après avoir mis à nu les origines des anastomoses du grand sympathique ainsi qu'il vient d'être dit, on les abandonnera là et on recherchera le point où elles quittent le plexus. En allant ainsi à leur rencontre des deux côtés à la fois, on les obtiendra infailliblement ; mais j'aime autant, pour ma part, les suivre directement du grand sympathique au plexus ; il faudrait un scalpel bien maladroit pour les couper en procédant ainsi ;

7° Conserver l'asnastomose du douzième nerf dorsal avec

la première paire lombaire. Il faut reconnaître que la douzième paire dorsale, par sa distribution aux grands muscles de l'abdomen, pourrait appartenir au plexus lombaire et être décrite avec lui ;

8° S'occuper dès lors du corps du plexus ; quand on l'aura découvert sur un point, on procédera à sa dissection de son origine vers sa terminaison ;

9° Suivre les branches collatérales de haut en bas : C'est ici que l'on reconnaîtra la supériorité du procédé qui isole et dissèque les grands muscles de la paroi, et qui permet de poursuivre les branches comprise entre les couches musculaires ou qui s'y distribuent ; ce mode de faire donne à la pièce un air de propreté et d'élégance que n'ont pas les autres procédés.

On trouvera successivement :

(a) La grande abdomino-génitale (abdomino-génitale de Sappey, ilio-scrotale de Chaussier), qui est pour ainsi dire la continuation du plexus, passe à travers des fibres du psoas et se porte obliquement à la surface du muscle carré des lombes ; on recherchera le petit rameau qu'elle donne à ce muscle ; elle passe ensuite entre le petit oblique et le transverse, puis se divise en deux branches, la branche abdominale qui, passant entre le petit oblique et le grand, fournit une anastomose à la dernière paire dorsale qu'il faudra conserver, des rameaux aux muscles et un rameau perforant (1), puis un rameau génital qui gagne le cordon, placé au-dessus de lui, puis quitte le canal inguinal et donne deux rameaux terminaux, l'un transversal, l'autre vertical ;

(b) La petite abdomino-génitale (abdomino-génitale inférieure) suit le même trajet que la supérieure, commu-

(1) Sappey, t. III, p. 441.

nique par un petit filet avec le rameau génital et va se distribuer au pubis et au scrotum après avoir fourni des filets aux muscles petit oblique et transverse ;

(c) *La fémoro-cutanée* (inguino-cutanée externe de M. Sappey) qui quitte le bassin entre les deux épines iliaques antérieures ; on la reconnaîtra encore à sa forme aplatie. On poursuivra son rameau fessier en arrière, le rameau fémoral jusqu'au genou. On ménagera l'anastomose superficielle avec la division du nerf crural, à quatre ou cinq travers de doigt au-dessous du pli de l'aine.

(d) *La génito-crurale* (inguino-cutanée interne) : en rechercher la division fémorale dans l'angle externe de l'anneau crural ; on la retrouvera plus bas à la sortie de l'un des trous du fascia crebriformis.

La division génitale difficile à poursuivre se trouvera entre le cordon et la paroi inférieure du canal inguinal, et plus bas dans la peau du scrotum ;

(e) Une autre branche collatérale non décrite et à peu près constante se détache du plexus à quelques centimètres au-dessus de l'aine et se porte au muscle iliaque ;

(f) Il n'est pas rare de trouver sous le scalpel deux abdomino-génitales ; inutile de dire que, dans ce cas, elles seront conservées toutes deux.

Pour poursuivre à la cuisse les branches superficielles du plexus, on fera sur la partie antérieure de la cuisse, une incision longitudinale que l'on prolongera au-dessous du genou, puis, en ce point, une incision transversale qui permettra de rabattre deux lambeaux.

Si l'on ne dispose que de l'un des membres et que l'on veuille montrer, de ce côté, les branches superficielles profondes, on rabattra en dehors et en dedans les filets nerveux avec la peau et la couche cellulo-adipeuse de manière à pouvoir attaquer ensuite les branches profondes, branches terminales du plexus; mais si l'on peut disposer des deux membres, on conservera les filets nerveux à la surface de l'aponévrose fémorale.

En voici la distribution :

(a) BRANCHE FÉMORO-CUTANÉE

Rameau fémoral, qui après avoir traversé le fascia lata, se porte à la partie antéro-externe de la cuisse jusqu'au genou.

Rameau fessier : Se distribue à la peau de la fesse; — à la peau de la partie supérieure et postérieure de la cuisse.

(b) BRANCHE GÉNITO-CRURALE

Rameau externe ou crural dont les filets passent à travers des orifices du fascia crebriformis et se distribuent à la peau de la partie interne et antérieure de la cuisse.

Rameau interne ou génital dont quelques filets abandonnent le trajet du cordon pour se porter à la peau de la partie interne de la cuisse.

BRANCHES TERMINALES DU PLEXUS LOMBAIRE

1. *Nerf obturateur*. — Rechercher d'abord ses trois racines qui émanent des 2ᵉ, 3ᵉ et 4ᵉ nerfs lombaires;

Suivre son trajet, très facile à trouver, le long du détroit supérieur du bassin, après avoir relevé le péritoine : il gagne le trou obturateur placé au-dessus (non au-dessous comme on l'a dit) de l'artère obturatrice.

Il fournit ultérieurement des rameaux cutanés à la peau de la partie supéro-interne de la cuisse; des rameaux musculaires aux muscles obturateurs, aux adducteurs et au muscle droit interne.

2. *Nerf crural*. — Découvrir également ses trois racines émergeant des 2ᵉ 3ᵉ et 4ᵉ nerfs lombaires;

On le trouvera sous l'arcade crurale, et à la cuisse dans la gaîne du psoas, séparé par conséquent de la gaîne des vaisseaux fémoraux par un feuillet aponévrotique qui sera conservé.

IL FOURNIT 4 BRANCHES TERMINALES :

1. Grande musculo-cutanée (nerf musculo-cutané externe), *donnant* :
- *des rameaux musculaires* au couturier ;
- *trois rameaux cutanés* : perforant supérieur ; perforant inférieur ; branche accessoire du saphène interne ;

2. Petite musculo-cutanée se porte vers la gaîne des vaisseaux fémoraux, qu'elle traverse en passant au-devant et en arrière des vaisseaux ;

3. Nerf du triceps, se divise en trois rameaux pour les trois parties du triceps fémoral ;

4. Saphène interne, se porte du pli de l'aine à la partie interne du cou-de-pied et du pied.
Pour cela il s'applique, dans la gaîne des vaisseaux, à l'artère fémorale, jusqu'à l'anneau du 3ᵉ adducteur, perfore la gaîne aponévrotique et se divise sur la face interne du genou en branche rotulienne et en branche jambière, qui se porte, en suivant la face interne de la jambe, jusqu'à la partie interne du pied.

3. *Tronc lombo-sacré* qui va au plexus-sacré.

PRÉPARATION DU PLEXUS SACRÉ

On ne peut songer à préparer le plexus sacré sur un sujet entier, car on ne peut porter le scalpel dans l'excavation pelvienne pour y poursuivre les filets nerveux ; on est donc dans la nécessité d'isoler le bassin et d'y pratiquer des coupes ; voici comment on procédera :

1° Vider la cavité abdominale ; avoir bien soin de ménager la vessie et le rectum qui sera incisé entre double ligature à 0,20 au-dessus de l'anus ;

2° Couper circulairement les parties molles de la paroi abdominale jusqu'à la colonne vertébrale qui sera sciée au niveau de la seconde vertèbre lombaire ;

3° Pratiquer la section du bassin en deux parties :

(*a*) Ou bien en désarticulant la symphyse pubienne et en circonscrivant les organes génitaux externes par une incision qui les laissera adhérer au côté sur lequel se fera la préparation, incision qui passera à deux ou trois travers de doigt de la ligne médiane du côté qui ne sera pas conservé et qui comprendra toute l'épaisseur des parties molles jusqu'aux os. (Mais ce procédé plus expéditif a le grand inconvénient d'enlever toute fixité aux tissus du plancher périnéal et de rendre ainsi très difficile la recherche du nerf honteux interne et de ses branches;)

(*b*) Ou bien, ce qui est infiniment préférable, pratiquer une incision verticale sur les parties molles à trois travers de doigt de la ligne médiane; donner un trait de scie oblique sur la branche horizontale du pubis tout en conservant la branche ascendante de l'ischion et une portion de l'ischion lui-même; appliquer un trait de scie en arrière dans l'articulation sacro-iliaque; afin d'accomplir cette dernière manœuvre sans rien léser, on énucléera préalablement le rectum que l'on déprimera fortement, ou mieux on glissera une lame de carton protectrice entre lui et le sacrum afin d'être sûr de ne pas l'atteindre avec la scie;

Cette coupe sera préférée à la précédente : le plancher périnéal est ainsi conservé; il suffira d'en tendre les éléments sur un arc métallique pour pouvoir aborder aisément le périnée et pour y découvrir les extrémités nerveuses qui seraient introuvables dans des parties molles sans soutien.

Cependant si, dans un cas de nécessité, l'économie des sujets par exemple, on a été dans l'obligation d'adopter la première coupe, nous conseillerons alors de fixer solidement la pièce sur un liège à l'aide de quelques fortes pointes;

de remplacer en quelque sorte l'aile du bassin que l'on a enlevée par un arc métallique de petite dimension, dans une direction parallèle à l'aile iliaque du côté conservé, et de tendre sur cet arc, à l'aide d'un fil double et d'une aiguille, toutes les parties molles du périnée, en faisant une véritable couture en surjet sur les limites de la section ; en deux mots, on reconstituera, par des moyens artificiels, les adhérences détruites ;

4° Quelque soit le procédé adopté, avant de fixer la pièce, on la tiendra pendant quelques minutes sous le robinet d'une fontaine, et s'il n'y a pas obligation de la disséquer immédiatement, ce qui sera possible quand on aura pu faire la coupe dès la veille, on la suspendra par le pied à l'aide d'un lac. Si cette précaution n'a pu être prise, on facilitera, en tout cas, l'écoulement du sang veineux, en exerçant de haut en bas des frictions sur le trajet des vaisseaux et en maintenant la pièce un peu plus longtemps sous un jet d'eau ; on détergera soigneusement avec une éponge.

Si nous avons insisté un peu longuement sur ces soins préalalables, on ne saurait nous en faire un reproche quand on sait à quel point peut gêner un écoulement de sang continu dans un bas-fond où l'on a à rechercher des détails anatomiques minutieux ;

5° Débarrasser l'excavation des tissus cellulaire et graisseux qui masquent le plexus, mais avec toutes les précautions possibles pour ne pas détruire les filets viscéraux ;

6° Soulever et renverser en avant la vessie et le rectum ;

On apercevra dès lors les gros troncs nerveux qui forment le plexus. Nous rappellerons ici, avant de poursuivre les rameaux, la nécessité de relire avec soin la description de la distribution des branches ; on procédera à leur recherche de leurs origines vers leur terminaison, c'est-à-dire des trous sacrés vers la périphérie ;

7° On fera bien de commencer par les anastomoses du grand symphatique qui est couché dans la concavité du sacrum, à 0,04 en dedans de l'émergence des branches d'origine du plexus ; on les isolera avec beaucoup de précaution parce qu'elles sont très délicates ;

8° Rechercher les branches viscérales qui émanent des 3me et 4me paires sacrées et qui traversent le plexus hypogastrique, pour se rendre aux organes du bassin : dès qu'elles seront préparées, on érignera et soutiendra ces organes, afin d'éviter la rupture infaillible des branches viscérales qui, sans cela, se rompraient avant la fin du travail ;

9° On procédera à la poursuite des autres branches intrapelviennes :

(*a*) Le nerf anal ou hémorrhoïdal, qui émane de la partie inférieure du plexus ;

(*b*) Le nerf du releveur de l'anus ;

(*c*) Le nerf de l'obturateur interne ;

(*d*) Le honteux interne, le plus inférieur de la région, que l'on trouvera au-dessus du bord supérieur du pyramidal ; nous reprendrons ces branches nerveuses tout à l'heure ; car, quand on aura mis à nu leur origine, on retournera la pièce de manière à poursuivre les rameaux jusqu'à leur terminaison ;

10° Pratiquer sur la fesse une incision cruciale dont l'extrémité supérieure partira de la partie moyenne de la crête iliaque, pour s'arrêter à quelques centimètres au-dessous du bord inférieur du grand fessier ; cette première incision sera rencontrée par une autre qui, partant du bord supérieur du grand trochanter, ira rejoindre la ligne qui sépare les fesses ;

Relever les lambeaux adipeux et cutanés ; disséquer très proprement le grand fessier dans le sens de la fibre ; le dépouiller bien complètement de son aponévrose d'enveloppe, puis en opérer la section à une petite distance de son insertion trochantérienne et perpendiculairement à la direction du tendon d'insertion ; veiller, en le relevant et en le renversant en haut, aux branches qui vont aux fessiers, on n'oubliera pas les branches cutanées qui doublent le bord inférieur du grand fessier et qui proviennent du petit sciatique.

D'autres préparateurs préfèrent inciser le grand fessier perpendiculairement à sa fibre, un peu au-dessous de sa partie moyenne ; mais on s'expose dans ce procédé à sectionner les filets nerveux qui s'y rendent. Je crois donc que le moyen précédemment indiqué doit être préféré ;

11° Détacher les insertions du moyen fessier comme celles du grand fessier ; renverser le muscle en dedans et en haut en veillant aux branches nerveuses qui s'y distribuent. Si l'on a adopté l'incision moyenne du grand fessier on fera de même pour le petit et alors on renversera chaque lambeau dans un sens opposé ;

12° Nettoyer à fond la surface musculaire que l'on a sous les yeux : la dépouiller de tout le tissu cellulo-graisseux à mailles lâches qui la recouvre et qui masque les branches nerveuses ;

On aura alors devant soi et de haut en bas, le petit fessier qui s'étale en éventail, le pyramidal, les deux jumeaux, entre lesquels le tendon de l'obturateur interne, le carré crural, qui forment autant de traits d'union entre le bassin et le fémur, enfin le grand nerf sciatique qui émerge de la grande échancrure sciatique au niveau de la partie interne du bord inférieur du pyramidal et qui croise de haut en bas les quatre derniers muscles ci-dessus nommés.

Dans un champ ainsi divisé on trouvera sucessivement : Au-dessus du bord supérieur du pyramidal... le fessier supérieur ; au-dessous du pyramidal et en dedans du grand nerf sciatique les rameaux que donne le petit sciatique au grand fessier et ses deux branches terminales, la périnéale et la fémorale ;

Puis plus profondément, et accolés à la face postérieure du petit ligament sacro-sciatique :

(a) Le rameau crural qui, partant du voisinage du honteux interne, va à l'anus ;

(b) Le honteux interne qui, émanant de la partie inférieure du plexus, contourne l'épine sciatique pour rentrer dans le bassin, s'accole à l'ischion, etc... ;

(c) Le nerf de l'obturateur interne qui suit le même trajet autour de l'épine sciatique et rentre également dans le bassin, pour s'enfoncer dans la partie antéro-inférieure de l'obturateur interne ;

(d) Un peu plus en dehors enfin, sous le tronc du grand nerf sciatique, le long rameau du carré crural, qui passe sous les jumeaux en abandonnant un filet au bord supérieur du jumeau inférieur. On le retrouve dans l'intervalle qui sépare le jumeau inférieur du carré ;

(e) Le rameau du jumeau supérieur qui y pénètre par son bord supérieur ;

(f) Le nerf petit sciatique, que l'on recherchera au niveau de la partie inférieure de la grande échancrure sciatique par où il sort du bassin ; on en poursuivra les branches de terminaison : la génitale, dans le sillon fémoro-périnéal jusqu'au scrotum chez l'homme, aux grandes lèvres chez la femme ; la fémorale que l'on suivra sur la partie moyenne de la face postérieure de la cuisse : on s'attachera à montrer le point où elle traverse l'aponévrose pour aller aux téguments, point que que l'on trouvera à la partie supérieure du creux poplité.

BRANCHES TERMINALES DU PLEXUS SACRÉ.

1. *Grand nerf sciatique.* — Pour la préparation du grand nerf sciatique, nous prions de voir la préparation de la loge postérieure de la cuisse.

Nous ferons remarquer toutefois avec Hirschfeld (1) que, pour ne pas couper les branches cutanées, il faut couper longitudinalement la peau et l'aponévrose vers le milieu de la cuisse et rechercher le tronc du nerf, après avoir préalablement mis à nu et poursuivi les branches cutanées de bas en haut.

Le grand nerf sciatique se divise un peu au-dessus des condyles du fémur en sciatique poplité externe et en sciatique poplité interne :

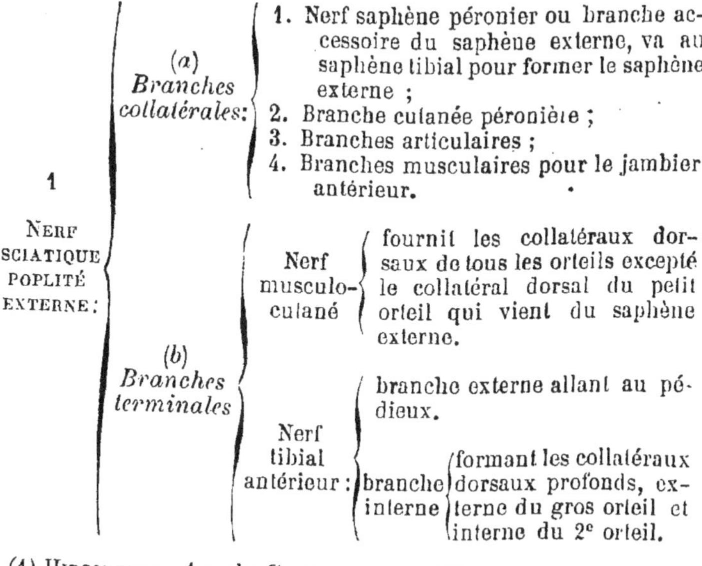

1. **Nerf sciatique poplité externe :**

   (a) *Branches collatérales :*
   1. Nerf saphène péronier ou branche accessoire du saphène externe, va au saphène tibial pour former le saphène externe ;
   2. Branche cutanée péronière ;
   3. Branches articulaires ;
   4. Branches musculaires pour le jambier antérieur.

   (b) *Branches terminales*
   - Nerf musculo-cutané : fournit les collatéraux dorsaux de tous les orteils excepté le collatéral dorsal du petit orteil qui vient du saphène externe.
   - Nerf tibial antérieur :
     - branche externe allant au pédieux.
     - branche interne : formant les collatéraux dorsaux profonds, externe du gros orteil et interne du 2e orteil.

(1) Hirschfeld, *An. du S. nerveux*, p. 307.

Préparation du saphène péronier et du saphène externe.—Mettre à nu, par une porte largement ouverte, l'aponévrose jambière postérieure en veillant à ne pas atteindre les filets superficiels ;

On relèvera avec avantage l'aponévrose jambière dans sa partie supérieure en ménageant le point où le saphène externe traverse l'aponévrose. Ce nerf sera ultérieurement poursuivi de haut en bas jusqu'à sa terminaison.

Préparation du nerf tibial antérieur, du musculo-cutané
et de la branche cutanée péronière

1. Relever la peau ;

2. Relever l'aponévrose dans la moitié supérieure de la jambe en veillant bien à conserver les filets nerveux appliqués d'abord aux muscles, plus bas à l'aponévrose jambière. Conserver le point où le musculo-cutané traverse l'aponévrose.— Toutes les branches collatérales dorsales seront poursuivies.

Rechercher le tibial antérieur dans l'interstice musculaire (voir la préparation de la loge jambière antérieure), et conserver bien exactement les rapports du nerf avec l'artère tibiale antérieure.

Nerf sciatique poplité interne

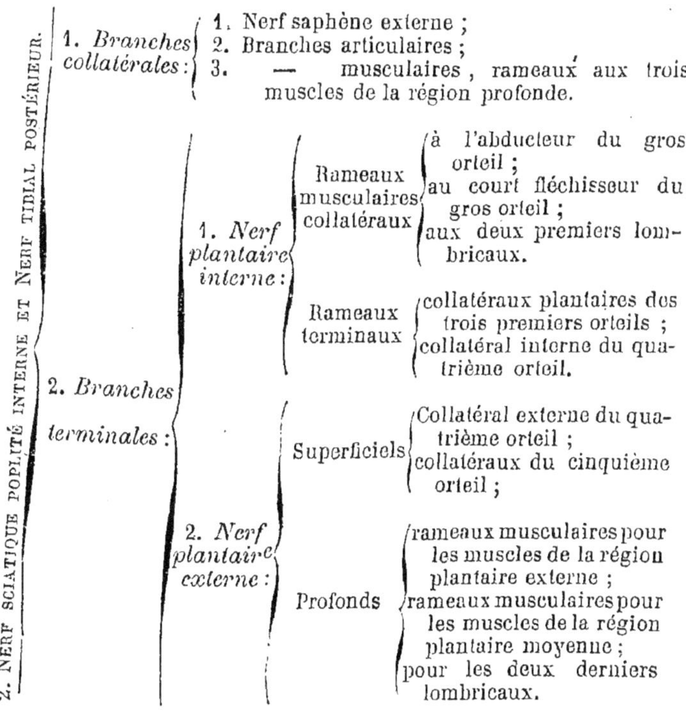

Pour la préparation du sciatique poplité [interne, du tibial postérieur et de ses branches, on se reportera à la préparation du creux poplité, de la région jambière postérieure et de la région plantaire.

PRÉPARATION DU GRAND SYMPATHIQUE.

C'est la dissection la plus difficile du corps à cause de la distribution étendue du système, de la gracilité et du nombre de ses ramifications et de ses anastomoses.

Elle réclame des connaissances anatomiques précises, une certaine habileté de scalpel, une grande patience.

Tout préparateur qui l'entreprend et qui veut la mener à bonne fin, surtout s'il est à son coup d'essai, doit se pénétrer d'abord, par une lecture attentive, de la distribution du nerf et des moyens qui permettront de le mettre à nu.

On préférera un sujet injecté à un sujet frais, un corps maigre à un sujet gras. Je me sers généralement de l'injection à la liqueur Le Prieur que j'additionne d'un tiers de la solution au nitrate de zinc. J'en ai indiqué la supériorité au chapitre de l'injection des cadavres. Elle a du reste l'avantage précieux de coaguler le sang dans les veines.

Si l'on fait la préparation sur un sujet frais, et que les veines soient fortement gorgées, ce qui, pour une dissection d'aussi longue haleine, rendrait le travail très difficile, on conseille d'ouvrir la partie horizontale des sinus latéraux et de suspendre le sujet par les pieds ; puis à l'aide d'une incision médiane sur l'abdomen, d'ouvrir la partie inférieure de la veine cave ascendante et de suspendre le sujet par les bras. Mais je puis assurer que l'on ne sera pas gêné par le sang si l'on prend la précaution de se servir de l'injection ci-dessus et surtout si l'on peut se servir d'un corps injecté depuis une quinzaine de jours.

Nous recommandons particulièrement de pratiquer d'abord les grosses coupes (ouverture de la poitrine, section des côtes, section du bassin, etc...) et de ne rechercher les origines supérieures du nerf et ses anastomoses délicates, qu'en dernier lieu, sous peine d'en rompre plusieurs avant la fin de la préparation.

1° Le sujet est couché sur le dos dans un endroit bien éclairé ; une longue plaque de liège sous le tronc et la tête ; un billot sous le cou.

2° Incision longitudinale intéressant la peau et le fascia graisseux qui la double, s'étendant du menton au pubis, sur laquelle tomberont trois incisions transversales :

La première de l'apophyse mastoïde à la symphyse du menton, en suivant le bord inférieur de la mâchoire ;

La deuxième de l'extrémité externe de la clavicule à la fourchette du sternum ;

La troisième de l'appendice xyphoïde à l'angle de la 11ᵉ côte, en passant dans le 11ᵉ espace intercostal ;

3° Par la deuxième incision transversale on pratiquera l'ablation sous-périostée de la clavicule.

Enlever le plastron formé par le sternum et par les cartilages costaux. A cet effet, désarticuler le sternum à droite (la clavicule gauche étant déjà enlevée) ; détruire avec précaution ses autres adhérences supérieures ; pratiquer avec un fort scalpel la section des cartilages costaux au niveau de l'articulation chondro-costale des deux côtés ; rabattre de haut en bas tout le plastron en énucléant ses adhérences profondes ; l'enlever ;

4° Disséquer rapidement à gauche les parties molles de la paroi thoracique ; couper les côtes avec la pince tranchante à 0,08 de leur articulation avec la colonne vertébrale, depuis la seconde jusqu'à la 11ᵉ inclusivement.

Je conseille de conserver la première côte, que l'on pourra couper toutefois, si elle gêne trop, pour la recherche du ganglion cervical inférieur ; je puis assurer cependant qu'on peut très bien le trouver en la conservant, ce qui donnera du soutien aux parties voisines et en conservera la forme. En tout cas, on n'enlèvera sous aucun prétexte la 12ᵉ côte, qui, soutenant les lombes, donnera de la solidité à la région.

Régulariser la section costale, afin de ne pas se blesser aux esquilles ;

5° Pratiquer la coupe du bassin :

Avant cela faire tomber toutes les parties molles de la paroi antéro-latérale de l'abdomen, depuis l'extrémité antérieure de la dernière côte conservée jusqu'à la crête iliaque ;

Désarticuler le membre inférieur gauche ;

Dépouiller les parois antéro-latérales du bassin de toutes leurs parties molles, en décollant avec un scalpel convexe les attaches des fessiers.

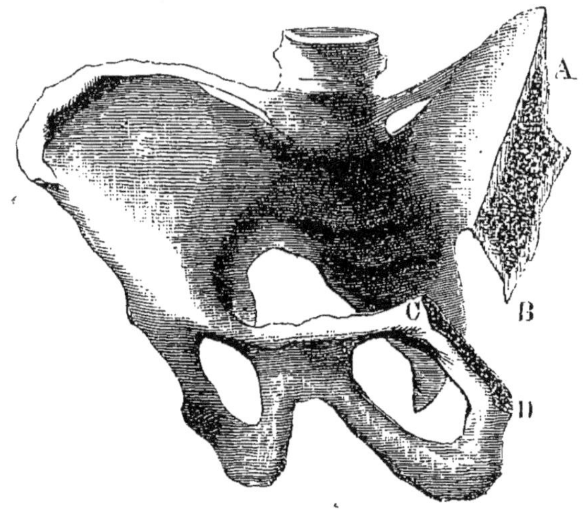

Fig. 57.

Appliquer un premier trait de scie oblique C D, sur la branche horizontale du pubis à 0,06 de la symphyse ; il portera également sur la tubérosité de l'ischion, à 0,02 du sommet de la tubérosité (Voir fig. 57).

Deuxième trait de scie dirigé d'arrière en avant sur la crête iliaque, partant à 0,07 de l'épine iliaque antéro-postérieure, destiné à faire tomber le bord supérieur de l'os des îles (Voir même fig.) (1).

(1) Nota. — La gravure de cette planche ne rend pas exactement la description ci-contre. La coupe A B doit se composer de deux plans obliques l'un par rapport à l'autre.

Troisième trait de scie oblique, en arrière de la cavité cotyloïde, qui avec le trait de scie A B, détache entièrement la paroi du bassin dans laquelle est creusée cette cavité et ouvre ainsi une porte qui donne accès sur le sacrum et sur les organes intrapelviens et permet d'y poursuivre la portion inférieure du grand sympathique.

Toutes les grosses coupes, sauf celle de la boîte crânienne, étant pratiquées, on recherchera le tronc du grand sympathique au cou; à cette fin,

6° Disséquer le cou méthodiquement et par couches,

Rabattre en dehors avec soin, d'après les principes déjà donnés pour d'autres préparations de cette région :

(a) Peau, peaucier et branches superficielles du plexus cervical ;

(b) Aponévrose cervicale superficielle et sterno-mastoïdien ; ménager les branches nerveuses qui y pénètrent.

Porter le larynx et la trachée en dedans en les érignant.

Ouvrir la gaîne des vaisseaux ; isoler l'artère carotide externe, la veine jugulaire interne qui sera portée en dehors, si on tient à la conserver, mais plutôt sectionnée à ses deux extrémités entre deux ligatures ;

J'engagerai même à pratiquer cette opération de bonne heure ; car tous ces désirs de conservation, dans une aussi longue préparation, n'aboutissent qu'à gêner toutes les manœuvres, pour n'en être pas moins contraint de se débarrasser plus tard d'organes, qui, enlevés au début, auraient donné du jour et simplifié le travail.

7° Scier le corps du maxillaire inférieur sur la ligne médiane avec une scie à chaîne, comme pour la préparation de la bouche, détacher en dédolant les insertions des deux ptérygoïdiens en dedans, du masséter et du temporal en dehors et en haut; désarticuler le col du condyle, non avec le scalpel, mais en tordant la branche du maxillaire inférieur qui ne tient plus que par ses ligaments. Appliquer un trait de scie vertical sur l'apophyse zygomatique très près de l'os malaire et un autre trait à l'attache de cette même apophyse au temporal ;

8° Appliquer un coup de gouge au ras de l'insertion de l'apophyse styloïde ; la renverser en bas et en avant après avoir disséqué et isolé soigneusement les éléments du bouquet de Riolan ; détacher l'insertion mastoïdienne du digastrique ; fouiller les parties sous-jacentes bien nettoyer et érigner :

(*a*) Le grand hypoglosse ;

(*b*) Le glosso-pharyngien que l'on trouvera entre le stylo-glosse en dehors et le stylo-pharyngien en dedans ;

(*c*) Le spinal : branche antérieure qui se porte au plexus gangliforme du pneumogastrique, puis au pharynx ; branche postérieure que l'on trouvera immédiatement en avant de l'apophyse mastoïde, puis plus bas sous le 1/3 supérieur du sterno-mastoïdien et qui traverse enfin le creux claviculaire ;

(*d*) Le pneumogastrique qui descend verticalement au milieu de ce groupe de nerfs dont les uns se portent en arrière, les autres en avant ;

(*e*) Le grand sympathique enfin, situé en arrière et en dedans ;

9° Ouvrir la boîte crânienne :

(*a*) Incisions des parties molles épicrâniennes, de la racine du nez à la nuque, passant à 0,01 de la suture sagittale du côté que l'on prépare ;

(*b*) Incision horizontale réunissant les deux mêmes points extrêmes, passant à 0,02 au-dessus du rebord orbitaire ; enlever le segment de parties molles compris entre les deux incisions ;

(*c*) Appliquer deux traits de scie sur les limites précises des deux incisions cutanées précédentes, enlevant ainsi un segment sphérique de la boîte crânienne, mais de façon à ménager le sinus longitudinal supérieur et la faux du cerveau ; pour cela on pratiquera la section osseuse à 0,01 en dehors de la ligne médiane ;

(d) Enlever complètement, avec le couteau, l'hémisphère cérébral correspondant ;

(e) Exciser la tente du cervelet ;

(f Enlever par tranches le cervelet, de façon à mettre

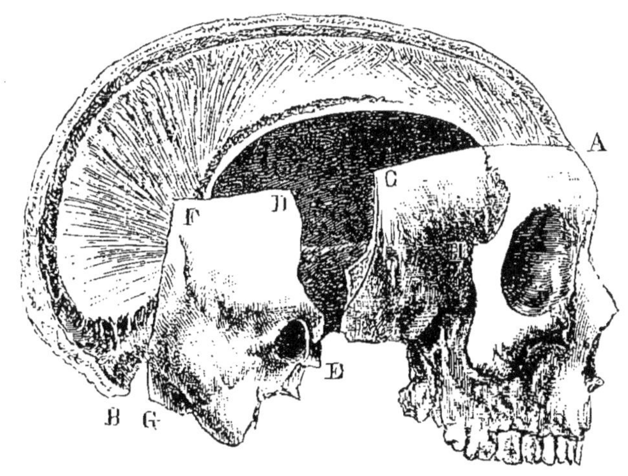

Fig: 58

A B, coupe artère postérieure du crâne, — B G F, brèche pour la mise à nu des nerfs qui émanent par le trou déchiré postérieur. — D E C, brèche antérieure pour la mise à nu des branches supérieurs du grand sympathique dans le canal carotidien.

à nu les origines des nerfs qui émanent par le trou déchiré postérieur et par le trou condylien.

(g) Appliquer un premier trait de scie sur la limite antérieure de la fosse temporale, dirigé obliquement d'avant en arrière, sur le conduit carotidien.

Appliquer un deuxième trait de scie à 0,04 en arrière, dirigé cette fois d'arrière en avant, aboutissant au même point, détachant aussi un segment osseux à base supérieure dont le sommet est au canal carotidien. Cette brèche antérieure étant ouverte, on creusera avec la gouge et le maillet le canal carotidien, où nous allons bientôt rechercher les rameaux supérieurs du grand sympathique ;

(*h*) Si l'on veut sur une même pièce, avoir non seulement les origines du grand sympathique, mais encore celles des 9e, 10e, 11e, 12e paires, ce qui fera économie de sujet et de temps, on ouvrira une seconde brèche dans la paroi crânienne par deux traits de scie, l'un postérieur, continuant la section antéro-postérieure déjà faite, jusqu'à l'atlas, qui sera coupé, à l'aide de la pince tranchante, l'autre oblique d'avant en arrière à 0,03 environ en arrière de l'apophyse mastoïde et venant aboutir sur la partie latérale du trou occipital :

Un coup de maillet fera tomber le second segment osseux en dehors et ouvrira une brèche qui montrera largement l'origine bulbaire des 9e, 10e, 11e, 12e paires : nous avons reproduit cette disposition sur la figure ;

10° Mais revenons au grand sympathique. Il faut montrer ses anastomoses avec la première et avec la deuxième paire crânienne :

(*a*) Les premières se poursuivront d'abord dans le canal carotidien : rameau carotidien du grand sympathique, que l'on trouvera à la surface de la carotide interne ; ultérieurement il pénètre dans le sinus caverneux. Pour l'y trouver on se gardera d'y porter le scalpel ; après avoir incisé avec beaucoup de précautions la paroi du sinus, on seringuera fortement celui-ci à l'aide d'une seringue à anneaux, jusqu'à ce qu'on l'ait entièrement

dépouillé du sang coagulé qu'il contient ; alors seulement
on recherchera le plexus caverneux et les anastomoses
qu'il donne au 3e, 4e, 6e paires, au ganglion de Gasser,
à la branche ophthalmique, au ganglion ophthalmique,
enfin à la dure-mère et aux branches terminales de la
carotide interne. Nous engageons, pour faire ressortir
ces filets très grêles, à user d'eau acidulée au 10e, qui, en
débarassant du tissu cellulaire, éclaircira la préparation,
donnera de la densité aux filets nerveux et permettra
plus aisément de les mettre à découvert ;

(*b*) Rechercher les anastomoses avec la paire crânienne
postérieure ;

Écarter et érigner les nerfs qui émanent du trou
déchiré postérieur et surtout les soulever de façon à
apercevoir nettement l'extrémité supérieure du ganglion
cervical supérieur et les anastomoses qu'il contracte avec
la paire crânienne postérieure. Poursuivre :

(*a*) L'anastomose avec le glosso-pharyngien, se portant
du rameau carotidien au ganglion d'Andersch ;

(*b*) Deux ou trois ramuscules constants l'unissant au
pneumogastrique, faciles à trouver, établissant un lien
étroit entre le ganglion cervical supérieur et le plexus
gangliforme du pneumogastrique;

(*c*) Une anastomose avec le grand hypoglosse se faisant
par un filet très grêle qui, partant de ce dernier se porte
après un trajet oblique en bas et en dedans au ganglion
cervical supérieur.

Ce qui gênera le plus dans ce travail pour lequel l'eau
acidulée sera d'un grand secours, ce sont les branches
artérielles qui émanent de la carotide externe, et qu'il
faudra absolument sacrifier sous peine d'être gêné dans
ses recherches et de commettre des erreurs ;

11° Reprendre le tronc du nerf et le suivre fidèlement de haut en bas.

Le ganglion cervical supérieur fusiforme, situé au-dessous de la base du crâne, étant isolé, rechercher le ganglion cervical moyen, inconstant, mais qui, quand il existe, repose sur l'artère thyroïdienne inférieure (1re courbure); le ganglion cervical inférieur enfin, qui est toujours couché sur le col de la 1re côte ;

12° On se rappellera qu'il émane un nerf cardiaque de chaque ganglion, mais on veillera aussi au nerf cardiaque supérieur fourni par le nerf pneumogastrique, et qui souvent, ce que j'ai encore observé récemment, s'anastomose avec le 1er nerf cardiaque fourni par le ganglion cervical supérieur, pour former un tronc plus volumineux qui descend entre les deux nerfs d'origine, pénètre dans la poitrine en passant entre la trachée et la crosse de l'aorte pour se jeter dans le plexus cardiaque ;

13° Après avoir recherché au cou les filets cardiaques, fendre le péricarde sur la ligne médiane en veillant bien à ne pas couper les filets qui traversent cette membrane pour se rendre au plexus cardiaque ; érigner les bords de la section de façon à les maintenir largement béants.

Soulever l'aorte pour éclairer l'intervalle compris entre sa concavité et la base du cœur.

Séparer ainsi l'aorte de la veine cave supérieure et de la partie inférieure de la face antérieure de la trachée ;

C'est dans l'intervalle compris entre la crosse aortique, la veine cave supérieure, la trachée et la bifurcation des bronches que se trouve l'anastomose des différents nerfs cardiaques provenant des grand sympathique, pneumogastrique et récurrent.

Montrer les deux plexus cardiaques :

(*a*) L'un, le supérieur, situé au-devant de la trachée, formé plutôt par les nerfs cardiaques supérieurs ;

(*b*) L'autre, le moyen, un peu plus bas, au-devant de la bifurcation des bronches.

C'est dans l'intrication due aux anastomoses, dans la concavité même de la crosse, que l'on trouvera le ganglion de Wrisberg. L'eau acidulée au dixième, comme dans tous les points délicats de cette préparation, sera d'un grand secours. Mais le préparateur établira la relation de continuité qui existe entre le plexus et les filets qui le constituent. Il se rappellera que les filets droits passent en arrière du tronc brachio-céphalique, puis sous la crosse de l'aorte, pour arriver au plexus cardiaque ; que les filets gauches passent en avant de l'aorte. Les deux ordres de filets devront être préparés.

Quand ils seront isolés, ce qui réclame des soins minutieux, mais non au-dessus du savoir-faire d'un préparateur un peu exercé qui tient à mener son travail à bonne fin, les nerfs cardiaques antérieur et postérieur seront suivis dans les sillons antérieur et postérieur du cœur, jusqu'à la pointe de l'organe ;

14° Cette partie de la préparation étant terminée, érigner et soulever le cœur en le portant du côté droit et tendre le pédicule pulmonaire gauche pour y rechercher le plexus pulmonaire ; en suivre quelques filets et exciser le poumon à 0,04 ou 0,05 de son pédicule en l'érignant lui-même fortement. Si les vaisseaux pulmonaires donnent du sang coagulé on les comprimera et épongera avec soin ;

15° Poursuivre dans la poitrine le corps du grand sympathique : on l'aperçoit par transparence à travers la plèvre pariétale, couché sur la tête des côtes ; relever avec précaution la plèvre pariétale que l'on décollera sans altérer les filets nerveux.

On veillera bien, pendant cette opération, à ménager :

(a) en dedans, les filets bronchiques, pulmonaires, aortiques ;

(b) en dehors, les anastomoses courtes. et grosses aux nerfs dorsaux.

En soulevant légèrement le corps du nerf, on pourra montrer quelques filets vertébraux.

Poursuivre les rameaux inférieurs et internes qui vont former le grand et le petit splanchniques.

La convergence des trois ou quatre premières branches se fait au niveau de la 11e vertèbre dorsale, puis le tronc du nerf traverse le pilier correspondant. En le suivant, on tombera sur le ganglion semi-lunaire dans l'angle gauche duquel il se jette.

Les rameaux provenant de la 10e, 11e, 12e, forment le petit splanchnique qui traverse également le pilier correspondant, en dehors du grand splanchnique.

Du grand sympathique dans l'abdomen

L'abdomen a été préalablement ouvert comme il a été dit :

1° Porter le foie à droite et en haut, l'érigner fortement ;

2° On peut enlever l'estomac entre deux ligatures, ou ce qui vaut encore mieux, le soulever et le maintenir érigné en haut et à droite sur un arc métallique ;

3° Rechercher le plexus solaire ; en suivant le grand splanchnique, déjà mis à nu, on tombera aisément sur le plexus solaire.

Ce plexus sera nettoyé, les branches qui le forment

isolées ; on montrera le tronc du pneumogastrique droit qui, se jetant dans le ganglion solaire, forme l'anse mémorable de Wrisberg.

Le plexus solaire se trouvera au-devant de l'aorte, autour du tronc cœliaque.

On l'arrosera d'eau acidulée qui dissout les éléments celluleux et durcit les éléments nerveux ;

4° On fera pour le petit splanchnique ce que l'on a fait pour le grand.

Rechercher exactement l'orifice par lequel il passe dans l'abdomen où l'on poursuivra ses trois branches de terminaison ;

5° S'attacher spécialement à montrer le plexus rénal ; le rein sera érigné et tendu, de manière à mettre en relief le hile où l'on trouvera les rameaux nerveux qui y pénètrent en même temps que les branches artérielles.

Portion lombaire

1° Exciser la plus grande partie du diaphragme ;

2° Enlever de l'intestin, tout ce qui gêne, entre deux ligatures ;

3° Erigner la veine cave ; la porter à droite ;

4° Reprendre le grand sympathique au seuil de l'abdomen ; le poursuivre de haut en bas : On trouvera le corps du nerf immédiatement au dedans du psoas qui sera décollé et porté en dehors ou bien enlevé complètement ;

5° Rechercher alors les origines des cinq paires lombaires, car il faut montrer les anastomoses de ces nerfs avec le grand sympathique ; cette partie de la dissection se fait très aisément (Voir la préparation du plexus lombaire) ;

6° Il faudra user de plus de ménagements pour mettre à nu les filets qui se rendent en dedans au plexus lombo-aortique ; en arrosant la pièce, à diverses reprises, d'eau acidulée, on pourra suivre assez aisément quelques filets sur l'artère mésentérique inférieure.

Portion sacrée

La coupe du bassin a dèjà été pratiquée (voir plus haut):

1° Décoller avec précaution les organes contenus dans le bassin ;

2° Continuer de haut en bas la préparation du tronc du grand sympathique, de la base du sacrum au coccyx, il est couché en dedans des trous sacrés antérieurs ;

3° Rechercher et montrer deux filets anastomotiques en dehors pour chaque nerf sacré.

En dedans, quelques filets grêles dont plusieurs vont aux vertèbres.

En avant, rameaux nombreux et très grêles au plexus hypogastrique.

QUATRIÈME PARTIE

(SUPPLÉMENT)

Nous avons annoncé dans notre préface, que nous ferions entrer dans la quatrième partie de ce *Manuel* les préparations difficiles, pour lesquelles ne suffisaient pas les principes généraux de dissection exposés dans la 1re partie, et qui ne pourraient, par leur nature même, être rangées dans la 2me et dans la 3me partie.

Nous exposerons successivement :

1. La préparation des articulations de la tête avec la colonne vertébrale ;
2.   —   de la masse commune ;
3.   —   de l'artère maxillaire interne ;
4.   —   de l'artère hypogastrique ;
5.   —   du système veineux extrarachidien, (grande et petite veines azygos) ;
6.   —   de la dure-mère, de ses prolongements et des sinus crâniens.

PRÉPARATION DES ARTICULATIONS DE LA TÊTE AVEC LA COLONNE VERTÉBRALE

Elle comprend en réalité :
- 1° L'articulation de l'occipital avec l'atlas ; A. occipito-atloïdienne ;
- 2° L'articulation avec l'axis ; A. atloïdo-axoïdienne ;
- 3° L'articulation de l'occipital avec l'axis ; A. occipito-axoïdienne.

Résumé des trois articulations :

A. ARTICULATION OCCIPITO-ALTOIDIENNE	1. *Union des facettes articulaires*	Capsule fibreuse et Ligament occipito-atloïdien latéral.
	2. *Arc antérieur*	Ligament occipito-atloïdien antérieur formé de deux parties ;
	3. *Arc postérieur*	Ligament occipito-atloïdien postérieur.
B. ARTICULATION ALTOIDO-AXOIDIENNE	1. *Union des apophyses articulaires*	Capsule fibreuse.
	2. *De l'apophyse odontoïde et de l'atlas*	Ligament transverse ou demi-annulaire; fibres allant de l'occipital à l'axis.
C. ARTICULATION OCCIPITO-AXOIDIENNE	Ligaments occipito-axoïdiens.	
	Ligaments occipito-odontoïdiens	Faisceaux fibreux médian et latéraux.

1° Dépouiller la nuque des muscles qui la recouvrent ;

2° Scier la calotte crânienne au niveau de la protubérance occipitale ; enlever le cerveau ;

3° Scier la colonne cervicale au niveau de la 5ᵉ vertèbre ;

4° Enlever la mâchoire inférieure : pour cela donner un

trait de scie sur la ligne médiane et enlever les deux moitiés de la mâchoire par arrachement; retrancher toutes les parties molles qui sont en avant de la colonne vertébrale ;

5° Appliquer quatre traits de scie verticaux de chaque côté du trou occipital et à une petite distance de ce trou en avant, en arrière et sur les côtés; enlever au ras de l'os toutes les insertions musculaires ambiantes, mais veiller de près aux ligaments qui unissent les arcs antérieurs et postérieurs de l'atlas à l'occipital et qui sont fort délicats; veiller aussi au ligament cervical antérieur ;

6° Couper entièrement, avec la pince de Liston, l'arc postérieur de l'atlas, immédiatement en arrière des apophyses articulaires et appliquer un trait de scie transversal sur le quart postérieur du trou occipital décoller la dure-mère rachidienne de bas en haut et on verra l'ensemble des ligaments qu'elle masque. La préparation est alors suffisante pour mettre à nu les ligaments tels que nous les avons exposés ci-dessus ;

7° Lauth (1) conseille pour préparer les ligaments latéraux et le ligament occipito-odontoïdien d'enlever peu à peu tout l'atlas en ne laissant adhérer la 2me vertèbre à l'occipital que par ces trois moyens d'attache.

PRÉPARATION DE LA MASSE COMMUNE

Le sujet est couché sur le ventre, un ou deux billots sur la poitrine.

1° Double incision transversale de 0,20 environ, dont le milieu correspond à la colonne vertébrale, la première au niveau de la septième vertèbre cervicale, la seconde au

(1) LAUTH. *Op. cit.*, p. 81-83.

niveau du rebord supérieur de la crète iliaque, réunies en leur partie moyenne par une incision verticale.

Disséquer et rabattre de dedans en dehors les deux lambeaux cutanés doublés de la couche cellulo-graisseuse sous-jacente ;

2° Inciser et relever de même l'aponévrose d'enveloppe des muscles : cette dissection se fera très lentement et avec beaucoup de précaution si l'on tient à ne pas érailler la fibre musculaire. C'est ici surtout qu'il faut appliquer le principe de disséquer la fibre musculaire parallèlement à sa direction sous peine de la morceller et de laisser à sa surface des débris de la couche aponévrotique ;

3° Je conseille de détacher à leur insertion à la colonne vertébrale (apophyses épineuses), les grands muscles superficiels et muscles plats, trapèze, grand dorsal, puis rhomboïde, petits dentelés.....

Ils seront proprement disséqués et rabattus en dehors.

Les parties inférieures du splénius, de l'angulaire de l'omoplate, seront fortement érignées et portées en dedans.

Inciser de haut en bas l'aponévrose des petits dentelés qui adhère au bord supérieur du petit dentelé inférieur, et passe sous le bord inférieur du petit dentelé supérieur ; en rebattre latéralement les lambeaux de manière à mettre à nu les muscles de la masse commune qu'elle bride.

A ce moment relâcher un peu les fibres musculaires en retirant les billots qui sont placés au-dessous du sujet et en mettant ainsi le corps bien à plat.

Commencer la dissection de la masse commune en dehors, par le sacro-lombaire ; on le reconnaîtra aisément à ses longues bandelettes tendineuses dirigées de bas en haut et de dedans en dehors que l'on isolera aisément en promenant le tranchant du scalpel le long des bords des bandelettes. Les insertions externes seront bien dégagées.

On recherchera en dedans, avec les doigts, la ligne cellulo-graisseuse de séparation du sacro-lombaire et du long dorsal ; quand cet interstice aura été poursuivi de bas en haut ou de haut en bas suivant le côté que l'on prépare, on renversera le sacro-lombaire en dehors, et on apercevra alors les faisceaux internes qui se fixent aux côtes, un peu en dedans des faisceaux externes déjà préparés.

Cette dissection du sacro-lombaire, dont on doit bien montrer les faisceaux qui s'entrecroisent en X, a mis partiellement à nu le long dorsal, dont on a ainsi découvert les faisceaux externes, mais on complètera l'isolement de ceux-ci de la même manière que pour les faisceaux externes du sacro-lombaire ; on les poursuivra au milieu de l'intervalle qui sépare l'angle des côtes de la tubérosité ; on passera ensuite à la séparation des faisceaux interépineux du long dorsal que l'on trouvera sous forme de faisceaux aponévrotiques nacrés, décrivant de longues courbures allongées des apophyses épineuses des dernières dorsales et des premières lombaires aux apophyses épineuses plus élevées.

Restent les faisceaux transversaires, les plus volumineux, obliques en haut et en dehors, dont on poursuivra la double insertion au sommet des apophyses transverses de toutes les vertèbres dorsales et au tubercule des apophyses articulaires des vertèbres lombaires.

Ce qui complique la dissection, ce sont les faisceaux accessoires, sorte de traits d'union musculaires que s'envoient les muscles.

On conseille parfois de couper les faisceaux interépineux pour voir les faisceaux profonds ; à mon avis ce n'est pas nécessaire et on peut en isolant complètement les interépineux voir fort bien les faisceaux profonds. Cependant si l'on tenait à renverser les muscles en dehors, on verrait, couché dans la gouttière, le transversaire épineux. Ce dernier ne demande guère de préparation spéciale et il se trouve préparé par le fait même du renversement du long dorsal.

Du côté opposé, après avoir relevé les couches superficielles, on les coupera nettement au niveau de la base du lambeau cutané rabattu. Porter fortement en dehors le sacro-lombaire et le long dorsal, et rechercher les branches postérieures des nerfs spinaux que l'on trouvera immédiatement en dehors des trous de conjugaison. On se rappellera que ces branches se divisent en deux rameaux, l'un externe que l'on trouvera dans l'interstice qui sépare le sacro-lombaire du long dorsal, ses rameaux se portent aux deux muscles ; l'autre interne ; après avoir découvert la petite branche qu'il donne au transversaire épineux, vers son bord externe, on sera dans la nécessité de ne pas poursuivre son trajet ultérieur, car il va aux téguments de l'épaule et du thorax après avoir traversé le muscle trapèze.

Les rameaux postérieurs des artères intercostales seront également suivis, mais on ne le fera aisément que sur un sujet injecté ; en tout cas on les trouvera au-dessus de la branche nerveuse correspondante.

Sur la ligne médiane on nettoiera les apophyses épineuses, le ligament sur-épineux, les muscles interépineux.

En dehors les lames vertébrales, les articulations des vertèbres entre elles, les articulations costo-vertébrales ; enfin, plus en dehors, les muscles surcostaux. S'il est nécessaire, pour montrer ces différents points, de détruire les muscles des gouttières, on les sacrifiera, du moment où ils sont conservés intacts de l'autre côté.

PRÉPARATION DE L'ARTÈRE MAXILLAIRE INTERNE

Nous supposerons l'artère injectée.

Séparer la tête du tronc :

1° Inciser le cuir chevelu d'avant en arrière, de la protubérance occipitale externe à la racine du nez ; rabattre latéralement les deux lambeaux;

2° Relever la peau et le tissu graisseux sous-cutané après avoir pratiqué une incision de l'angle de la mâchoire à la symphyse du menton ; on rabattra le lambeau en dehors ou mieux on l'excisera.

Enlever la partie de la glande parotide qui gêne ;

3° Décoller dans toute leur étendue les adhérences du muscle temporal à la fosse du même nom, jusqu'au point ou l'on brisera la calotte crânienne ; disséquer le masséter ; le détacher de bas en haut jusqu'à ses insertions supérieures ; veiller à la branche massétérine qui sera disséquée du même coup ;

4° Enlever la voûte crânienne en brisant circulairement le crâne à l'aide d'un marteau ; si l'on est sûr de sa main, ou pourra le scier; mais il ne faut pas atteindre la dure-mère à cause de la méningée moyenne.

On préférera généralement le premier moyen.

La dure-mère sera incisée dans le même sens et sur la même étendue que les téguments ; on en rabattra latéralement les deux lambaux ; enlever le cerveau ;

5° Faire la coupe antéro-postérieure de la boîte crânienne en ayant soin de ménager la cloison des fosses nasales que l'on conservera intacte du côté de la préparation en donnant le trait de scie en dehors de l'apophyse crista-galli du côté opposé de celui que l'on veut garder ; appliquer le médaillon ainsi obtenu sur un liège et l'y immobiliser à l'aide de pointes enfoncées sur les limites des téguments ;

6° Poursuivre l'artère et le nerf dentaires inférieurs en allant de bas en haut, c'est-à-dire du trou mentonnier vers l'orifice supérieur du canal dentaire ; on se servira à cet effet d'une gouge petite, étroite, bien trempée. M. Sappey conseille les lames de fleuret taillées en biseau. Cette manœuvre est délicate et réclame une certaine habileté pour ouvrir le conduit nettement sans écraser le nerf ;

7° Sectionner la branche montante du maxillaire inférieur à l'aide de la scie à chaîne ; pendant l'accomplissement de ce temps, on protégera, à l'aide d'une lame de carton, vaisseaux et nerfs dentaires, sous peine de les écraser ou de les couper ; la section portera à quelques millimètres au-dessus de l'orifice supérieur du canal dentaire ;

8° Désarticuler la mâchoire ; saisir le condyle par son col à l'aide d'un davier et l'enlever par arrachement en tordant les fibres qui le retiennent encore ; se servir le moins possible du scalpel, cette manœuvre accomplie donnera du jour ; elle permettra d'aborder et de préparer le tympanique, la méningée moyenne, la petite méningée ;

9° Couper l'apophyse coronoïde avec la pince de Liston ; décoller les adhérences inférieures du crotaphyte à la moitié inférieure de la fosse temporale, mais ménager les adhérences qui maintiennent encore le muscle à la partie supérieure de cette fosse ; le renverser de bas en haut ;

10° Briser avec la gouge la voûte orbitaire ainsi que la partie externe de la cavité, pour poursuivre l'artère sousorbitaire ;

Rechercher les branches temporales profondes antérieure et postérieure, la voie étant devenu libre ; on tâchera de ménager les branches nerveuses correspondantes qui sont accolées à l'os ;

11° Scier avec la scie à chaîne l'apophyse zygomatique que l'on enlèvera complètement; en détruire les dernières parties au ras de ses points d'attaches, avec la gouge et le maillet;

12° Enlever de la même manière le tubercule osseux innominé qui se trouve au point de jonction de l'apophyse ptérygoïde et de la grande aile du sphénoïde, ou mieux les aspérités osseuses parfois très développées qui dominent le trou sphéno-palatin et la fosse ptérygo-maxillaire dans laquelle il se trouve.

Ces dernières manœuvres permettent de poursuivre : la branche buccinatrice, puis la palatine descendante, la ptérygo-palatine et l'origine des sphéno-palatines;

13° Si cela ne suffisait pas pour bien voir ces dernières branches on pratiquerait la coupe pour la préparation du ganglion sphéno-palatin.

On est malheureusement obligé de sacrifier le ptérygoïdien externe dont les insertions multiples en rendent la conservation pour ainsi dire impossible ; en tout cas on ne pourrait le garder que partiellement et alors ce serait en en détachant les insertions supérieures et en le rabattant en bas et en dehors ;

14° Pour préparer la terminaison des sphéno-palatines, retourner la pièce, enlever la cloison avec de bons ciseaux; on aura alors sous les yeux la muqueuse qui tapisse la surface située au-dessous et il sera aisé de poursuivre la branche de l'artère;

15° On n'oubliera pas les branches de la méningée moyenne.

PRÉPARATION DE L'ARTÈRE HYPOGASTRIQUE

1. — Séparer le sujet en deux parties : désarticuler la colonne [vertébrale dans l'articulation de la 3e avec la 4e vertèbre lombaire ; inciser circulairement les parties molles de la paroi abdominale à ce niveau ; conserver les organes du bassin y compris le rectum sur une longueur de 0,15 environ ;

2. — Donner un 1er trait de scie sur l'articulation sacro-iliaque du côté que l'on sacrifie ; puis un 2e trait de scie sur la branche horizontale et sur la branche descendante du pubis, à 0,03 de la symphyse ; sectionner avec le scalpel les parties molles qui retiennent encore le membre de ce côté. Laver à grande eau sous une fontaine la pièce qui doit servir à la préparation ; passer un courant d'eau dans le rectum ; si l'on peut sacrifier le membre sans inconvénient, on pratiquera l'amputation de la cuisse à 0,14 environ au-dessous du ligament de Fallope.

Fixer sa pièce sur un liège à l'aide de pointes enfoncées dans les téguments du moignon ;

3. — Dépouiller l'intérieur du bassin de la couche péritonéale, du tissu graisseux et lamelleux ; insuffler modérément la vessie après l'avoir préalablement vidée si elle contient du liquide ; rendre à l'intestin son volume normal en y introduisant de l'étoupe modérément et sans la trop tasser ;

4. — Nettoyer le tronc de l'artère hypogastrique, rechercher l'origine des branches qui en émanent en procédant de la naissance du tronc vers sa terminaison : préparer successivement :

(a) Le cordon ligamenteux qui représente l'artère ombilicale, ainsi que les branches vésicales qu'elle donne dans sa portion perméable ;

(*b*) Les vésicales et leur distribution à la vessie ;

(*c*) L'hémorrhoïdale moyenne ;

(*d*) L'artère ilio-lombaire que l'on trouvera entre le muscle psoas, qui est en avant, et le tronc du nerf lombo-sacré qui est en arrière ;

(*e*) L'artère sacré-latérale.

Tel est le groupe des branches intra-pelviennes chez l'homme.

5. — On passera aux extra-pelviennes:

(*a*) L'obturatrice dont nous rappellerons, sans les décrire, les variétés d'origine ;

(*b*) La fessière que l'on trouvera avec certitude au moment où elle contourne la partie la plus élevée de la grande échancrure sciatique ;

(*c*) L'ischiatique entre le bord inférieur du pyramidal et le petit ligament sacro-sciatique, entre le grand nerf sciatique en dehors et la honteuse interne en dedans.

6. — Si l'on veut poursuivre ces branches dans leur trajet extra-pelvien, il faudra renverser la pièce, préparer complètement le grand fessier; on pourra opter ici entre deux procédés : le 1er consiste à sectionner en travers les fibres du grand fessier, à en renverser les deux lambeaux en sens contraire et à rechercher les branches de l'artère fessière; mais ce procédé expose à couper les rameaux artériels. Nous adopterons de préférence celui que conseille M. Sappey (*Anat. desc.*, *tome II*): détacher l'insertion inférieure du grand fessier au fémur en rasant la surface osseuse, puis le rebattre en haut et en dedans pour préparer les branches artérielles qui occupent sa face profonde; isoler le tendon inférieur du moyen fessier; glisser sous ce tendon la scie à chaîne, détacher ainsi une lame du grand trochanter avec l'insertion musculaire (procédé Rambaud), disséquer la face profonde du muscle qui sera

rabattu également en haut. Comme le fait remarquer l'auteur, ce mode donne un résultat d'autant plus satisfaisant qu'il permet d'étudier tous les rameaux artériels et de réappliquer, pour l'étude des rapports, les muscles qui ont été soulevés ;

7. — Pour préparer la honteuse interne, commencer par la rechercher dans le trajet qu'elle parcourt de son origine jusqu'à sa rentrée dans le bassin ; puis la région étant tendue, mettre à nu l'aponévrose périnéale inférieure ; entre cette aponévrose et le feuillet profond du fascia superficialis, on trouvera la périnéale superficielle ; la poursuivre jusqu'à la racine des bourses et la cloison du dartos ; rechercher tous ses rameaux postérieurs, externes et internes.

L'artère transverse du périnée est dans le triangle ischio-bulbaire, au-dessus de l'aponévrose moyenne, croisant transversalement la région et pénétrant dans le bulbe à 0,15 au-devant de sa base (Sappey). Il arrive cependant quelques fois qu'elle siège dans l'épaisseur de l'aponévrose moyenne.

On terminera la préparation par l'artère caverneuse et par la dorsale de la verge ; pour découvrir et suivre la dorsale on prendra la précaution de tendre la verge en l'érigeant à un arc métallique (voir préparation des organes génitaux de l'homme).

SYSTÈME VEINEUX EXTRARACHIDIEN

(Grande et petite veines azygos)

On ne disséquera généralement le système des veines extrarachidiennes que sur un sujet qui a déjà servi à des travaux antérieurs ; ces travaux faciliteront du reste la préparation que l'on se propose de faire : les cavités thoraciques et abdominales auront été ouvertes et vidées des organes qu'elles contiennent et les parois de ces cavités dépouillées de leurs parties molles ; cela fait :

1º Appliquer un trait de scie sur la région cervicale ;

2º Enlever le sternum, les cartilages costaux, les clavicules ;

3º Opérer la section des vingt-quatre côtes avec la pince de Liston à 0,12 de l'articulation costo-vertébrale, ou, si on le préfère, scier des deux côtés les douze côtes au point indiqué, en mettant le sujet sur le ventre et en le portant sur le bord de la table afin de faire saillir la partie postérieure du tronc : il est bien entendu que cette partie aura été préalablement dépouillée de ses parties molles ;

4º Appliquer sur les articulations sacro-iliaques deux traits de scie en pointe dirigés sur le coccyx ;

On aura alors une pièce composée de la colonne vertébrale et des vingt-quatre tronçons des côtes qui sera excellente pour la préparation des veines azygos.

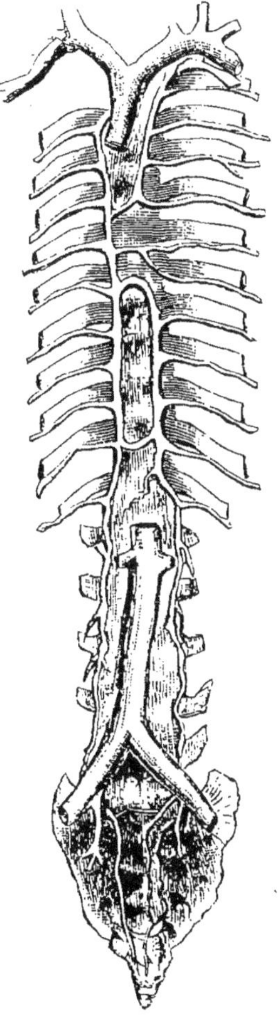

Fig. 59

Elle sera fixée sur un liège de même dimension de manière que la face antérieure de la colonne vertébrale se présente directement au préparateur.

Comme je l'ai déjà dit, la recherche et l'isolement des veines seront aisés si le sang est coagulé dans leur intérieur.

Nous résumons ici ce système pour en faciliter la recherche :

Nous engageons du reste à se reporter à la planche ci-jointe.

VEINES
{
Grande veine azygos ;
Petite veine azygos ;
Intercostales supérieures;
Lombaires ;
Ilio-lombaires ;
Sacrées.
}

(*a*) La grande veine azygos naît par la veine lombaire ascendante située sur la partie latérale droite de la colonne lombaire et formée elle-même par des arcades veineuses nombreuses rampant sur les corps vertébraux.

Elle remonte verticalement dans la poitrine après avoir passé par l'orifice aortique du diaphragme, atteint le troisième espace intercostal où elle se recourbe en crosse d'arrière en avant pour se jeter dans la veine cave supérieure après avoir embrassé la bronche droite dans la concavité de sa courbure ;

(*b*) Après avoir ainsi mis à nu le tronc de la grande azygos, on recherchera les veines qui s'y jettent;

La petite azygos qui provient des veines lombaires gauches et qui reçoit elle-même les six dernières intercostales gauches et se jette dans la grande azygos au niveau du corps de la cinquième vertèbre dorsale ou de la sixième, mais son point de terminaison est variable ;

Les veines intercostales supérieures gauches qui forment un tronc se jetant dans la grande ou dans la petite azygos ;

Les veines intercostales supérieures droites formant un ou deux troncs se jetant: l'un dans la grande azygos, l'autre dans la veine cave supérieure, ou toutes deux dans la grande azygos ;

Les troncs des veines lombaires qui, à droite et à gauche, constituent les deux veines azygos grande et petite.

Les veines ilio-lombaires qui se jettent dans la veine iliaque externe après avoir accompagné les artères du même nom ;

Les veines sacrées (moyenne et latérale).

PRÉPARATION DE LA DURE-MÈRE , DE SES PROLONGEMENTS
ET DES SINUS CRANIENS

1° Incision des téguments s'étendant de la bosse frontale à la protubérance occipitale.— Rabattre les deux lambeaux sur les oreilles, en décollant en même temps les parties molles de la fosse temporale ;

2° Appliquer à 0,01 de chaque côté de la ligne médiane deux traits de scie qui, passant à 0,03 au-dessus de l'arcade sourcilière, suivent un trajet horizontal au-dessus du conduit auditif pour aboutir à la protubérance occipitale.

3° Appliquer deux traits de scie antéro-postérieurs partant de l'extrémité antérieure des deux premières pour aboutir à leur extrémité postérieure et suivant un trajet parallèle, à 0,01 de chaque côté de la suture sagittale et ménageant l'insertion supérieure de la faux du cerveau dans l'épaisseur de laquelle se trouve le sinus longitudinal supérieur.

Ces quatre traits de scie limitent ainsi deux segments osseux qui seront enlevés avec précaution ; s'il reste quelques adhérences osseuses elles seront détruites avec la gouge ;

4° Double incision de la dure-mère antéro-postérieure.

dans le voisinage de la seconde section des os.— Rabattre en dehors les deux lambeaux ;

5° Extraire le cerveau par les brèches pratiquées aux parois crâniennes.

La préparation des sinus crâniens réclame les mêmes coupes ; l'injection conservatrice aux sels de zinc, en coagulant le sang des sinus, en facilite beaucoup l'exécution.

Voici un résumé des sinus crâniens qui en facilitera la recherche

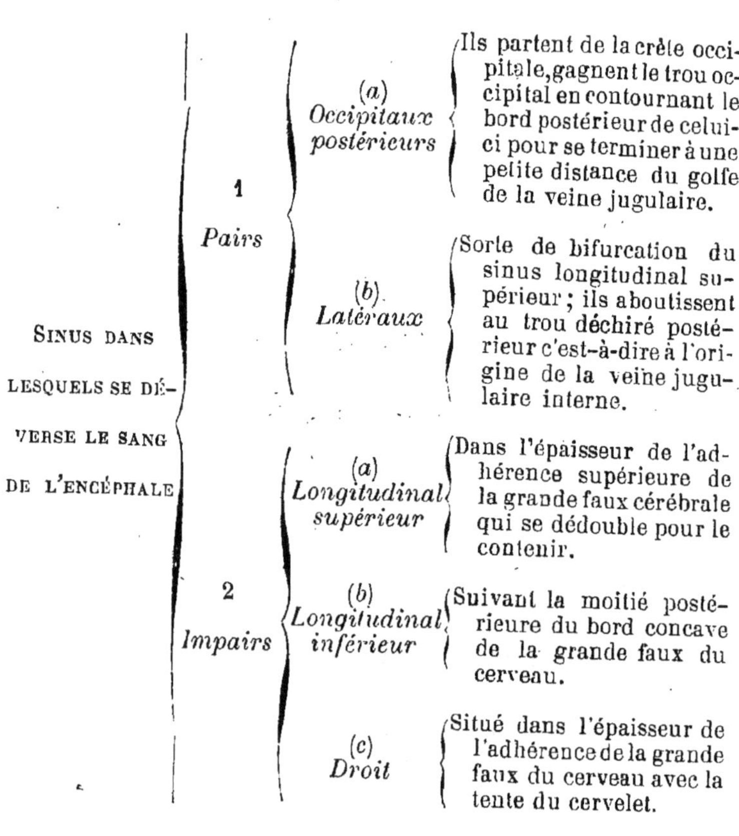

SINUS DANS LESQUELS SE DÉVERSE LE SANG DES VEINES OPHTHALMIQUES

1 Pairs

(a) Sinus caverneux — Situé de chaque côté de la selle turcique ; recevant la veine ophthalmique et la veine méningée moyenne.

(b) Sinus pétreux supérieurs — Suivent la gouttière du bord supérieur du rocher et sont compris dans l'épaisseur du bord adhérent, grande circonférence de la tente du cerveau.

(c) Sinus pétreux inférieurs — Logés dans la gouttière formée en dehors et en avant par le rocher, en arrière par l'occipital.

2 Impairs

(a) Occipital transverse antérieur — Il réunit transversalement les deux sinus pétreux, couché en arrière de la lame quadrilatère sur la gouttière basilaire.

(b) Circulaire ou coronaire — Sur la selle turcique, entourant le corps pituitaire.

FIN

TABLE DES CHAPITRES

PREMIÈRE PARTIE

CHAPITRE Ier

CHAPITRE II

CHAPITRE III

CHAPITRE IV

CHAPITRE V

CHAPITRE VI

CHAPITRE VII

CHAPITRE VIII

DEUXIÈME PARTIE

PRÉPARATION DES DIVERSES RÉGIONS

TROISIÈME PARTIE

CHAPITRE Ier

CHAPITRE II

CHAPITRE III

CHAPITRE IV

QUATRIÈME PARTIE

TABLE ALPHABÉTIQUE DES MATIÈRES

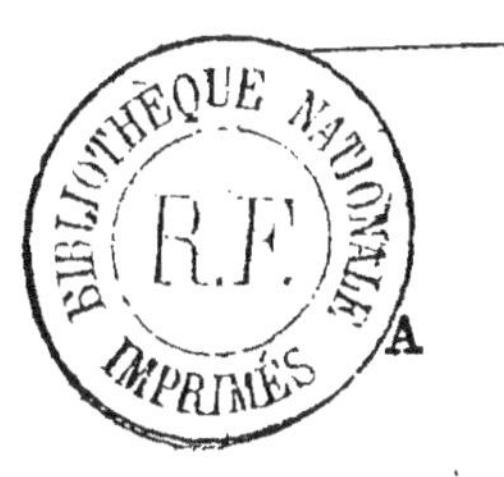

C

D

E

F

G

H

I

J

L

M

EXTRAIT DU CATALOGUE GÉNÉRAL

MARS 1888

DICTIONNAIRES

DICTIONNAIRE ABRÉGÉ DE MÉDECINE, de chirurgie, de pharmacie et des sciences physiques, chimiques et naturelles, par Ch. ROBIN, membre de l'Institut et de l'Académie de médecine, professeur à la Faculté de médecine de Paris. Un gr. in-8 jésus de 1,050 pages imprimées à deux colonnes :

Broché, 16 fr. — Relié en maroquin, plats toile, 20 fr.

DICTIONNAIRE DE THÉRAPEUTIQUE, de matière médicale, de pharmacologie, de toxicologie et des eaux minérales, par DUJARDIN-BEAUMETZ, membre de l'Académie de médecine, Conseil d'hygiène et de salubrité de la Seine, médecin de l'hôpital Cochin, paraissant par fascicules de 180 pages. Petit in-4 à deux colonnes, avec de nombreuses figures dans le texte.

SONT EN VENTE

Tome Ier (fascicules 1 à 5), 25 fr. — Tome II (fascicules 6 à 10), 25 fr. — Tome III (fasc. 11 à 15), 25 fr. — Tome IV (fasc. 16, 17 et 18), 15 fr.

Le tome IV paraîtra comme les trois premiers en 5 fascicules. L'ouvrage sera complet avant la fin de 1888. — Il comportera 4 volumes. Prix : 100 fr.

Tous les fascicules se vendent séparément.................. 5 fr.

DICTIONNAIRE DES SCIENCES ANTHROPOLOGIQUES, *Anatomie, Craniologie, Archéologie préhistorique, Ethnographie (Mœurs, Arts, Industrie), Démographie, Langues, Religions.* Publié sous la direction de MM. A. Bertillon, Coudereau, A. Hovelacque, Issaurat, André Lefèvre, Ch. Letourneau, de Mortillet, Thulié et E. Véron.

Avec la collaboration de MM. BELLUCI, J. BERTILLON, BORDIER, L. BUCHNER, A. DE LA CALLE, CARTHAILLAC, CHANTRE, CHERVIN, CHUDZINSKI, COLLINEAU, Mathias DUVAL, KELLER, KUHFF, LABORDE, J.-L. DE LANESSAN, MANOUVRIER, P. MANTEGAZZA, MONDIÈRE, PICOT, POZZI, GIRARD DE RIALLE, Mme Clémence ROYER, DE QUATREFAGES, SALMON, SCHAAFHAUSEN, TOPINARD, VARAMBEY, Julien VINSON, Carl VOGT, ZABOROWSKI, etc., etc.

DUBIEF (D^r), ancien .... de Paris. — Manuel de
Microbiologie comprenant : les fermentations, la physiologie,
la technique histologique, et la culture des bactéries et l'étude des
principales maladies d'origine bactérienne. 1 vol. in-18, cartonné
diamant, de 600 pages, avec 160 figures dans le texte et 8 planches
en couleur hors texte..................................... 8 fr.

DUVAL (Mathias), membre de l'Académie de médecine, professeur à
la Faculté de Paris, professeur à l'École des Beaux-Arts. — **Leçons
sur la Physiologie du Système nerveux** (Sensibilité),
recueillies par P. Dassy, revues par le professeur. In-8 de 130 pages,
avec 30 figures dans le texte............................ 4 fr.

FOSTER et LANGLEY. — **Cours élémentaire et pratique de
physiologie générale.** Traduit sur la 5e édition anglaise par
F. Prieur. 1 vol. in-18 jésus de 450 pages avec 115 figures. 5 fr.

JULIEN (Alexis), répétiteur d'anatomie. — **Aide-mémoire d'anatomie** (muscles, ligaments, vaisseaux, nerfs), avec figures, cartonnage toile.. 3 fr. 50

KLEIN (E.), professeur adjoint d'anatomie générale et de physiologie
à l'École médicale de Saint-Bartholomew's Hospital, Londres. —
Nouveaux éléments d'histologie, traduits sur la 2e édition
anglaise, et annotés par G. Variot, préparateur des travaux pratiques d'Histologie à la Faculté de médecine de Paris, chef de clinique à l'hôpital des Enfants-Malades, et précédés d'une préface
de M. le professeur Ch. Robin. 1 vol. in-18 jésus cartonné diamant
de 540 pages avec 185 figures dans le texte............... 8 fr.

LEE ET HENNEGUY. — **Traité des méthodes techniques
de l'anatomie microscopique,** avec une préface de M. le
professeur Ranvier. 1 vol. in-8, de 500 pages............ 12 fr.

PATHOLOGIE INTERNE, HYGIÈNE ET MATIÈRE MÉDICALE

BARDET et EGASSE. — **Formulaire annuel des nouveaux
remèdes,** 1888. 1 vol in-18, cartonné de 350 pages..... 4 fr.

BLONDEL (R.), préparateur à la Faculté de médecine de Paris. —
Manuel de matière médicale, comprenant la description,
l'origine, la composition chimique, l'action physiologique et l'emploi thérapeutique des substances animales ou végétales employées
en médecine, précédé d'une préface de M. Dujardin-Beaumetz,
membre de l'Académie de médecine. 1 gros vol. in-18, cartonné,
percaline verte, tr. rouges, de 980 pages, avec 358 figures dans le
texte .... 9 fr.

CAMPARDON (Ch.). — **Guide de thérapeutique aux eaux minérales et aux bains de mer**, avec une préface du docteur Dujardin-Beaumetz, membre de l'Académie de médecine, etc. 1 vol. in-18, cartonné diamant...................................... 5 fr.

CANDELLÉ (Dr Henri), ancien interne des hôpitaux de Paris, membre de la Société d'hydrologie médicale. — **Manuel pratique de médecine thermale**. 1 vol. in-18 jésus de 460 pages, cartonné diamant .. .. 6 fr.

DANION (L.) docteur. — **Traitement des affections articulaires par l'électricité**, leur pathogénie. 1 volume grand in-8 de 240 pages .... 5 fr.

DELMAS (Paul). — **Manuel d'hydrothérapie**. 1 vol. in-18, cartonné diamant de 600 pages, avec 39 figures dans le texte, 9 tableaux graphiques et 60 tracés sphygmographiques hors texte.... 6 fr.

DUCHESNE (L.), ancien interne des hôpitaux de Paris, membre de la Société de thérapeutique, de la Société de médecine pratique de Paris, etc., etc. — **Aide-mémoire et formulaire du médecin-praticien**. 1 vol. petit in-18, cartonné, de 380 pages.... 3 fr. 50

DUCHESNE (L.) et Ed. MICHEL. — **Traité élémentaire d'hygiène** à l'usage des lycées, collèges, écoles normales primaires, etc., 3e édition. 1 vol. in-18 de 225 pages, cartonné toile...... 3 fr.

DUJARDIN-BEAUMETZ, membre de l'Académie de médecine, médecin de l'hôpital Cochin, membre du Conseil d'hygiène et de salubrité de la Seine. — **Leçons de clinique thérapeutique**, contenant le traitement des maladies du cœur et de l'aorte, de l'estomac et de l'intestin, du foie et des reins, du poumon et de la plèvre, du larynx et du pharynx, des maladies du système nerveux, le traitement des fièvres et des maladies générales. 3 vol. grand in-8, de 800 pages chacun, avec figures dans le texte et planches chromolithographiques hors texte, 5e *édition* entièrement remaniée.. 48 fr.

DUJARDIN-BEAUMETZ. — *Conférences thérapeutiques de l'hôpital Cochin*. 1884-1885. **Les nouvelles médications**. 1 vol. in-8, de 216 pages avec figures, 3e édition, broché.............. 6 fr.
cart. .... 7 fr.

DUJARDIN-BEAUMETZ. — *Conférences thérapeutiques de l'hôpital Cochin*. 1885-1886. **L'Hygiène alimentaire**, 1 vol. de 240 pages avec figures, et une planche en chromo hors texte, br. 6 fr.
cart..................................... 7 fr.

DUJARDIN-BEAUMETZ. — *Conférences thérapeutiques de l'hôpital Cochin*, 1886-1887. **L'Hygiène thérapeutique**, 1 vol de 250 pages avec planche en chromo hors texte, br........ 6 fr.
cartonné .... 7 fr.

DUJARDIN-BEAUMETZ et P. YVON. — **Formulaire pratique de thérapeutique et de pharmacologie**. 1 vol. in-18, cartonné, de 600 pages....................................... 4 fr.

DUJARDIN-BEAUMETZ. — (Voyez *Dictionnaire de thérapeutique*.)

FRANCK (François), membre de l'Académie de médecine, professeur remplaçant au Collège de France — **Leçons sur les fonctions motrices du cerveau** (réactions volontaires et organiques) et sur l'épilepsie cérébrale, précédées d'une préface du professeur CHARCOT. 1 vol. gr. in-8 de 570 pages, avec 83 figures...   12 fr.

HUGUET (R.), ancien interne lauréat des hôpitaux de Paris, professeur de chimie à l'École de médecine et de pharmacie de Clermont-Ferrand, pharmacien en chef des hospices. — **Traité de Pharmacie théorique et pratique.** 1 vol. grand in-8, cartonné, de 1230 pages, avec 430 figures dans le texte..........   18 fr.

HUNTER-MACKENZIE, médecin de l'hôpital pour les maladies de la gorge à Edembourg. — **Le crachat.** Dans ses rapports avec le diagnostic, le pronostic et le traitement des maladies de la gorge et du poumon ; traduit de l'anglais par le Dr Léon PETIT, avec une préface du professeur GRANCHER. 1 vol. in-8 de 200 pages, avec 24 planches tirées, pour la plupart, en couleurs........   5 fr.

LAVERAN (A.), médecin principal, professeur à l'École de médecine militaire du Val-de-Grâce. — **Traité des fièvres palustres** avec la description des microbes du paludisme. Un beau vol. in-8, de 558 pages avec figures dans le texte................   10 fr.

LECORCHÉ (E.), professeur agrégé à la Faculté de médecine de Paris, et Ch. TALAMON, médecin des hôpitaux. — **Traité de l'Albuminurie et du Mal de Bright.** 1 fort vol. grand in-8 de 800 pages......................................   14 fr.

LEWIS (Richard). — **Les microphytes du sang** et leurs relations avec les maladies. 1 vol. in-18, avec 29 figures dans le texte. 1 f. 50

MONIN (E.), secrétaire de la Société d'hygiène. — **L'hygiène de la Beauté. Formulaire cosmétique,** 3° mille. 1 vol. in-18, cartonné diamant, de 250 pages. ....   3 fr. 50

MONIN (E.). — **L'hygiène de l'estomac. Guide pratique de l'alimentation.** 1 vol. in-18 de 400 pages. Prix : broché,   4 fr. cartonné...............................   4 fr. 50

PARANT (Dr V.), directeur de la Maison de santé de Toulouse. — **La raison dans la folie.** Étude pratique et médico-légale sur la persistance de la raison chez les aliénés et sur leurs actes raisonnables. 1 vol. in-8 de 500 pages...................   8 fr.

PAULIER (A.-B.), ancien interne des hôpitaux de Paris. — **Manuel de thérapeutique et de matière médicale,** 3° édition, revue, corrigée et très augmentée. 1 beau vol. in-18, de 1400 pages, avec 150 figures intercalées dans le texte..................   12 fr.

PAULIER (A.-B.) — **Manuel d'hygiène publique privée et ses applications thérapeutiques,** Un fort volume in-18 de 800 pages.......................................   8 fr.

PAULIER (A.-B.) et F. HÉTET, professeur de chimie légale à l'École navale de Brest, pharmacien en chef de la Marine. — **Traité élémentaire de médecine légale, de toxicologie et de chimie légale.** 2 vol. in-18, formant 1,350 pages, avec 150 figures dans le texte et 24 planches en couleur hors texte............ 18 fr.

PICHON (Dr G.), chef de clinique à la Faculté de médecine de Paris, médecin de l'Asile Ste-Anne. — **Les maladies de l'esprit.** Délire des persécutions, délire des grandeurs, délires alcooliques et toxiques ; morphiomanie, éthérisme, absinthisme, chloralisme. Études cliniques et médico-légales. 1 vol. in-8 carré de 400 p. 7 fr.

RÉGIS (E.), ancien chef de clinique des maladies mentales à la Faculté de médecine de Paris. — **Manuel pratique de médecine mentale,** avec une préface de M. BALL, professeur de clinique des maladies mentales à la Faculté de médecine de Paris. 1 vol. in-18 jésus, cartonné diamant, de 640 pages............. 7 fr. 50

RITTI (Ant.), médecin de la maison nationale de Charenton. — **Traité clinique de la Folie à double forme (Folie circulaire, délire à formes alternes).** Ouvrage couronné par l'Académie de médecine. 1 vol. in-8, de 400 pages.............. 8 fr.

ROBSON-ROOSE, membre du Collège royal de médecine d'Édimbourg — **La Goutte et ses rapports avec les maladies du foie et des reins.** Ouvrage traduit d'après la 3e édition anglaise par le Dr Lucien DENIAU. 1 vol. in-18.................. 3 fr. 50

VULPIAN (A.), ancien doyen de la Faculté de médecine, membre de l'Institut et de l'Académie de médecine, médecin de l'hôpital de la Charité, etc. — **Maladies du système nerveux.** Leçons professées à la Faculté de médecine de Paris. 2 volumes grand in-8, formant 1300 pages............................. 32 fr.
Le tome II se vend séparément,........................ 16 fr.

VULPIAN. — **Leçons sur l'action physiologique des substances toxiques et médicamenteuses.** Un volume in-8 de 700 pages................................. 13 fr.

VULPIAN (A.). — **Clinique médicale de l'hôpital de la Charité.** Considérations cliniques et observations, par le Dr F. RAYMOND, médecin des hôpitaux. Revues par le professeur. — RHUMATISME, MALADIES CUTANÉES, SCROFULES, MALADIES DU CŒUR, DE L'AORTE ET DES ARTÈRES, DE L'APPAREIL DIGESTIF, DU FOIE, DE L'APPAREIL GÉNITO-URINAIRE, DE L'APPAREIL RESPIRATOIRE, MALADIES GÉNÉRALES, EMPOI-SONNEMENTS CHRONIQUES, SYPHILIS, MALADIES DU SYSTÈME NERVEUX. 1 fort vol. in-8, de 958 pages........................ 14 fr

PATHOLOGIE DES PAYS CHAUDS

ARCHIVES DE MÉDECINE NAVALE. — Recueil fondé par le Cte DE CHASSELOUP-LAUBAT, ministre de la marine et des colonies, publié sous la surveillance de l'inspection générale du service de santé. Directeur de la rédaction : M. TREILLE, médecin en chef. Les *Archives de médecine navale* paraissent le 15 de chaque mois par cahier de 80 pages, avec figures dans le texte et planches hors texte.

France et Algérie....... 14 fr, | Etranger........ 17 fr. *Les abonnements partent du 1er janvier de chaque année et ne sont reçus que pour un an.*

BÉRENGER-FÉRAUD (L.-J.-B.), directeur du service de santé de la Marine, membre correspondant de l'Académie de médecine. — **Traité théorique et clinique de la Dysenterie,** Diarrhée et Dysenterie aiguës et chroniques, 1 fort vol. in-8, de 800 pages .... 12 fr

BÉRENGER-FÉRAUD (L.-J.-B.). — Traité clinique des maladies des Européens aux Antilles (Martinique), 2 vol in-8, de 1193 pages .... 16 fr.

BÉRENGER-FÉRAUD (L.-J.-B.). — Leçons cliniques sur les tænias de l'homme. 1 vol. in-8 de 400 pages, avec 50 fig.   8 fr.

BERTRAND (L.-E.), professeur d'hygiène à l'école de Brest, et J. FONTAN, professeur d'anatomie à l'École de Toulon. — **De l'entéro-colite endémique des pays chauds,** diarrhée de Cochinchine, diarrhée chronique des pays chauds, etc. etc. 1 volume in-8 de 450 pages avec figures dans le texte et planches en couleurs hors texte .... 9 fr.

BUROT (P.), médecin de 1re classe de la Marine. — **De la Fièvre dite bilieuse inflammatoire à la Guyane.** Application des découvertes de M. PASTEUR à la pathologie des pays chauds, 1 vol. in-8, de 535 pages, avec 5 planches hors texte, dont une coloriée .... 10 fr.

CORRE (A.), médecin de 1re classe de la marine, professeur agrégé à l'école de Brest. — **Traité clinique des maladies des pays chauds.** 1 vol. grand in-8 de 870 pages, avec 50 figures dans le texte... 15 fr.

CORRE (A). — Traité des Fièvres bilieuses et typhiques des pays chauds, 1 beau vol. in-8, de près de 600 pages, avec 35 tracés de température dans le texte .... 10 fr.

CORRE (A.). — **De l'étiologie et de la prophylaxie de la fièvre jaune**, in-8, avec une planche en couleur....   3 fr. 50

CORRE (A.) et LEJANNE. — **Resumé de la matière médicale et toxicologique coloniale.** 1 vol. in-18, de 200 pages, avec figures dans le texte.....................   3 fr. 50

JOUSSET (A.), ancien médecin de la marine. — **Traité de l'acclimatement et de l'acclimatation.** 1 beau vol. in-8, de 450 pages avec 16 planches hors texte..................   10 fr.

MAUREL (E.), médecin de 1re classe de la Marine. Contribution à la pathologie des pays chauds. **Traité des maladies paludéennes à la Guyane.** In-8 de 212 pages ....   6 fr.

MAUREL (E.). — **Recherches microscopiques sur l'étiologie du paludisme.** 1 vol. in-8 de 210 pages avec 202 figures dans le texte..................................   6 fr.

MOURSOU (J.), médecin de 1re classe de la Marine. — **De la fièvre typhoïde dans la Marine et dans les Pays chauds,** 1 vol. in-8, de 310 pages...............................   6 fr.

ORGEAS, médecin de la Marine. — **Pathologie des races humaines et le problème de la colonisation.** Etudes anthropologiques et économiques, 1 vol. in-8, de 420 pages...   9 fr.

TREILLE (G.), médecin principal de la marine, directeur des archives de médecine navale. — **De l'acclimatation des Européens dans les pays chauds.** 1 vol. in-18...............   2 fr.

PATHOLOGIE EXTERNE ET MÉDECINE OPÉRATOIRE

BRISSAY (A.), de Rio-de-Janeiro, docteur. — **Fragments de chirurgie et de Gynécologie opératoire contemporaines,** complétés par des notes recueillies au cours d'une mission scientifiques du Gouvernement français en Autriche et en Allemagne, précédés d'une introduction par J.-A. DOLÉRIS, accoucheur des hôpitaux de Paris, 1 vol. gr. in-8 de 210 pages avec 43 figures dans le texte ....   7 fr. 50

CHALOT, professeur à la Faculté de médecine de Montpellier. — **Nouveaux éléments de chirurgie opératoire,** 1 vol. in-18 cartonné diamant de 750 pages avec 498 figures dans le texte.   8 fr.

CHAVASSE, professeur agrégé au Val-de-Grâce. — **Nouveaux éléments de petite chirurgie.** *Pansements, Bandages* et *Appareils.* 1 vol. in-18 cartonné diamant de 900 pages avec 525 figures......................   9 fr.

POULET (A.), médecin major, professeur agrégé au Val-de-Grâce, lauréat de l'Académie de médecine, membre correspondant de la Société de chirurgie, et H. BOUSQUET, médecin-major, professeur agrégé au Val-de-Grâce, lauréat de la Société de chirurgie. — **Traité de pathologie externe**. 3 vol. grand in-8, formant 3,114 pages avec 716 figures intercalées dans le texte.

Prix broché, 50 fr. » — Relié en maroquin, 57 fr. 50

POULET (A.).—**Traité des corps étrangers en chirurgie**. *Voies naturelles : tube digestif, voies respiratoires, organes génito-urinaires de l'homme et de la femme, conduit auditif, fosses nasales, canaux glandulaires.* 1 vol. in-8 de 800 pages, avec 200 gravures intercalées dans le texte...................................... **14 fr.**

SCHREIBER (J.), ancien professeur libre à l'Université de Vienne, etc. — **Traité pratique de massage et de gymnastique médicale**. 1 vol. in-18 cartonné diamant de 360 pages, avec 117 figures dans le texte... **7 fr.**

VAILLARD (L.), professeur agrégé au Val-de-Grâce. — **Manuel pratique de vaccination animale**. Technique, procédés de conservation du vaccin. 1 vol. in-18 cartonné toile, avec figures dans le texte et 2 pl. en couleur hors texte............ **2 fr. 50**

VOIES URINAIRES, MALADIES VÉNÉRIENNES & DE LA PEAU

Atlas des maladies des voies urinaires, par F. GUYON, professeur de pathologie externe à la Faculté de médecine de Paris, membre de l'Académie de médecine, chirurgien de l'hôpital Necker, et P. BAZY, chirurgien des hôpitaux de Paris, membre de la Société anatomique et de la Société clinique. 2 vol. in-4 contenant 700 pages de texte et 100 planches chromolithographiques dessinées *d'après nature* et représentant les différentes affections des voies urinaires, la plupart de *grandeur naturelle* .

L'ouvrage paraît par livraison de 10 planches avec le texte correspondant. — Il sera complet en 10 livraisons.

Prix de chaque livraison.............. **12 fr. 50**

Le Tome 1er (livraisons 1 à 5) est en vente. Un magnifique volume de 400 pages avec 50 planches et table des matières.

En carton, 62 fr. 50. Relié sur onglets en maroquin rouge, tête dorée 70 fr.

BERLIOZ (F.), professeur à l'école de médecine de Grenoble. — **Manuel pratique des maladies de la peau**. 1 vol. in-18, cartonné de 470 pages.. .... **6 fr.**

DELFAU (Gérard), ancien interne des hôpitaux de Paris, — **Manuel complet des maladies des voies urinaires et des organes génitaux.** 1 fort vol. in-18 de 1000 pages, avec 150 figures dans le texte.. 11 fr.

HILLAIRET (J.-B.), médecin honoraire de l'hôpital Saint-Louis, membre de l'Académie de médecine, du Conseil d'hygiène et de salubrité de la Seine, etc., et GAUCHER (E.), médecin des hôpitaux de Paris, ancien interne de l'hôpital Saint-Louis. — **Traité théorique et pratique des maladies de la peau.**

Tome Ier : *Anatomie et physiologie de la peau ; Pathologie générale ; Dermatoses inflammatoires communes,* 1 beau vol. gr. in-8 de 670 pages, avec figures dans le texte et 8 planches chromolithographiques hors texte exécutées d'après nature...... 17 fr.

L'ouvrage sera complet en deux volumes : le tome II, qui contiendra 12 planches hors texte, est actuellement sous presse.

LANGLEBERT, ancien interne des hôpitaux de Paris. — **Traité pratique des maladies des organes sexuels.** 1 vol. in-18 jésus cartonné diamant de 600 pages avec figures dans le texte.   7 fr.

RIZAT (A.). — **Manuel pratique et complet des maladies vénériennes.** 1 vol. in-18, cartonné de 600 pages, avec 24 planches en couleurs, dessinées et coloriées d'après nature, représentant les différentes affections syphilitiques chez l'homme et chez la femme .... 11 fr.

YVON (P.), ancien interne des hôpitaux de Paris. — **Manuel clinique de l'analyse des urines.** 3e *édition*, revue et augmentée. 1 vol. in-18 cartonné diamant de 400 pages, avec figures dans le texte et 8 planches hors texte........................ 7 fr.

ACCOUCHEMENTS, MALADIES DES FEMMES ET DES ENFANTS

BOURGEOIS (A.), médecin de la garde républicaine. — **Manuel d'hygiène et d'éducation de la première enfance.** 1 vol. in-18 de 180 pages... 2 fr.

BUDIN (P.), professeur agrégé à la Faculté de médecine de Paris. — **Obstétrique et gynécologie.** Recherches expérimentales et cliniques. 1 beau vol. gr. in-8 de 720 p. avec 101 fig. dans le texte et 31 planches lithographiques et en couleur hors texte. 15 fr.

BUDIN (P.). — **Mécanisme de l'accouchement normal et pathologique** et recherches sur l'insertion vicieuse du placenta, les déchirures du périnée, etc., par J. Mattews DUNCAN, président de la Société obstétricale d'Edimbourg. Traduit de l'anglais. In-8 de 520 pages, avec figures intercalées dans le texte.

Broché, 12 fr. — Cartonné, 13 fr.

CADET DE GASSICOURT, médecin de l'hôpital Sainte-Eugénie. — **Traité clinique des maladies de l'enfance** : Leçons professées à l'hôpital Sainte-Eugénie. 2e *édition*, revue et corrigée, 3 vol. grand in-8 formant 1800 pages avec 220 figures....   36 fr.

CORRE (A.). — **Manuel d'accouchement et de pathologie puerpérale.** 1 vol. in-18 de 650 pages, avec 80 figures dans le texte et 4 planches en couleur hors texte.

Broché, 5 fr. — Cartonnage diamant, tranches rouges, 6 fr.

ELLIS (Edward), médecin en chef honoraire de l'hôpital Victoria pour les enfants malades, de l'hôpital de la Samaritaine pour les femmes et les enfants, ancien assistant de la chaire d'obstétrique au collège de l'Université de Londres. — **Manuel pratique des maladies de l'enfance**, suivi d'un formulaire complet de thérapeutique infantile. Traduit de la quatrième édition anglaise par le Dr WAQUET, et précédé d'une préface de M. le Dr CADET DE GASSICOURT, médecin de l'hôpital Sainte-Eugénie. 1 fort vol. in-18 de 600 pages .... 5 fr.

GODLESKI (A.). — **La Santé de l'enfant.** Guide pratique de la mère de famille. 1 joli vol. in-12 de 210 pages.......... 2 fr. 50

LA TORRE (Dr F.). — **Du développement du fœtus chez les femmes à bassin vicié.** Recherches cliniques au point de vue de l'accouchement prématuré artificiel. 1 vol. grand in-8, avec tableaux... 12 fr.

LAWSON TAIT, président de la Société de gynécologie de Londres, chirurgien de l'hôpital des femmes de Birmingham —**Traité des maladies des ovaires** suivi d'une étude sur quelques progrès récents de la chirurgie abdominale et pelvienne, (enlèvement des annexes de l'utérus. Cholécystotomie, hépatotomie, etc.) Traduit de l'anglais avec l'autorisation de l'auteur, par le Dr Adolphe OLIVIER, ancien interne des hôpitaux de la Maternité de Paris, membre de la Société obstétricale et gynécologique de Paris, etc. Précédé d'une préface de M. O. TERRILLON, professeur agrégé à la Faculté de médecine de Paris, chirurgien des hôpitaux. 1 beau vol. grand in-8 de 500 pages, avec 58 figures dans le texte............... 12 fr.

PLAYFAIR (W.-S.), professeur d'obstétrique et de gynécologie à King's College, président de la Société obstétricale de Londres. — **Traité théorique et pratique de l'Art des Accouchements**, traduit de l'anglais et annoté par le Dr VERMEIL. 1 beau vol. grand in-8 de 900 pages, avec 208 figures dans le texte.. 15 fr.

RODRIGUES DOS SANTOS, directeur de la Maternité de Rio-Janeiro. — **Clinique obstétricale,** précédée d'une préface de M.A. PINARD, professeur agrégé à la Faculté de médecine de Paris. Tome I. Un vol. in-8 de 400 pages avec 57 figures................... 10 fr.

SCHULTZE (B.-S.), professeur de gynécologie à l'Université d'Iéna. — **Traité des déviations utérines.** traduit de l'allemand et annoté par le Dr F.-J. HERRGOTT, professeur de clinique obstétricale à la Faculté de médecine de Nancy. 1 beau vol. in-8 de 470 pages, avec 120 figures dans le texte......................... 10 fr.

SINÉTY (L. de). — **Traité pratique de gynécologie et des maladies des femmes,** 2e *édition*, revue corrigée et augmentée de près de 200 pages. 1 beau vol. in-8 de 1,000 pages, avec 181 figures dans le texte.................................... 15 fr.

TRIPIER (A.). — **Leçons cliniques sur les maladies des femmes. Thérapeutique générale et applications de l'électricité à ces maladies.** 1 vol. in-8 de 600 pages avec figures dans le texte.. 10 fr.

TOUSSAINT (E.), docteur, inspecteur du service de protection des enfants du premier âge, etc. etc. — **Hygiène de l'enfant en nourrice et au sevrage,** guide pratique de la femme qui nourrit. 1 vol. in-18 jésus de 150 pages................. 1 fr. 50

MALADIES DES YEUX, DES OREILLES, DU LARYNX
DU NEZ ET DES DENTS

ABADIE (Ch.), ancien interne des Hôpitaux, professeur libre d'Ophtalmologie. — **Traité des maladies des yeux,** 2e *édition,* revue et augmentée. 2 vol. in-8 de 500 pages chacun, avec 150 fig,. 20 fr.

ABADIE (Ch.). — **Leçons de clinique ophtalmologique,** recueillies par le Dr PARENTEAU, revues par l'auteur, contenant les découvertes récentes. 1 vol. in-8 de 280 pages............ 7 fr.

ANDRIEU (E.), docteur en médecine de la Faculté de Paris, président de l'Institut odontotechnique de France ; président honoraire de la Société odontologique ; professeur de clinique à l'Ecole dentaire de France ; dentiste de l'hospice des Enfants assistés et de la Maternité. — **Traité de prothèse buccale et de mécanique dentaire,** 1 vol. grand in-8 de 600 pages avec 358 figures intercalées dans le texte .... 18 fr.

ANDRIEU (E.). — **Leçons sur les maladies des dents.** 1 vol. grand in-8 de 235 pages... .... 7 fr.

ATLAS D'ANATOMIE PATHOLOGIQUE DE L'ŒIL par les professeurs H. PAGENSTECHER et G. GENTH, traduit de l'allemand par le Dᵣ PARENT, chef de clinique du Dᵣ GALEZOWSKI, avec une préface de M. GALEZOWSKI. 1 fort vol. grand in-4, contenant 34 planches sur cuivre d'une splendide exécution, représentant en 267 dessins tous les différents cas d'anatomie pathologique des affections de l'œil.

En regard de chaque planche se trouve le texte explicatif des dessins représentés. En cart., 90 fr.—Relié sur onglets en maroq. rouge, tête dorée, 100 f.

CHARPENTIER (Aug.), professeur à la Faculté de médecine de Nancy. — **L'examen de la vision au point de vue de la médecine générale.** In-8 de 137 pages, avec 15 figures dans le texte .... 2 fr.

GAILLARD (Dᵣ Georges), lauréat de la Faculté de médecine de Paris, membre de la Société d'anthropologie, secrétaire de la Société odontologique, etc. etc. — **Des déviations des arcades dentaires et de leur traitement rationnel.** 1 vol. in-8 de 200 pages, avec 80 figures dans le texte, dessinées d'après nature... 8 fr.

GUERDER (P.). — **Manuel pratique des maladies de l'oreille.** 1 joli vol. cartonné diamant de 300 pages.............. 5 fr.

LANDOLT, directeur adjoint au laboratoire d'ophtalmologie à la Sorbonne. — **Manuel d'ophtalmoscopie.** 1 vol in-18, cartonné diamant avec figures dans le texte..................... 3 fr. 50

MASSELON (J.), premier chef de clinique du professeur de Wecker. — **Examen fonctionnel de l'œil,** comprenant : *la Réfraction; Le Choix des Lunettes; La Perception des couleurs; Le Champ visuel et le Mouvement des Yeux.* 1 joli vol. in-18 cartonné avec figures dans le texte et 15 planches en couleur et hors texte. 8 fr.

MASSELON (J.). — **Mémoires d'ophtalmoscopie.**

I. CHORIO-RÉTINITE SPÉCIFIQUE. — Grand in-8 avec 12 dessins photographiques d'après nature..................... 4 fr.

II. INFILTRATION VITREUSE DE LA RÉTINE ET DE LA PAPILLE, avec 12 dessins photographiques..................... 4 fr.

III. DES PROLONGEMENTS ANORMAUX DE LA LAME CRIBLÉE, avec 12 dessins photographiques..................... 4 fr.

MORELL - MACKENZIE, médecin à l'hôpital des maladies de la gorge et de la poitrine, à Londres, etc. etc. **Traité pratique des maladies du larynx, du pharynx et de la trachée**, traduit de l'anglais et annoté par MM. les Drs E.-J. MOURE et F. BERTHIER. 1 fort vol. in-8 de 800 pages, avec 150 figures ...   13 fr.

MORELL-MACKENZIE. — **Traité pratique des maladies du nez et de la cavité naso-pharyngienne.** Traduit de l'anglais et annoté par les Drs E.-J. MOURE et J. CHARAZAC (de Toulouse). 1 vol. grand in-8 de 450 pages, avec 82 fig. dans le texte.   10 fr.

MOURE (E.-J.).— **Manuel pratique des maladies des fosses nasales.** 1 vol. cartonné diamant de 300 pages avec 50 figures et 4 planches hors texte ....   5 fr.

POLITZER (A.), professeur d'otologie à l'Université de Vienne. — **Traité des maladies de l'oreille**, traduit par le Dr JOLY (de Lyon). 1 beau vol. grand in-8° de 800 pages. avec 258 fig.   20 fr.

POYET (G.), ancien interne des hôpitaux de Paris. — **Manuel clinique de laryngoscopie et de laryngologie.** 1 vol. in-18 cartonné diamant de 400 pages, avec 50 figures dans le texte et 24 dessins chromolithographiques hors texte....... ..   7 fr. 50

Société française d'ophtalmologie (*Bulletins et Mémoires*). publiés par MM. ABADIE, ARMAIGNAC, CHIBRET, COPPEZ, GAYET, MEYER, PANAS, et PONCET.
3e ANNÉE. — 1885. Un beau vol. grand in-8 de 380 pages, avec figures et 8 planches en chromo et en héliogravure hors texte.   10 fr.
4e ANNÉE. — 1886. Un beau volume grand in-8 de 420 pages avec 5 planches en couleur.................................   10 fr.
5e ANNÉE. — 1887. Un vol. gr. in-8 de 325 pages..........   8 fr.

SOUS (G.) de Bordeaux.— **Hygiène de la vue.** — 1 joli vol. in-18 cartonné diamant de 360 pages avec 67 figures intercalées dans le texte.................................   6 fr.

SOUS (G.). — **Traité d'optique**, considérée dans ses rapports avec l'examen de l'œil. 2e *édition* 1 vol. in-8 de 400 pages, avec 90 figures dans le texte.................................   10 fr.

TOMES, professeur à l'hôpital dentaire, membre de l'Institut royal de Londres. — **Traité d'anatomie dentaire humaine et comparée**, traduit de l'anglais et annoté par le Dr CRUET, ancien interne en chirurgie des hôpitaux de Paris. 1 vol. in-8 de 450 pages, avec 175 figures dans le texte.................   10 fr.

WECKER (L. de). — **Thérapeutique oculaire.** Leçons cliniques recueillies et rédigées par le Dr MASSELON. Revues par le professeur. 1 vol. in-8 de 800 pages, avec figures dans le texte....   13 fr.

WECKER (L. de). — **Chirurgie oculaire.** Leçons cliniques recueillies et rédigées par le Dr MASSELON. Revues par le professeur. 1 vol. in-8 de 420 pages, avec 88 figures dans le texte........ **8 fr.**

WECKER (L. de) et J. MASSELON. — **Echelle métrique pour mesurer l'acuité visuelle le sens chromatique et le sens lumineux.** 2e *édition* augmentée de planches en couleur 1 vol. in-8 et atlas séparé, contenant les planches murales. Le tout cartonné à l'anglaise.................................... **8 fr.**

WECKER (L. de) et J. MASSELON. — **Ophtalmoscopie clinique.** 1 Beau vol. in-18 cartonné de 280 pages, avec 40 photographies hors texte représentant, d'après nature, les différentes modifications pathologiques de l'œil.............................. **11 fr.**

WECKER (L. de) et J. MASSELON. — **Oftalmoscopia clinica.** Traducedo por REAL gefe de clinica, en el gabeneto oftalmico del professor DE WECKER, 40 *fotographias fuero de texto.* **13 fr.**

HISTOIRE DE LA MÉDECINE & OUVRAGES ADMINISTRATIFS

AUDET, médecin major à l'Ecole spéciale militaire de Saint-Cyr. — **Manuel pratique de Médecine militaire.** 1 joli vol. in-18, cartonné diamant avec planches hors texte............. **5 fr.**

BARNIER, médecin de 1re classe de la marine. **Aide-Mémoire du Médecin de la Marine.** In-8 de.................. **2 fr. 50**

GUARDIA (J.-M.). — **Histoire de la médecine** d'Hippocrate à Broussais et ses successeurs. 1 vol. in-18 de 600 pages cartonné diamant... **7 fr.**

PETIT (A.), médecin-major de l'armée. — **Guide du Médecin et du Pharmacien auxiliaires de l'armée,** programme de l'examen d'aptitude prescrit par le dernier règlement ministériel en date du 25 mai 1886, pour les docteurs en médecine, les pharmaciens, les officiers de santé et les étudiants à douze inscriptions (deuxième édition, revue et corrigée), 1 vol. in-18 de 200 pages avec figures.......... .... **3 fr. 50**

ROBERT (A.), médecin principal, professeur agrégé au Val-de-Grâce, membre correspondant de la Société de chirurgie. — **Traité des manœuvres d'ambulances et des connaissances militaires pratiques,** à l'usage des médecins de l'armée active, de la réserve et de l'armée territoriale. 1 beau vol. grand in-8 de 640 pages avec 253 figures dans le texte................ **13 fr.**

RODET (Dr Paul), médecin inspecteur des écoles de Paris. — **Guide de l'étudiant en médecine et du médecin praticien,** contenant les règlements administratifs, concernant les aspirants au doctorat et à l'officiat, les étudiants étrangers et les étudiants des écoles secondaires, les concours des facultés, des écoles et des hôpitaux, les services d'aliénation mentale, le service militaire des étudiants, les écoles de médecine militaire et navale, les services médicaux dépendant des administrations publiques et privées. 1 vol. in-18 cartonné de 500 pages..................... 3 fr. 50

BOTANIQUE

Annuaire de l'Administration des forêts. Tableau complet au 1er février 1888 du personnel de l'Administration des forêts de France et d'Algérie, 1 vol. grand in-8 de 165 pages...   3 fr. 50

Atlas des champignons comestibles et vénéneux de la France et des pays circonvoisins, contenant 72 planches en couleur où sont représentées les figures de 229 types des principales espèces de champignons recherchés pour l'alimentation et des espèces similaires suspectes ou dangereuses avec lesquelles elles peuvent être confondues, dessinées d'après nature avec leurs organes reproducteurs amplifiés par Charles RICHON, docteur en médecine, membre de la Société botanique de France. Accompagné d'une monographie de ces 229 espèces et d'une histoire générale des champignons comestibles et vénéneux, par Ernest ROZÉ, lauréat de l'Institut, membre de la Société botanique de France, etc. Texte illustré de 62 photogravures des dessins primitifs des anciens auteurs, d'après des reproductions exécutées par Charles ROLLET.

L'ouvrage est maintenant complet.

Prix des 2 vol. in-4 en carton..........................   90 fr.

Avec reliure spéciale..........................   100 fr.

BAILLON (H.), professeur d'histoire naturelle médicale à la Faculté de médecine. — **Le jardin botanique de la Faculté de médecine de Paris.** — Guide des élèves en médecine et des personnes qui étudient la botanique élémentaire et les familles naturelles des plantes. Contenant un résumé de leurs affinités et de leurs propriétés. 1 vol. in-18, cartonné diamant avec un plan du jardin collé sur toile...   5 fr.

BAILLON (H.). — **Iconographie de la Flore Française,** paraissant par séries de 10 planches chromolithographiées (10 couleurs), d'après les aquarelles faites d'après nature sous les yeux de l'auteur. — Le texte explicatif, très complet, est imprimé au verso même des planches. Chaque planche porte un numéro qui n'indique que l'ordre de publication. Un index méthodique et des clefs dichotomiques établissant les séries naturelles suivant lesquelles les espèces doivent être disposées, seront publiées ultérieurement. Le nom des plantes qui appartiennent à la Flore parisienne est accompagné d'un signe particulier (*). Les principales localités des environs de Paris sont indiquées à la fin du paragraphe relatif à l'habitat.

Prix de chaque série de 10 planches avec couverture.   1 fr. 25

L'ouvrage sera publié en 40 ou 50 séries. Les 22 premières séries sont en vente (mars 1888). Il parait en moyenne une série par mois.

Les 100 premières planches de l'**Iconographie** ont été réunies en un volume, cartonnage toile, lettres dorées. M. BAILLON, pour cette première centurie, a fait un résumé des plantes qu'elle contient ainsi qu'un titre et une courte introduction à l'ouvrage (en tout 24 pages de texte). — On peut se procurer à la librairie le texte en question ainsi que le cartonnage, moyennant **1 franc**. — Pour chaque centurie suivante, un texte analogue sera établi par l'auteur et sera vendu avec un cartonnage semblable, au même prix de un franc.

BAILLON (H.). — **Guide élémentaire d'herborisation et de botanique pratique,** petit volume avec figures dans le texte... 1 fr.

BLONDEL (R.), préparateur à la Faculté de médecine de Paris. — **Manuel de matière médicale,** comprenant la description, l'origine, la composition chimique, l'action physiologique et l'emploi thérapeutique des substances animales ou végétales employées en médecine, précédé d'une préface de M. DUJARDIN-BEAUMETZ, membre de l'Académie de médecine. 1 gros vol. in-18, cartonné, percaline verte, tr. rouges, de 980 pages, avec 358 figures dans le texte... 9 fr.

CRIÉ (Louis), professeur à la Faculté des sciences de Rennes, D^r ès sciences, pharmacien de 1re classe.— **Nouveaux éléments de botanique,** pour les candidats au baccalauréat ès sciences, et les élèves en médecine et en pharmacie, contenant l'organographie, la morphologie, la physiologie, la botanique rurale et des notions de géographie botanique et de botanique fossile. 1 gros vol. in-18, de 1160 pages avec 1332 figures dans le texte.......... 10 fr.

CRIÉ (L.). — **Cours de Botanique** (organographie, familles naturelles), pour la classe de quatrième, et à l'usage des Écoles d'agriculture et forestières et des Écoles normales primaires. 3e *édition.* 1 beau vol. in-18, cartonné, de 500 p., avec 863 fig. dans le texte. 4 f. 50

CRIÉ (L.). — **Anatomie et Physiologie végétales** (cours rédigé conformément aux nouveaux programmes), pour la classe de philosophie et les candidats au baccalauréat ès lettres. 2e *édition.* 1 vol. in-18, cart., de 250 p., avec 230 fig. dans le texte... 3 fr.

CRIÉ (L.). — **Premières notions de Botanique**, pour la classe de huitième et les écoles primaires, 1 vol. in-18, cartonné, de 150 pages avec 132 figures... ....   2 fr.

CRIÉ (L.).—**Essai sur la Flore primordiale** : ORGANISATION.— DÉVELOPPEMENT. — AFFINITÉS. — DISTRIBUTION GÉOLOGIQUE ET GÉOGRAPHIQUE. Grand in-8, avec nombreuses figures dans le texte.   3 fr.

FLUCKIGER, professeur à l'Université de Strasbourg, et HANBURY, membre des Sociétés royale et linnéenne de Londres. — **Histoire des drogues d'origine végétale**, traduite de l'anglais, augmentée de très nombreuses notes par le Dr J.-L. DE LANESSAN, professeur agrégé d'histoire naturelle à la Faculté de médecine de Paris. 2 vol. in-8 d'environ 700 pages chacun, avec 350 figures dessinées pour cette traduction.......................   25 fr.

FORQUIGNON (L.), professeur à la Faculté des sciences de Dijon. — **Les Champignons supérieurs.** PHYSIOLOGIE. — ORGANOGRAPHIE. — CLASSIFICATION. — Avec un vocabulaire des termes techniques. 1 vol. in-18, cartonné diamant, avec 100 figures..   5 fr.

GÉRARD (R.), professeur agrégé à l'école supérieure de pharmacie de Paris. — **Traité pratique de micrographie** appliquée à l'étude de la Botanique, de la Zoologie, des Recherches cliniques et des Falsifications. 1 vol. gr. in-8°, cartonné en toile, de 550 pages de texte, avec 300 figures dans le texte et 40 planches sur cuivre hors texte, contenant plus de 1200 dessins, 1 vol. grand in-8, cartonné toile...   18 fr.

GRIGNON (E), pharmacien de 1re classe, ancien interne des hôpitaux de Paris. — **Le Cidre.** Propriétés hygiéniques et médicales, composition chimique et analyse du cidre. 1 vol. in-18, av. fig.   3 fr. 50

LANESSAN J.-L. de), professeur agrégé d'histoire naturelle à la Faculté de médecine de Paris. — **Manuel d'histoire naturelle médicale (botanique, zoologie).** 2° *édition*, corrigée et augmentée. 2 forts volumes in-18 formant 2,200 pages avec 2,050 figures dans le texte, 20 fr. — Cartonné en toile........   22 fr.

LANESSAN (J.-L. de). — **Flore de Paris** (phanérogames et cryptogames), contenant la description de toutes les espèces utiles ou nuisibles, avec l'indication de leurs propriétés médicinales, industrielles et économiques, et des tableaux dichotomiques très détaillés, permettant d'arriver facilement à la détermination des familles, des tribus, des genres et des espèces de toutes les phanérogames et criptogames de la région parisienne, augmentée d'un tableau donnant les synonymes latins, les noms vulgaires, l'époque de floraison, l'habitat et les localités de toutes les espèces, d'un vocabulaire des termes techniques et d'un memento des principales herborisations. 1 beau vol. in-18 jés. de 950 pag. avec 702 fig. dans le texte.

Prix broché, 8 fr. — Cartonné diamant, 9 fr.

LANESSAN (J.-L. de). — **Les plantes utiles des Colonies françaises**. Ouvrage imprimé par l'Imprimerie nationale. 1 beau vol. grand in-8 de 1000 pages........................ 9 fr.

LANESSAN (J.-L. de). — **Histoire des drogues simples d'origine végétale**. 2 vol. in-8 (Voir *Fluckiger et Hanbury*).   25 fr.

LANESSAN (J.-L. de). — **Flore générale des Champignons**. (Voir *Wunsche*).

LORENTZ et PARADE. — **Cours élémentaire de Culture des Bois**. 6· *édition* publiée par MM. A. LORENTZ, directeur des forêts au ministère de l'Agriculture, et L. TASSY. 1 beau vol. in-8, de 750 pages, avec une planche hors texte................. 9 fr.

MARCHAND (Léon), professeur à l'école supérieure de pharmacie de Paris. — **Botanique Cryptogamique pharmaceutico-médicale**, 2 vol. gr. in-8° de 500 pages avec de nombreuses figures dans le texte et des planches hors texte dessinées par FAGUET.

Le tome 1, qui comprend la 1ʳᵉ et la 2ᵉ partie est en vente. Il forme 1 vol. de 500 pages, avec 130 figures dans le texte et une planche en taille-douce, hors texte, prix............ .... 12 fr.

PORTES (L.), chimiste expert de l'Entrepôt, pharmacien en chef de Lourcine et F. RUYSSEN. — **Traité de la Vigne et de ses produits**, précédé d'une préface de M. A. CHATIN, membre de l'Institut, directeur de l'École supérieure de pharmacie de Paris 2 forts volumes de plus de 700 pages chacun, avec de nombreuses figures dans le texte. Prix de l'ouvrage complet......... 24 fr.

Le Tome Iᵉʳ et le 1ᵉʳ fascicule du tome II sont en vente, la fin de l'ouvrage, qui se paye d'avance, sera remise aux souscripteurs en 1888.

POULSEN (V.-A.) **Microchimie végétale**, guide pour les recherches phytohistologiques à l'usage des étudiants, traduit d'après le texte allemand par J. Paul LACHMANN, licencié ès sciences naturelles. 1 vol. in-18 .... 2 fr.

QUELET (Lucien). — **Enchiridion Fungorum in Europa Media** et præsertim in Gallia vigentium. 1 vol. in-18, cartonnage percaline verte, toile rouge........................... 10 fr.
Exemplaire interfolié de papier blanc quadrillé......... 14 fr.

TASSY (L.), conservateur des forêts. — **Aménagement des forêts**. 1 vol. in-8° de 700 pages. 3ᵉ *édition* très augmentée, 1887.   8 fr.

TASSY (L.). — **État des forêts en France**, travaux à faire et mesures à prendre pour les rétablir dans les conditions normales. Une brochure de 120 pages................................... 2 fr.
  Ce travail est extrait de la 3ᵉ édition de « l'Aménagement des Forêts ».

WUNSCHE (Otto), professeur au Gymnasium de Zwickau. — **Flore générale des Champignons**. Organisation, propriétés et caractères des familles, des genres et des espèces, traduit de l'allemand et annoté par J.-L. de LANESSAN, professeur agrégé à la Faculté de médecine de Paris. 1 vol. in-18 de plus de 550 pages. 8 fr.
  Cartonné diamant... 9 fr.

ZOOLOGIE ET ANTHROPOLOGIE

BÉRENGER-FÉRAUD (L.-J.-B.), médecin en chef de la marine. — **La Race provençale**. Caractères anthropologiques, mœurs, coutumes, aptitudes, etc. et ses peuplades d'origine. 1 vol. in-8 de 400 pages.. 8 fr.

CORRE (A.), professeur agrégé à l'École de Brest. — **La Mère et l'Enfant dans les races humaines**. In-18 de 300 pages, avec figures dans le texte........................... 3 fr. 50

DICTIONNAIRE DES SCIENCES ANTHROPOLOGIQUES. (Voir aux *Dictionnaires*.)

HOVELACQUE (Abel). — **Les débuts de l'humanité. L'homme primitif contemporain**. In-18 de 336 pages, avec 40 figures dans le texte................................... 3 fr. 50

HUXLEY (Th.), secrétaire de la Société royale de Londres et MARTIN (H.-N.). — **Cours élémentaire et pratique de Biologie**, traduit de l'anglais par F. PRIEUR. 1 vol. in-18 de 400 pages. 4 fr.

LANESSAN (J.-L. de), professeur agrégé d'histoire naturelle à la Faculté de médecine de Paris. — **Traité de Zoologie. Protozoaires.** 1 beau vol. gr. in-8 de 350 pages, avec une table alphabétique, et 300 figures dans le texte..................................... 10 fr.
  Le traité de zoologie paraît par volumes ou parties à 300 ou 400 pages, ornés de très nombreuses figures, contenant chacune l'histoire complète d'un ou plusieurs groupe d'animaux, et terminés par une table analytique.
  1ʳᵉ partie. — *Les Protozoaires* (parue).
  2ᵉ partie. — *Les Œufs et les Spermatozoïdes des Métazoaires. Les Cœlentérès* (sous presse).
  3ᵉ, 4ᵉ et 5ᵉ partie. — *Les Vers et les Mollusques.*
  6ᵉ et 7ᵉ partie. — *Les Arthropodes.*
  8ᵉ 9ᵉ 10ᵉ partie. — *Les Proto-Vertébrés et les Vertébrés.*

LANESSAN (J.-L. de). — **Manuel de Zootomie**, guide pratique pour la dissection des animaux vertébrés et invertébrés, à l'usage des étudiants en médecine, des écoles vétérinaires et des élèves qui préparent la licence ès sciences naturelles, par AUGUST MOJSISOVICS EDLEN VON MOJSVAR, privat-docent de zoologie et d'anatomie comparée à l'Université de Gratz. Traduit de l'allemand et annoté par J.-L. DE LANESSAN. 1 vol. in-8 d'environ 400 pages avec 128 figures dans le texte...................... ... . 9 fr.

LANESSAN (J.-L. de). — **Le Transformisme. Évolution de la matière et des êtres vivants.** 1 fort vol. in-18 de 600 pages, avec figures dans le texte... 6 fr.

PHILIPPON (Gustave), ex-professeur d'Histoire naturelle au Lycée Henri IV. — **Cours de zoologie, l'homme et les animaux,** rédigé suivant les nouveaux program., pour les lycées et collèges, et à l'usage des Écoles normales primaires. Un joli vol. in-18 cart. toile, de 500 pages, avec 300 figures dans le texte...... 4 fr. 50

RAY-LANKESTER (E.), professeur de zoologie et d'anatomie comparée à l'« University college » de Londres. — **De l'embryologie et de la classification des animaux.** 1 vol. in-18 de 107 pages, avec 37 figures hors texte... 1 fr. 50

ROCHEBRUNE (A.-T. de), aide naturaliste au Museum d'histoire naturelle de Paris. — **Iconographie élémentaire du règne animal,** comprenant la figure et la description des types fondamentaux, représentant chacune des grandes classes zoologiques et de ceux des races domestiques.

Cette publication est en zoologie, ce que la *Flore française* du professeur Baillon est en botanique. Toutefois la complexité de la zoologie a conduit l'auteur à des modifications dont l'importance capitale ne peut échapper et se traduit dès l'apparition même des premières séries. Chaque planche porte un numéro indiquant la place qu'elle doit occuper dans l'ordre méthodique commençant aux vertébrés pour finir aux protozoaires.

Les races domestiques classées suivant cet ordre paraîtront au rang que chacune d'elles doit occuper dans la série animale.

Le texte explicatif imprimé au verso même de chaque planche, comprend la description, l'habitat, les mœurs et l'emploi de chaque animal.

Des généralités relatives aux notions de zoologie pure, d'anatomie, de classification, de distribution géographique, etc., seront données assurément pour être rangées en tête de chacune des classes établies.

Prix de chaque série de dix planches en huit et dix couleurs. 1 fr. 25

Les séries 1 à 6 sont en vente (novembre 1887). L'ouvrage sera publié en 60 séries au moins.

BELLIER (Louis). — **L'instinct sexuel chez l'homme et chez les animaux.** 1 vol. in-18 de 300 pages.......... 3 fr. 50

VAYSSIÈRE (A.), maître de conférences à la Faculté des sciences de Marseille. — **Atlas d'anatomie comparée des invertébrés,** avec une préface de M. F. MARION, professeur à la Faculté des sciences, directeur de la Station zoologique et du Musée d'histoire naturelle de Marseille. Premier fascicule. Petit in-4 en carton, contenant 15 planches noires et coloriées, aeec le texte correspondant.

L'atlas sera complet en 4 fascicules de 15 planches. Tous les fascicules seront publiés avant la fin de l'année 1888.

Prix de l'ouvrage complet, se payant d'avance.....   36 fr.

VÉRON (Eugène). — **Histoire naturelle des Religions.** — Animisme.—Religions mères.—Religions secondaires,—Christianisme. — 2 vol. in-18 formant 700 pages................   7 fr.

WAGNER (Moritz). — **De la Formation des espèces par la ségrégation,** traduit de l'allemand. 1 vol. in-18.......   1 fr. 50

MINÉRALOGIE ET PALÉONTOLOGIE

JAGNAUX (R.), membre de la Société Minéralogique de France et de la Société des Ingénieurs. — **Traité de Minéralogie appliquée** aux arts, à l'industrie, au commerce et à l'agriculture, comprenant les principes de cette science, la description des minéraux, des roches utiles et celle des procédés industriels et métallurgiques auxquels ils donnent naissance, à l'usage des candidats à la licence, des ingénieurs, des chimistes, des métallurgistes, des industriels, etc. etc. Un très fort volume gr. in-8 de 900 pages, avec 468 figures dans le texte.........................   20 fr.

PORTES (L.), pharmacien en chef de l'hôpital de Lourcine. — **Manuel de minéralogie.** 1 vol. in-18 jésus, cartonné diamant, de 366 pages, avec 66 figures intercalées dans le texte.......   5 fr.

ZITTEL (Karl), professeur à l'Université de Munich, et SCHIMPER (Ch.), professeur à l'Université de Strasbourg. — **Traité de Paléontologie.** Traduit de l'allemand par Ch. BARROIS, maître de conférences à la Faculté des sciences de Lille 3 vol. grand in-8 de 700 à 800 pages chacun avec 1,800 figures dans le texte.

Le tome I — *Paléozoologie.* 1 vol. in-8 de 770 pages, avec 563 figures dans le texte, est en vente....................   37 fr. 50

Le Tome II — *Paléozoologie* (fin). — Comprenant les mollusques et les articulés, 900 pages, avec 1.109 fig. dans le texte...   45 fr.

Le Tome III — *Paléobotanique.* (Sous presse).

CHIMIE, ÉLECTRICITÉ ET MAGNÉTISME

BARDET (G.). — **Traité élémentaire et pratique d'électricité médicale** avec une préface de M. le prof. C. M. GARIEL, 1 beau vol. in-8 de 640 pages, avec 250 figures dans le texte. 10 fr.

BARÉTY (A.), ancien interne des hôpitaux de Paris.— **Le Magnétisme animal**, étudié sous le nom de force neurique rayonnante et circulante, dans ses propriétés physiques, physiologiques et thérapeutiques. Un vol. gr. in-8 de 640 pages avec 82 figures.. **14 fr.**

BERNHEIM, professeur à la Faculté de médecine de Nancy. — **De la suggestion et de ses applications à la thérapeutique.** 1 vol. in-18 de 600 pages avec figures dans le texte. Broché, 6 fr., cartonné diamant............................... **7 fr.**

BOUDET DE PARIS, ancien interne des hôpitaux de Paris. — **Électricité médicale.** Études électrophysiologiques et cliniques. 1 vol. gr. in-8 de 800 pages, avec de nombreuses figures dans le texte. Cet ouvrage paraîtra en 3 fascicules. Les 1er et 2e fascicules sont en vente, ils forment 500 pages avec 140 fig......... **10 fr.**
Le 3e fascicule paraîtra en 1888.

BOUDET DE PARIS. — **La Photographie sans appareils** pour la reproduction des dessins, gravures, photographies et objets plans quelconque. In-8 avec 10 planches hors texte en héliogravure.. **3 fr. 50**

CHASTAING (P.), professeur agrégé à l'École supérieure de pharmacie de Paris, et E. BARILLOT.— **Chimie organique.** Essai analytique sur la détermination des fonctions. Un vol. in-18 de 290 pages.. **4 fr.**

DUTER (E.), agrégé de l'Université, docteur ès sciences physiques, professeur de physique au lycée Louis-le-Grand. — **Cours d'électricité** rédigé conformément aux nouveaux programmes. 1 vol. in-18, cartonné toile, de 280 pages, avec 200 figures dans le texte.. **3 fr. 50**

EGASSE (E.). — **Manuel de Photographie** au gélatino-bromure d'argent. 1 vol. in-18, cartonné toile....................... **3 fr.**

GARIEL (C.-M.), professeur à la Faculté de médecine de Paris, membre de l'Académie de médecine, ingénieur en chef des Ponts et chaussées. — **Traité pratique d'électricité,** comprenant les applications aux *Sciences* et à l'*Industrie* et notamment à la *Télégraphie*, à l'*Éclairage électrique*, à la *Galvanoplastie*, à la *Physiologie*, à la *Médecine*, à la *Météorologie*, etc., etc. Deux beaux volumes grand in-8 formant 1,000 pages avec 600 figures dans le texte. Ouvrage complet......................... **24 fr.**

FONTAN (J.), professeur à l'École de Toulon, et Ch. SÉGARD, chef de clinique à la même école. — **Éléments de médecine suggestive.** *Hypnotisme et suggestion.* 1 vol. in-18 de 320 p.   4 fr.

GIBIER (P.), — **Le Spiritisme** (Fakirisme occidental). Un vol. in-18 de 400 pages avec figures.................................   4 fr.

GRAHAM (professeur). — **La chimie de la panification**, traduit de l'anglais, 1 vol. in-18......................................   2 fr.

HÉTET, pharmacien en chef de la marine, professeur de chimie à l'École de médecine navale de Brest. — **Manuel de chimie organique** avec ses applications à la médecine, à l'hygiène et à la toxicologie. 1 vol. in-18, de 880 pages, avec 50 figures dans le texte. Broché, 8 fr. — Cartonné..........................   9 fr.

HUGUET (R.), ancien interne, lauréat des hôpitaux de Paris, professeur de chimie à l'École de médecine et de pharmacie de Clermont-Ferrand, pharmacien en chef des hospices. — **Traité de Pharmacie théorique et pratique.** 1 vol. grand in-8 cartonné de 1,230 pages, avec 130 figures dans le texte..............   18 fr.

JAGNAUX (R.), professeur de chimie à l'Association philotechnique, membre de la Société Minéralogique de France, et de la Société des ingénieurs civils, etc. — **Traité de chimie générale analytique et appliquée**, 4 vol. gr. in-8 formant 2,200 pages avec 800 fig. dans le texte, et 2 planches en couleur, hors texte.   48 fr

JAGNAUX (R.). — **Traité pratique d'analyses chimiques et d'essais industriels**, méthodes nouvelles pour le dosage des substances minérales, minerais, métaux, alliages et produits d'art à l'usage des ingénieurs, des chimistes, des métallurgistes, etc., 1 vol. in-18 de 500 pages avec figures...............   6 fr.

MONANGE, préparateur à la Faculté de médecine de Paris. — **Les Drogues chimiques**, d'après le droguier de la Faculté. 1 vol. in-18 de 280 pages....................................   3 fr.

PATEIN, pharmacien en chef de Lariboisière, docteur ès sciences. — **Manuel de Physique médicale et pharmaceutique.** 1 fort vol. in-18 de 800 pages, avec 400 figures. Prix : Broché........   8 fr. | Cartonné diamant..   9 fr.

OCHOROWICZ (J.), ancien professeur agrégé à l'Université de Lemberg. — **La Suggestion mentale.** 1 vol. in-18 jésus de 500 p.   5 fr.

SKEPTO. — **L'Hypnotisme et les Religions.** La fin du merveilleux, 2e *édition*. 1 vol. in-18 de 300 pages........   2 fr. 50

YUNG (Émile), Privat-Docent à l'Université de Genève. — **Le Sommeil normal et le Sommeil pathologique**, magnétisme animal, hypnotisme, névrose hystérique. 1 vol. in-18......   2 fr. 50

Tours Imp. DESLIS FRÈRES.